医学院校高职高专规划教材
供临床医学、护理类及相关专业用

医学遗传学

第2版

主　编　黄雪霜　阎希青　姜海鸥
副主编　杨　翔　王　琦　文　平　古先祥
编　者　（按姓名汉语拼音排序）
古先祥（河西学院医学院）
黄雪霜（湖南医药学院）
姜海鸥（湖南医药学院）
李睿坤（山东医学高等专科学校）
全庆丽（湖南医药学院）
王　琦（曲靖医学高等专科学校）
文　平（邵阳医学高等专科学校）
阎希青（山东医学高等专科学校）
杨　杰（常德职业技术学院）
杨　翔（红河卫生职业学院）

北京大学医学出版社

YIXUE YICHUANXUE（DI 2 BAN）

图书在版编目（CIP）数据

医学遗传学 / 黄雪霜，阎希青，姜海鸥主编．—2版．—北京：北京大学医学出版社，2016.1（2023.7重印）
医学院校高职高专规划教材

ISBN 978-7-5659-1235-1

Ⅰ．①医…　Ⅱ．①黄…②阎…③姜…　Ⅲ．①医学遗传学-高等职业教育-教材　Ⅳ．①R394

中国版本图书馆CIP数据核字（2015）第228479号

医学遗传学（第2版）

主　　编：黄雪霜　阎希青　姜海鸥
出版发行：北京大学医学出版社
地　　址：（100191）北京市海淀区学院路38号　北京大学医学部院内
电　　话：发行部 010-82802230；图书邮购 010-82802495
网　　址：http：//www.pumpress.com.cn
E-mail：booksale@bjmu.edu.cn
印　　刷：北京信彩瑞禾印刷厂
经　　销：新华书店
责任编辑：畅晓燕　　**责任校对**：金彤文　　**责任印制**：李　啸
开　　本：850 mm × 1168 mm　1/16　**印张**：14.75　**字数**：413千字
版　　次：2010 年 12 月第 1 版　2016 年 1 月第 2 版　2023 年 7 月第 7 次印刷
书　　号：ISBN 978-7-5659-1235-1
定　　价：29.00元

医学院校高职高专规划教材
编审委员会

医学院校高职高专规划教材目录

序号	书名	版次	专业层次
1	医用化学	2	供临床医学、护理类及相关专业用
2	人体解剖学与组织胚胎学	2	供临床医学、护理类及相关专业用
3	人体解剖学	2	供临床医学、护理类及相关专业用
4	组织学与胚胎学	3	供临床医学、护理类及相关专业用
5	人体生理学	2	供临床医学、护理类及相关专业用
6	生物化学	2	供护理类及相关专业用
7	医学生物化学	3	供临床医学、护理类及相关专业用
8	病原生物学与免疫学	1	供临床医学、护理类及相关专业用
9	病理学与病理生理学	3	供临床医学、护理类及相关专业用
10	医学遗传学	2	供临床医学、护理类及相关专业用
11	药理学	2	供临床医学、护理类及相关专业用
12	诊断学	3	供临床医学类及相关专业用
13	内科学	2	供临床医学类及相关专业用
14	外科学	2	供临床医学类及相关专业用
15	妇产科学	2	供临床医学类及相关专业用
16	儿科学	2	供临床医学类及相关专业用
17	传染病学	2	供临床医学类及相关专业用
18	急诊医学	2	供临床医学类及相关专业用
19	中医学	2	供临床医学类及相关专业用
20	预防医学	2	供临床医学类及相关专业用
21	护理药理学	2	供护理类专业用
22	护理学基础	2	供护理类专业用
23	健康评估	2	供护理类专业用
24	内科护理学	2	供护理类专业用
25	外科护理学	2	供护理类专业用
26	妇产科护理学	2	供护理类专业用
27	儿科护理学	2	供护理类专业用
28	传染病护理学	2	供护理类专业用
29	急诊护理学	2	供护理类专业用
30	中医护理学	2	供护理类专业用
31	社区护理学	2	供护理类专业用
32	护理管理学	2	供护理类专业用
33	医学职业生涯规划与就业指导	1	供医药卫生各专业用

序

医药卫生类高职高专教育是我国医学教育体系的重要组成部分，随着国家对医药卫生体制改革的逐步推进，社会对基层卫生服务人才的需求与日俱增，对新时期高职高专医学人才培养及教材建设提出了更高要求。北京大学医学出版社于 2011 年组织全国高职高专院校教师编写出版了本套高职高专教材，由于教材的内容精炼、案例经典、符合临床、实用性强，受到众多高职高专院校师生的好评。

高职高专医学教材应服务于人才培养目标，基于高职高专学生的认知特点，以学生为中心、以就业为导向、以职业技能和岗位胜任力培养为根本，与课程、临床岗位和行业需求对接，促进产教融合。为推进教材建设、更好地服务于人才培养目标、将本套教材锤炼为精品之作，北京大学医学出版社对参与这套教材编写与使用的院校进行了深入调研，于 2014 年下半年正式启动了本套教材的修订再版工作，首先召开了教材编审委员会议，统一了教材修订再版的总体精神，重新审定再版教材目录、对个别主编进行了调整，然后召开了全体主编人员会议。本轮教材修订加大了“双师型”和临床实践一线作者的比例，更加紧密地结合国家临床执业助理医师、全国护士执业资格考试大纲，理论、知识强调“必需、够用”；精选案例以促进案例教学；专业课教材的学习目标按布卢姆教育目标分类编写，突出了职业技能和岗位胜任力培养。力求以学生为中心，引导自主学习，渗透职业教育理念。总之，本轮教材在延续上版优点的基础上，体例更加规范，版式更加精美，质量明显提升，适用性更强。

在本次修订再版工作中，各参编院校给予了高度重视和大力支持，众多参编教师投入了极大的热情和精力，在主编带领下克服困难，以严肃、认真、负责的态度出色地完成了编写任务，在此一并致以衷心的感谢！“知行合一、行胜于言”一定程度上体现了职业教育理念，相信在北京大学医学出版社精心组织、编审委员会顶层设计和全体作者对教材的精雕细琢下，这套教材一定能与时俱进、日臻完善，满足新时期高职高专医学人才培养的需求，在教学实践中经受住检验，在教材建设“百花齐放、百家争鸣”的局面中脱颖而出，成为好学、好教、好用的精品教材。

王德炳

前　言

第2版《医学遗传学》教材是基于第1版核心内容精心修订完成的。编者在修订中遵循高职高专教材建设的要求，贯彻科学性、适用性和创新性的原则，延续基本理论与临床紧密结合的特点，进一步调整了知识结构，更新了各章内容，融入了新的进展。

本教材以现代遗传学理论为基础，以人类遗传性疾病为主线，其编写顺序为：疾病发生均存在遗传基础的基本理念（绪论）、基础理论（分子水平和细胞水平上的遗传物质认识及其垂直传递规律）、各类遗传性疾病及遗传现象（单基因病、多基因病、染色体病、线粒体病、分子病与酶蛋白病、肿瘤、个体对药物及环境的反应差异）、基因的群体行为（群体遗传学）、实验研究和临床应用（遗传病的分子病因研究、遗传病的诊断、治疗和预防）。知识结构的循序渐进能让读者更容易明白枯燥的基础理论，更好地进行医学遗传的临床应用。教材后附遗传学实验，可供实验教学参考。

第1版教材中的“课后阅读”得到了广大师生的认可，本次修订更加强调其趣味性和知识性。每章精选的“课后阅读”材料是该章主体相关内容的升华或补充，既可吸引学生主动运用知识解决实际问题，又能激发其探索新领域的热情。第2版还增加了“本章小结”，简明扼要地罗列了知识要点，便于学生复习。“自测题”供学生检测学习效果。

参与本次修订的编者除黄雪霜、阎希青、姜海鸥、杨翔、王琦、古先祥、李睿坤和全庆丽为原版编者成员外，还吸纳了文平和杨杰两位新成员，为本教材注入了新的活力。在此向各位编者的辛勤工作表示感谢，也向原版其他编者表示感谢！修订过程中参考了全国高等医药院校教材及一些相关著作，特此向编者致以诚挚的谢意。同时，感谢北京大学医学出版社在修订及出版过程中给予的大力支持！

本教材供高职高专各医学专业的师生使用，也可作为医务工作者的参考书。

由于编者水平和能力有限，教材中难免存在不妥之处，恳请广大读者批评指正。

黄雪霜

2015年6月

目　录

第一章 绪论

学习目标

掌握：

1. 医学遗传学的概念。
2. 遗传病的概念、特征及其分类。

熟悉：

遗传病对我国人群的危害。

了解：

疾病发生的遗传学基础和医学遗传学的发展简史。

医学遗传学（medical genetics）是医学与遗传学相互渗透和融合的一门边缘学科，是应用遗传学的理论与方法研究遗传因素在疾病的发生、流行、诊断、预防、治疗和遗传咨询等方面的作用机制及其规律的遗传学分支学科。医学遗传学研究人类疾病与遗传的关系，包括个体和群体病理性状的遗传规律及其物质基础，提供诊断、预防和治疗遗传病以及与遗传有关疾病的科学根据及手段，从而为提高人类健康素质做出贡献。

第一节 遗传与疾病

人们对疾病有着不同的认识，因此疾病也有各种各样的定义。临床学家认为疾病是有特定症状和体征的病态过程，生物学家将疾病看成是内环境稳态的失衡。在遗传学家看来，健康（health）是受人体遗传结构控制的新陈代谢方式与人体周围环境保持平衡，遗传结构缺陷或周围环境发生显著改变可能打破此平衡，从而导致疾病（disease，disorder，illness）。因此，从环境与机体统一的观点看，疾病是环境因素（外因）和遗传因素（内因）相互作用而形成的一种特殊的生命过程，伴有组织器官形态、代谢和（或）功能的改变。任何疾病的发生都有一定的遗传基础。

一、疾病发生的遗传基础

在某一具体疾病发生中，遗传因素与环境因素的相对重要性需具体分析。根据二者各自所起作用的大小，可将疾病分为三种情况：①环境因素起主导作用的疾病，如中毒、外伤、营养性疾病等；②遗传因素起主导作用的疾病，如基因突变导致的半乳糖血症、苯丙酮尿症等，以及染色体畸变导致的Down综合征、Turner综合征等；③遗传因素和环境因素共同起作用的疾病，如高血压、哮喘、糖尿病、精神分裂症、消化性溃疡等，它们的家族发病率高于群体发病率，遗传因素在其中所起作用程度不同，是若干微效基因的累加效应。以上三种情况之间并无严格的界限，例如，葡萄糖-6-磷酸脱氢酶（G-6-PD）缺乏者虽然因单个基因突变改变了代谢，但仍可耐受一般的生活条件，只在接触特殊环境条件（食用蚕豆或服用伯氨喹类药物）后才发病；维生素C缺乏症（坏血病）是环境因素起主导作用的疾病，因为人类普遍缺乏体内合成维生素C必需的古洛糖酸内酯氧化酶，所以必须补充外源性维生素C，因此维生素C缺乏症也可看成是此酶遗传性缺乏的结果。总之，任何疾病都是遗传基础与环境因素相互作用的结果，二者在各疾病发生中的作用程度各异（图1-1）。

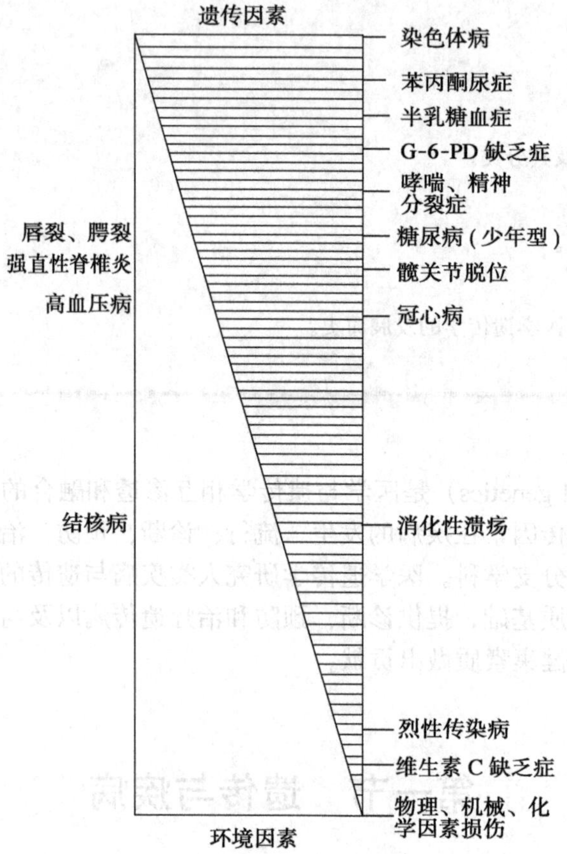

图1-1 遗传因素和环境因素在疾病发生中的作用

二、遗传病的概述

遗传病（hereditary disease，inherited disease，genetic disease）是遗传物质改变所导致的疾病。细胞中的遗传物质主要存在于细胞核内，具体说是存在于染色体上，即核DNA（nDNA）。少数遗传物质存在于细胞质中的线粒体内，即线粒体DNA（mtDNA）。不管是nDNA分子改变，还是mtDNA分子改变，均可导致遗传病。

（一）遗传病的特征

1．遗传性 大多数遗传病是由生殖细胞或受精卵的遗传物质发生改变所引起的，因此具有亲代向子代传递的特征。但并非所有的遗传病在家系中都表现为垂直传递，因为：①亲代向子女传递的不是疾病，而是导致某种病的遗传物质（如突变基因），对于某些遗传病，致病基因虽然垂直传递，但为隐性致病基因，或虽为显性致病基因，但受修饰因子影响并不表现出临床症状；

②有的患者是首次突变产生的病例，即家系中的首例；③有些遗传病，特别是染色体病患者，由于活不到生育年龄或不育，也观察不到垂直传递的现象；④少数遗传病是体细胞内遗传物质异常所致，称为体细胞遗传病，通常不传给后代，如大量放射线辐射导致的肿瘤等。

2．先天性 先天性疾病（congenital disease）即婴儿出生时即已表现的畸形或疾病。大多数遗传病是先天性的，例如多指、唇裂、白化病、血友病、红绿色盲、Down 综合征等。但有相当一部分遗传病，虽然遗传因素所致的缺陷与生俱来，但并不影响胚胎发育，或母体代偿了胎儿本身的缺陷，出生时胎儿是正常的。例如，有些代谢产物的贮积或功能组织的退行性变化所致的遗传病，出生后需要相当长的一个阶段才显示损伤，因此发病年龄较晚，如 Huntington 舞蹈病一般在 25 ～ 45 岁发病。同时，先天性疾病并不都是遗传病，由于孕妇在孕期受到外界致畸因素的作用而导致的胚胎发育异常，并没有引起遗传物质的改变，因而不是遗传病。例如母亲在妊娠早期（前 3 个月内）感染风疹病毒，可使孩子患先天性心脏病或先天性白内障。

3．家族性 家族性疾病（familial disease）具有家族聚集现象，即在一个家庭中多个成员患同一种疾病。遗传病由于家庭成员之间可能具有相同的致病基因，一般表现为家族性。但也有的遗传病由于致病基因频率很低或新发生的突变，不表现为家族性发病，例如常染色体隐性遗传病、大多数染色体病、体细胞遗传病等。另一方面，某些共同的环境因素引起家族聚集的疾病，如缺铁性贫血、缺碘所致的单纯性甲状腺肿、大骨节病、一些传染病等，虽然具有家族性，但不是遗传病。

总之，遗传病具有遗传性，多数是先天性疾病，往往表现出家族聚集现象。

（二）遗传病的分类

根据遗传物质异常所涉及的结构层面及位置不同，现代医学遗传学将遗传病分为单基因病、多基因病、染色体病、线粒体遗传病和体细胞遗传病五类。

1．单基因病（monogenic disease） 由于单个基因或一对等位基因突变所引起的疾病，称为单基因病。单基因病呈明显的孟德尔方式遗传，目前已发现的单基因病达 8000 种以上。多数单基因病的发病率低于 1‰，人群中有 4% ～ 5% 的人受累于此类疾病。

根据致病基因的性质（显性或隐性），以及致病基因的位置（位于常染色体、X 染色体或 Y 染色体），又可将单基因病分为 5 种遗传方式：常染色体显性遗传、常染色体隐性遗传、X 连锁显性遗传、X 连锁隐性遗传和 Y 连锁遗传。

2．多基因病（polygenic disease） 由多对基因（两对或两对以上）与环境因素共同作用所引起的疾病，称为多基因病。多基因病遗传机制复杂，环境因素的作用明显，有家族聚集现象，但无明确的家系传递方式。目前已认识的多基因病有 100 多种，包括一些先天性发育异常如唇腭裂，和一些常见病如原发性高血压。多基因病发病率较高，人群中有 15% ～ 20% 的人受累于此类疾病。

3．染色体病（chromosomal disease） 由于染色体畸变（数目或结构异常）所引起的疾病，称为染色体病。染色体畸变严重破坏了基因组的正常结构及平衡，导致多器官的先天性发育异常，表现为综合征，如 Down 综合征。染色体病大多都是致死或不育的，通常不在家系中传递，但也有可传递的。已知的染色体病有 100 多种，主要发生在出生前，约占早期妊娠自发流产的 50%；新生儿发病率约为 7‰。

4．线粒体遗传病（mitochondrial genetic disease） 由线粒体 DNA（mtDNA）突变所引起的疾病，称为线粒体遗传病。因为个体的线粒体大多数来源于母亲的卵细胞，所以线粒体遗传病呈母系传递。该病通常影响神经和肌肉能量的产生，在细胞衰老中起作用。

5．体细胞遗传病（somatic cell genetic disease） 由体细胞中遗传物质改变所引起的疾病，称为体细胞遗传病。体细胞遗传病只涉及特定组织细胞中的染色体、癌基因和抑癌基因的变化，因而此类疾病一般不向后代垂直传递。体细胞遗传病的一个范例是肿瘤，其恶性表型的发展通常是控制细胞生长的基因发生突变所致。

第二节 医学遗传学的发展简史

伴随着人们对遗传病的认识，医学遗传学借助于现代生物学研究技术，在遗传学理论的基础上逐渐发展起来。人类在遗传学中获得的每一新成就都非常迅速地应用于研究人类的疾病，因而医学遗传学近年来得以突飞猛进地发展。

一、对遗传病的早期认识

大约1500年之前，犹太教法典就有对“易出血者”的某些男性亲属免于割礼的规定，证明人们当时已经认识了血友病的传递规律。

18世纪中叶，法国人Moreau de Maupertuis研究了多指（趾）及皮肤和毛发缺乏色素（白化病）者的家系，指出这两种症状有各自不同的遗传方式。1814年，Joesef Adams发表了《论临床所见疾病的遗传可能性》，其中涉及先天性疾病、家族性疾病和遗传性疾病之间的差别，以及遗传病与发病年龄、环境因素、近亲婚配之间的关系等有关遗传病的一些基本问题。1865年，奥地利遗传学家G. Mendel根据他坚持10年的豌豆杂交试验，提出了分离定律和自由组合定律。这些工作的重要性在于辨明了生物遗传的不是性状本身，而是决定性状的遗传因子。G. Mendel的工作在1900年被重新发现后，逐渐被应用于人类疾病的遗传分析。

1901年，Garrod描述了四个尿黑酸尿症家系，注意到其中有些患者是具有正常表型的表亲婚配的后代，经Bateson提示，认为尿黑酸尿症属隐性遗传病。同时，Garrod还从患者的尿中分离出尿黑酸，猜测可能因体内缺乏某种酶所致，于是提出先天性代谢缺陷（inborn errors of metabolism）的概念。

1903年，Farabee指出短指（趾）是显性性状。此后研究发现人类许多遗传性状都符合孟德尔（Mendel）遗传。同年，Sutton和Boveri分别注意到，在生殖细胞形成和受精过程中，染色体的行为与Mendel遗传因子的行为完全平行，认为遗传因子就在染色体上，创立了“染色体遗传学说”。1909年，丹麦生物学家Johannse根据希腊文“给予生命”的定义，用基因（gene）一词代替了Mendel的遗传因子，并首次提出基因型（genotype）和表现型（phenotype）的概念。

1910—1912年，美国遗传学家Morgan和他的学生以果蝇为实验材料，确认遗传物质存在于染色体上，并提出了连锁互换定律。他工作的意义在于，在完善Mendel遗传规律和遗传染色体理论的基础上提出了基因论。

二、生化水平的发展

人类生化遗传学的发展应追溯到1901年Garrod对尿黑酸尿症等病的观察。他认为某一代谢环节出现先天性差错可以导致遗传病。1958年，La Du发现尿黑酸尿症患者活检肝组织中缺乏尿黑酸氧化酶，从而证实了Garrod的假设。

1941年，Beadle和Tatum研究红色链孢霉的生化遗传，第一次提出了“一个基因一种酶”的假说。认为所有生物体的生化过程都是在遗传控制下进行的，每个生化反应受控于一个特定的基因，从而创立了生化遗传学新领域。

1952年，Cori研究证实糖原贮积症Ⅰ型是由于肝内葡萄糖-6-磷酸酶缺乏所致。1953年，Jervis发现苯丙酮尿症患者缺乏苯丙氨酸羟化酶（phenylalanine hydroxylase，PAH），Bickel等提出，通过控制新生儿苯丙氨酸的摄入量，能有效控制苯丙酮尿症的发展，取得治疗效果。这对开展遗传病的早期检出研究以及寻找防治先天性代谢病的有效方法起到了推动作用。

在理论研究上，最引人注目的是对血红蛋白的研究。1949 年，Pauling 等在研究镰形细胞贫血症时，发现患者红细胞有一种异常的血红蛋白分子 Hb S，其电泳性质不同于正常的 Hb A。他于是首先提出分子病（molecular disease）的概念。1954 年，Ingram 创立"指纹法"，查明 Hb S β 链第 6 位氨基酸由正常的谷氨酸变为了缬氨酸，由此展开了对血红蛋白分子病的深入研究。现已知免疫球蛋白、胶原蛋白、膜蛋白、凝血因子等遗传变异均可产生分子病。

20 世纪 50 年代中期，研究发现乙酰胆碱敏感是由于血清胆碱酯酶缺乏所致，伯氨喹引起药物性溶血是由于 G-6-PD 缺乏所致。这些发现说明药物反应有受遗传控制的代谢基础。1959 年，Vogel 提出药物遗传学（pharmacogenetics）的概念。进入 20 世纪 70 年代后，研究发现人体对一切环境因子包括牛奶、酒精的反应，都存在遗传基础，从而形成了生态遗传学（ecogenetics）。

三、细胞水平的发展

1923 年，T. S. Painter 提出人的染色体是 2n= 48，性染色体为 XX 或 XY。1952 年，徐道觉（T. C. Hsu）等，发现低渗处理细胞可以更好地观察染色体，使低渗制片技术成为染色体研究的经典方法，他们虽然发现人的染色体数为 46，但仍相信 Painter 的 2n= 48 的结论。

1956 年，华裔学者蒋有兴（J. H. Tjio）首先利用秋水仙碱抑制纺锤丝的形成，阻止细胞进入分裂后期，从而获得大量分裂中期相细胞用于观察。同年，蒋有兴和 A. Levan 等确认正常人的体细胞染色体数目为 46，这标志着人类细胞遗传学的开始。

人类的正常染色体数目确定后，染色体分析技术被迅速应用于临床。1959 年，Lejeune 发现 Down 综合征患者是由于多了一条 21 号染色体所致，即 47，XX，+21；Ford 发现患 Turner 综合征的女性只有一条 X 染色体，即 45，X；Jacobs 等发现 Klinefelter 综合征男性的性染色体组成为 XXY，即 47，XXY。于是出现了"染色体病"（chromosome disease）这一术语。染色体病的发现开辟了临床遗传学的一个新领域。

1960 年，Nowell 等发现植物血凝素（phytohemagglutinin，PHA）能刺激体外培养的淋巴细胞转化为淋巴母细胞继续分裂，在此基础上，Moorhead 等建立了人体外周血淋巴细胞体外培养和染色体制备实验技术；美国费城研究小组在慢性粒细胞性白血病（chronic myelogenous leukemia，CML）患者的细胞中发现了特定的染色体结构畸变，称之为费城染色体或 Ph 标记染色体。就在这一年，首次国际细胞遗传学会议在丹佛城召开，制定了人类染色体的标准命名系统，称丹佛体制（Denver system）。

20 世纪 60 年代末，Caspersson 等发现，植物染色体在用荧光染料氮芥喹吖因染色时，染色体的不同区域显示的荧光强弱不同。1970 年，此技术被应用于人类染色体，发现人类各号染色体独特的荧光带型，称为 Q 带，开辟了染色体的显带研究。随后，遗传学家相继建立了 G 带、C 带、R 带等染色体显带技术及高分辨显带技术，使染色体分析更加精确，发现的染色体畸变也更多。

1969 年，Pardue 用放射性同位素标记的 DNA 片段做探针，与中期染色体上的 DNA 进行"分子杂交"，创立了原位杂交（*in situ* hybridization，ISH）技术。1986 年，Penkel 改用荧光标记的探针进行原位杂交，称为荧光原位杂交（fluorescence *in situ* hybridization，FISH），可准确检测染色体微小片段的改变，进行初步基因定位，并可直接检测间期核，使遗传学研究的细胞水平与分子水平结合起来，产生了分子细胞遗传学（molecular cytogenetics）。1989 年，Ludecke 用显微切割（microdissection）的方法获得染色体特定片段，提取 DNA 进行微克隆，进而认识某区带所含 DNA 顺序的结构和功能，这将有助于认识遗传病特别是染色体病发生的奥秘。

四、分子水平的发展

1944 年，美国学者 Avery 等在肺炎链球菌转化实验中证明了 DNA 是最根本的遗传物质，奠定了分子遗传学的基础。1953 年，美国的 Watson 和英国的 Crick 提出了 DNA 分子结构的双螺旋模型，标志着分子遗传学的诞生。

1955 年，Benzer 用大肠埃希菌 T4 噬菌体为材料，分析了基因内部的精细结构，提出了顺反子（cistron）的概念，证明基因是 DNA 分子上一个特定的区段，是储存遗传信息和决定生物性状的基本功能单位。1967 年，Nirenberg 和 Khorana 等破译了全部 64 个遗传密码。然后，Watson 和 Crick 提出的“中心法则”更加明确地揭示了生命活动的基本过程。1970 年，Temin 以在 Rous 肉瘤病毒内发现反转录酶这一成就进一步发展和完善了“中心法则”。1961 年，Jacob 和 Monod 提出操纵子学说，从此根据基因功能把基因分为结构基因、调节基因和操纵基因。1968 年，Arber 等发现并使用了限制性核酸内切酶，这是 DNA 重组的重要工具酶。1985 年，Mullis 创建聚合酶链反应（polymerase chain reaction，PCR）技术。1989 年，M. Orita 提出用 DNA 单链构象多态性（single strand conformation polymorphism，SSCP）可检测未知的点突变。这些研究为分子遗传学的发展拉开了序幕。

1976 年，华裔科学家简悦威（W. Y. Kan）等应用 DNA 检测技术，首先就胎儿羊水细胞 DNA 做出 α 地中海贫血出生前诊断。1979 年，他又应用限制性片段长度多态性（restriction fragment length polymorphism，RFLP）连锁分析，成功进行了镰形细胞贫血症的产前诊断。近年来，血友病、苯丙酮尿症、杜氏肌营养不良症（Duchenne muscular dystrophy，DMD）等都能在 DNA 水平做出诊断。

随着分子生物学技术的不断成熟，一大批遗传病病因都从分子水平得以阐明，并迅速在基因定位、基因诊断以及基因治疗方面取得了丰硕成果。基因定位就是利用连锁分析、体细胞杂交和原位杂交等方法，将结构基因和有价值的 DNA 片段定位于染色体的某一区带，由此绘制出人类基因定位图。20 世纪 90 年代，基因治疗（gene therapy）进入了临床试验阶段，如重症联合免疫缺陷（severe combined immunodeficiency，SCID）和血友病 B 都取得了初步的治疗效果。但基因治疗的安全性、可控性和局限性问题仍有待解决。

1986 年，诺贝尔奖获得者 Renato Dulbecco 提出，人类基因组测序是研究肿瘤的转折点。经过学术界几年的讨论，国际协作的“人类基因组计划”（human genome project，HGP）于 1990 年正式启动，计划通过绘制遗传图、物理图和 DNA 测序等方面的工作，来揭示人类基因组 DNA 30 亿碱基对的全序列。2004 年 10 月 21 日，*Nature* 杂志公布了人类基因组的序列。HGP 正在引导 21 世纪的生物医学进行一场前所未有的革命，为人类的健康做出卓越的贡献。

随着人类基因组计划的完成，生命科学正在阐明遗传信息是如何通过基因的选择性表达，保证生命活动的正常进行和对环境变化的有序应答。2002 年 10 月，由日本、英国、加拿大、中国、尼日利亚和美国的科学家联合承担，正式启动人类基因组单体型图（haplotype map，HapMap）计划。计划初期收集了祖先来自非洲、亚洲和欧洲的四个群体，通过比较不同个体的基因组序列来确定染色体上共有的变异区域，帮助生物医学研究人员发现与疾病或个体对药物反应相关的基因。2003 年 10 月，人类表观基因组协会正式宣布开始实施人类表观基因组计划（human epigenome proiect，HEP）。HEP 不仅可进一步完善人类基因组注释，而且对进一步了解人类发育机制的本质，探寻与人类发育和肿瘤疾病相关的表观遗传学机制具有重要而深远的应用价值。

第三节　我国医学遗传学的发展现状

新中国建立前，我国只有一些 ABO 血型分布、红绿色盲频率等的调查报告。1948 年，徐道觉首次描述了人类折叠舌（tongue upfolding）的性状，指出折叠舌属隐性遗传。李景均撰写的

《群体遗传学导论》受到国际遗传学家的广泛注意。1962 年，项维、吴旻等首先报告了中国人的染色体组型，标志着我国人类细胞遗传学研究的开始。1963 年，杜传书发表了对葡萄糖 -6- 磷酸脱氢酶（G-6-PD）缺乏症的实验性研究论文，标志着我国生化遗传学的萌芽。此后相当长一段时间，我国医学遗传学研究停滞不前，直到 1978 年成立中国遗传学会。1978 年以来，《国外医学 · 遗传学分册》开始出版，介绍国际上医学遗传学的进展和动态。1979 年底我国召开了第一次人类和医学遗传学论文报告会后，医学遗传学得到了迅猛发展，各地开办了各种形式的临床医生培训班，开展了先天性代谢缺陷、免疫遗传学、肿瘤遗传学、眼遗传病、神经精神遗传病、酶和蛋白质多态性、群体遗传学、遗传咨询以及诱变剂检测等工作。1984 年，《遗传与疾病》杂志创办（1992 年更名为《中华医学遗传学杂志》），报告我国医学遗传学研究的成果。

20 世纪 80 年代后期，我国处于前沿的细胞遗传学引进了先进的高分辨显带技术、显微切割及微克隆技术，向分子细胞遗传学领域迈进。生化遗传学已大步跨入分子遗传学行列。在分子代谢病的突变性质、产前基因诊断、癌基因和肿瘤抑制基因的研究、分子生物学技术的广泛应用等方面，我国都取得了可喜的成果。

20 世纪 90 年代后，我国也进入了基因组学时代：① 1993 年，我国人类基因组计划（CHGP）启动，2003 年完成人类基因组 1% 的测序任务，使我国在多个民族的遗传保存和基因组多态性研究方面取得了重要成绩；②分离克隆了许多具有自主知识产权的疾病相关新基因；③建立了一些大型基因研究机构，如中国南方和北方基因中心、华大基因中心、医学遗传学国家重点实验室和众多高等院校与医疗机构内基因组研究室或研究中心；④承担了人类基因组有关的国际合作项目研究任务，如人类基因组 1% 的测序、10% 的 HapMap 计划的完成；⑤我国蛋白质组计划（2003 年）、肿瘤基因组计划（2006 年）启动等。所有这些都表明我国在医学遗传学领域已跻身于研究大国的行列，研究实力已大大增强。深信我国的医学遗传学研究必将迅速赶上世界水平。

第四节 医学遗传学在现代医学中的地位

随着科学的进步和医疗卫生水平的提高，急性传染病、流行病得到了有效控制，人类的疾病谱已经改变，遗传病所占比重越来越大，对人类的危害日益显著。医学遗传学已经成为现代医学中一个十分活跃的领域，并迅速向医学各学科渗透。医学遗传学在医学中的重要地位表现在以下三个方面：

首先，遗传病已成为目前人类死亡及先天缺陷的重要原因。我国每年的先天畸形儿约占出生人口总数的 3% ～ 5%，其中的 80% 为遗传因素所致。我国儿童住院患者中的 30%，成人住院患者中的 10%，患有部分或完全由遗传因素所决定的疾病。城市儿童的死亡原因中，遗传病、先天畸形所占比例逐渐增大，与遗传有关的畸形包括先天性心脏病、大脑发育不全、消化道畸形、神经管缺陷等，占先天畸形死亡总数的 90%。自然流产的 50% 为染色体异常引起。体细胞遗传病中的恶性肿瘤目前已跃居人类死亡的第一原因。智力低下（mental retardation，MR）在我国人群中的发生率为 2.2%，其中 1/3 以上有多基因、单基因或染色体畸变的遗传基础。

即使对未受遗传病所累的人来说，也并非与遗传病无关，因为他们可能携带有某种隐性致病基因。据估计，群体中每个人都携带有 5 ～ 6 个隐性有害基因，这些致病基因携带者虽然不患病，但却可以将致病基因传给后代。

其次，人类遗传病的病种在不断增长。一方面是由于对遗传病认识水平的提高，对过去已存在的遗传病加以确认；另一方面是基于研究方法的进步，从原有遗传病中分出了若干亚型。但无论如何，遗传病病种的增加仍是不容忽视的事实。

再者，有些严重危害人类健康的常见病已证明与遗传因素有关，如肿瘤、糖尿病、动脉粥样硬化、冠状动脉粥样硬化性心脏病（简称冠心病）、高血压病、精神分裂症等。过去有些不明原因的疾病，现已确证为遗传病。另外，随着工业化进程的加快，环境污染增加了遗传物质的突变率，这对人类的未来、后代的健康是不利的。随着这类疾病病因和发病机制的进一步阐明，人们将从环境和遗传两个方面提出对疾病的防治对策，这是一个正在开拓的广阔领域。因此，应用遗传学知识和技术，提高人类健康素质是医学遗传学的一项长远目标。

知识链接

遗传学相关领域获诺贝尔奖的研究成果

年份	获奖者	研究成果
1933	T. H. Morgan	发现连锁定律，创立染色体学说
1946	H. J. Muller	发现 X 线照射可引起基因突变
1958	G. W. Beadle，E. L. Tatum，J. Lederberg	发现基因通过调节特定的化学事件而起作用
1959	S. Ochoa，A. Kornberg	发现 RNA 和 DNA 的生物合成机制
1962	F. H. C. Crick，J. D. Watson	建立 DNA 的双螺旋结构模型
1966	P. Rous，C. B. Huggins	发现致瘤病毒和前列腺癌的激素治疗
1968	R. W. Holley，H. G. Khorana，M. W. Nirenberg	解读遗传密码及其在蛋白质合成方面的功能
1969	M. Delbrtick，A. D. Hershey，S. E. Luria	发现病毒的复制机制和基本结构
1975	R. Dulbecco，D. Bahirsore，H. M. Tersin	发现肿瘤病毒和 RNA 病毒的反转录酶
1978	W. Arber，D. Nathans，H. O. Smith	发现限制性核酸内切酶及其应用
1980	B. Benacerraf，J. Dausset，G. D. Snell	发现细胞表面调节免疫反应的结构由遗传决定
1980	W. Gilber，F. Sanger，P. Berg	建立化学测序法和 DNA 重组技术
1983	B. McClintock	发现能自发转移的遗传基因
1986	S. Cohen，R. Levi-Monealcini	发现生长因子
1993	R. J. Roberts，P. A. Sharp	发现断裂基因
1993	K. Mullis，M. Smith	发明 PCR 技术，建立核酸的定点突变技术
1995	E. B. Lewis，C. N. Volhard，E. F. Wieschaus	发现早期胚胎发育的基因表达调控
1997	S. Prusiner	发现朊蛋白的致感染作用
1999	G. Blobel	发现蛋白质有内部信号决定其转移和定位
2001	L. H. Hartwell，P. M. Nurse，R. T. Hunt	发现控制细胞周期的关键物质
2002	S. Brenner，H. R. Horvitz，J. E. Sulston	发现器官发育和程序性死亡的基因调节
2004	R. Axel，B. Buck	发现编码决定气味受体的一个大基因家族
2004	A. Ciechanover，A. Hershko，I. Rose	揭示泛素调节蛋白质降解的机制
2006	A. Z. Fire，C. C. Mello	揭示 RNA 干扰（RNAi）机制
2007	M. Capecchi，M. Evans，O. Smithies	干细胞研究及“基因打靶”技术
2008	O. Shimomura，M. Chalfie，钱永健	发现绿色荧光蛋白并用于活细胞标记
2009	E. H. Blackburn，C. Greider，J. Szostak	发现端粒和端粒酶对染色体的保护
2009	V. Ramakrishnan，T. A. Steitz，A. E. Yonath	核糖体结构和功能的研究
2012	J. Gurdon，山中伸弥（日）	发现可以重新编程的成熟细胞以及诱导多能干细胞
2012	R. J. Lefkowitz，B. K. Kobilka	G 蛋白偶联受体研究
2013	J. E. Rothman，R. W. Schekman，T. C. Südhof	细胞内囊泡运输的调节机制

本章小结

1．医学遗传学是应用遗传学的理论与方法研究遗传因素在疾病的发生、流行、诊断、预防、治疗和遗传咨询等方面的作用机制及其规律的遗传学分支学科。其主要研究对象是遗传病。

2．遗传病是指遗传物质改变所引起的疾病，按照遗传物质异常所涉及的层面及位置的不同，现代医学将人类遗传病分为单基因病、多基因病、染色体病、线粒体病和体细胞遗传病。

3．任何疾病的发生都是遗传基础和环境因素相互作用的结果，根据两者所起作用的大小，遗传病可分为三种情况：环境因素起主导作用的疾病，例如中毒、外伤等；遗传因素起主导作用的疾病，例如单基因病、染色体病等；遗传和环境因素共同起作用的疾病，例如多基因病。

自测题

一、名词解释

1．遗传病　2．医学遗传学

二、简答题

1．概述遗传病的特征与分类。

2．阐述医学遗传学的发展简史。

（黄雪霜）

第二章　遗传的分子基础

学习目标

掌握：

1．DNA 的化学组成和分子结构。

2．真核基因的分子结构特征。

3．遗传信息传递的中心法则

4．基因突变的概念及类型。

熟悉：

基因的复制、转录和翻译的基本过程。

了解：

1．基因转录后的修饰加工。

2．人类基因组结构。

3．单一顺序（结构基因）。

4．重复序列。

所有生物都依靠遗传物质的世代传递与表达维持着物种的特异性和稳定性。绝大多数生物（包括人类）的遗传物质的化学本质是 DNA，DNA 中储存了生物生长发育、遗传变异、衰老死亡的全套生命信息。基因是生物遗传的基本单位，是决定一定功能产物的 DNA 片段。基因通过转录形成 RNA，再由 RNA 翻译合成蛋白质来表现形形色色的生物学性状。DNA 碱基组成或排列顺序发生改变造成基因突变，从而导致蛋白质结构和功能的异常，引起生物性状的变异。

第一节　基因的概念

1868 年，F. Miesher 从细胞核中分离提取了被后人称为“核酸”的物质。随着研究的不断深入，人们认识到所有生物体内都存在核酸。核酸分成两类：脱氧核糖核酸（DNA）和核糖核酸（RNA）。在真核生物中，DNA 主要存在于细胞核内，RNA 主要存在于细胞质中。

1944 年，Avery 等通过研究引起肺炎链球菌转化现象的“转移因子”的性质，确切地证明了遗传物质是 DNA。

1953 年，J. D. Watson 和 F. H. C. Crick 依据 Wilkins 和 Franklin 等用 X 射线衍射方法获得的 DNA 结构资料，以及 Chargaff 总结的 DNA 碱基组成规律，提出了 DNA 双螺旋结构模型，揭示了 DNA 的分子组成和结构。

科学研究事实证明，绝大多数生物的遗传物质是 DNA，而在某些病毒中，RNA 是遗传物质。核酸的化学组成和结构特点决定了它的生物学功能。

一、DNA 的化学组成和分子结构

（一）DNA 的化学组成

DNA 的基本组成单位是脱氧核苷酸，每个脱氧核苷酸由 1 分子磷酸、1 分子脱氧核糖和 1 分子含氮碱基组成。碱基分为嘌呤和嘧啶两类，嘌呤包括腺嘌呤（adenine，A）和鸟嘌呤（guanine，G），嘧啶包括胞嘧啶（cytosine，C）和胸腺嘧啶（thymine，T）。因碱基不同，脱氧核苷酸分为四种：腺嘌呤脱氧核苷酸（dAMP）、鸟嘌呤脱氧核苷酸（dGMP）、胞嘧啶脱氧核苷酸（dCMP）和胸腺嘧啶脱氧核苷酸（dTMP）。

（二）DNA 的分子结构

1．DNA 的一级结构　DNA 的一级结构是指 DNA 分子中脱氧核苷酸的排列顺序，通常以 DNA 分子中碱基的排列顺序来代表（如图 2-1 a 和 b）。各脱氧核苷酸之间通过 3′,5′- 磷酸二酯键相连接，形成脱氧核苷酸链。每条脱氧核苷酸链有两个末端，一端是脱氧核糖 C-5′ 上带有游离的磷酸基，称为 5′- 端，另一端是脱氧核糖 C-3′ 上带有游离的羟基，称为 3′- 端。DNA 的阅读方向为从 5′- 端到 3′- 端，5′- 端为上游，3′- 端为下游。

DNA 的一级结构中储存着生物的遗传信息，具有生物物种和生物性状的特异性，也决定了 DNA 的二级结构和空间结构。

2．DNA 的二级结构　Watson 和 Crick 提出的 DNA 双螺旋结构模型（图 2-1 c），即为 DNA 的二级结构。其要点为：

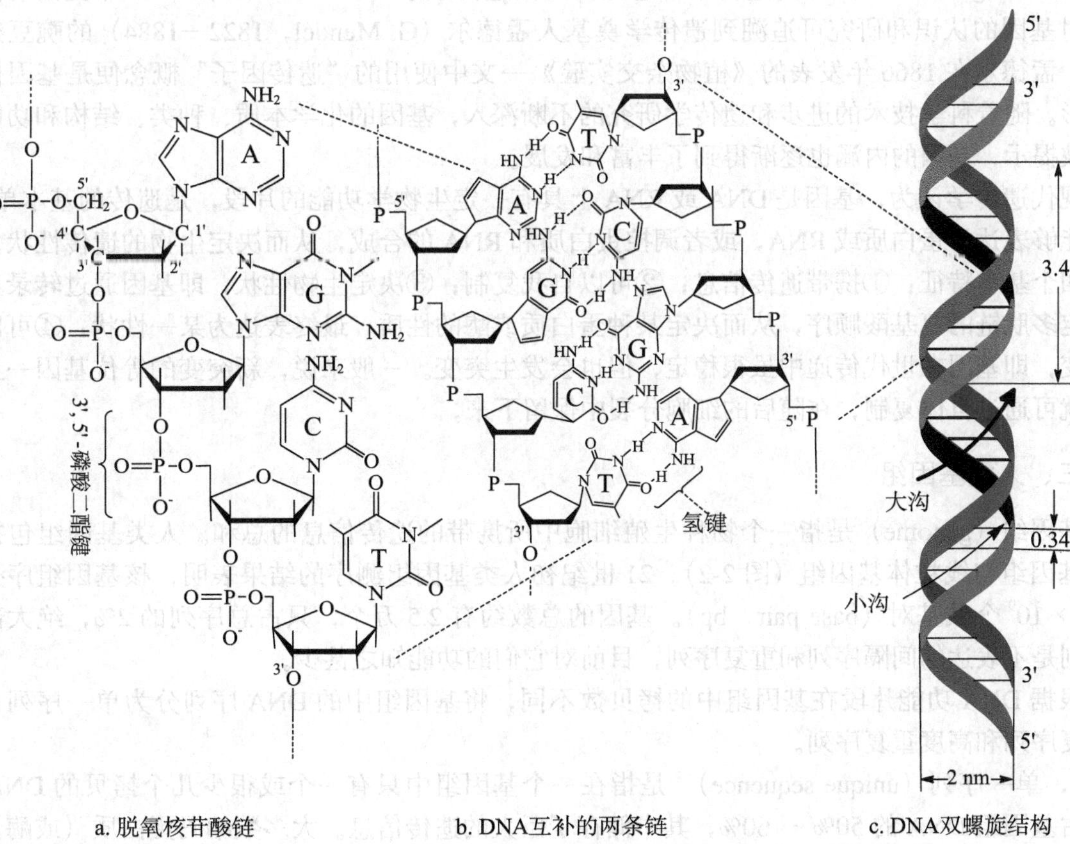

a. 脱氧核苷酸链　　b. DNA互补的两条链　　c. DNA双螺旋结构

图 2-1　DNA 分子结构示意图

（1）DNA 分子是由两条反向平行的多核苷酸链围绕同一中心轴形成的一个右手螺旋结构。一条链上的碱基通过氢键与另一条链上的碱基相连接，形成碱基对。两条链上的碱基严格按照 A 与 T、C 与 G 互补配对，A 与 T 之间以两个氢键相连接（A＝T），C 与 G 之间以三个氢键相连接（C≡G）。这种碱基互补配对方式使得两条多核苷酸链成为互补链。

（2）两条主链由脱氧核糖和磷酸基通过 3′, 5′- 磷酸二酯键交替连接而成，位于双螺旋的外侧，构成 DNA 分子的骨架。碱基对位于双螺旋的内侧，碱基平面与螺旋的长轴垂直。碱基对的组成和排列顺序在不同的 DNA 分子中各不相同，储存着生物的遗传信息。

（3）双螺旋的直径为 2nm，螺距为 3.4nm，每个螺距内含有 10 个碱基对，相邻碱基对之间的距离为 0.34nm。

（4）由于碱基对的堆积和两条主链的扭转，导致双螺旋的表面形成大小不同的两条沟。较宽而深的叫大沟，较窄而浅的叫小沟。在沟内，碱基对的边缘是暴露的，一些特异性的分子可以通过这些沟识别碱基对并与之发生作用，而不必破坏 DNA 的螺旋结构。

（5）DNA 双螺旋结构的稳定主要依赖于疏水作用力和氢键。

DNA 的碱基只有 4 种：A、G、C、T；碱基对只有 2 种：A＝T、C≡G。碱基对数目和排列顺序的变化，决定了生物信息的多样性。例如，一段有 50 个碱基对的序列，其可能的排列方式就可达到 450 种。在真核细胞中，DNA 与组蛋白组合形成染色质，进一步形成空间结构更加复杂的染色体。DNA 分子多为线性，也有环形结构，如线粒体 DNA 等。

二、基因的概念与特性

人类对于基因的认识大体经历了基因概念的提出、基因结构和功能的探索以及基因概念的发展完善几个阶段。

“基因（gene）”一词作为遗传学概念是由丹麦遗传学家 W. Johannsen 在 1909 年提出的。但人们对基因的认识和研究可追溯到遗传学奠基人孟德尔（G. Mendel，1822—1884）的豌豆杂交实验，孟德尔在 1866 年发表的《植物杂交实验》一文中使用的“遗传因子”概念便是基因概念的雏形。随着科学技术的进步和遗传学研究的不断深入，基因的化学本质、种类、结构和功能不断地被揭示，基因的内涵也逐渐得到了丰富和发展。

现代遗传学认为，基因是 DNA 或 RNA 上具有一定生物学功能的片段，是遗传的基本单位。基因能够表达为蛋白质或 RNA，或者调控蛋白质和 RNA 的合成，从而决定生物的遗传性状。基因有四个基本特征：①携带遗传信息；②可以自我复制；③决定生物性状，即基因通过转录和翻译决定多肽链的氨基酸顺序，从而决定某种蛋白质或酶的性质，最终表达为某一性状；④可以产生突变，即基因在世代传递中虽很稳定，但也会发生突变。一般来说，新突变的等位基因一旦形成，就可通过自体复制，在随后的细胞分裂中保留下来。

三、人类基因组

基因组（genome）是指一个物种生殖细胞中所携带的遗传信息的总和。人类基因组包括细胞核基因组与线粒体基因组（图 2-2）。21 世纪初人类基因组测序的结果表明，核基因组序列约有 3.2×10^9 个碱基对（base pair，bp）。基因的总数约有 2.5 万个，只占总序列的 2%，绝大部分的序列是不表达的间隔序列和重复序列，目前对它们的功能知之甚少。

根据 DNA 功能片段在基因组中的拷贝数不同，将基因组中的 DNA 序列分为单一序列、中度重复序列和高度重复序列。

1．单一序列（unique sequence） 是指在一个基因组中只有一个或很少几个拷贝的 DNA 序列，占基因组 DNA 的 50% ~ 60%，其中储存了巨大的遗传信息。大多数编码蛋白质（或酶）的结构基因（structural gene）为单一序列。

2．中度重复序列（moderately repetitive sequence） 是指在一个基因组中出现 10^2 ～ 10^5 拷贝数的 DNA 序列，约占基因组 DNA 的 30%。每个序列长度在 300 ～ 7000bp，各重复单元的碱基序列相似，但不完全一样。常以回文序列形式出现，有些同单一序列间隔排列。大部分中度重复序列与基因表达的调控有关，是 DNA 复制和转录起始、终止等有关酶和蛋白质因子的识别位点。Alu 家族、Kpn Ⅰ家族、Hinf 家族、rRNA 基因、tRNA 基因和蛋白质基因中的一些多基因家族（如组蛋白基因家族、免疫球蛋白基因家族）都属于中度重复序列。

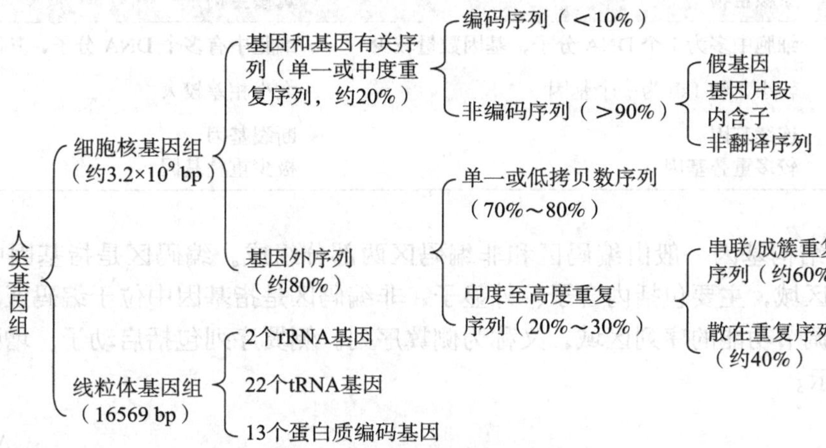

图 2-2 人类基因组的组织结构

3．高度重复序列（highly repetitive sequence） 是指在一个基因组中拷贝数为 10^6 ～ 10^8 的 DNA 序列，占基因组的 10% ～ 20%。高度重复序列的长度在 2 ～ 200bp，多散在分布于染色体的端粒、着丝粒以及异染色质等区域，如卫星 DNA（satellite DNA）、微卫星 DNA（microsatellite DNA）、反向重复序列（inverted repeat sequence）等。高度重复序列没有转录功能，多用来间隔结构基因和维系染色体形态，与细胞减数分裂过程中同源染色体联会时的识别有关。同时，高度重复序列具有种属特异性，在相近种属具有相似性，与进化有关。

第二节 基因的分类和结构

一、基因的分类

按照基因在细胞内的分布，可将基因分为细胞核基因和细胞质基因。前者位于细胞核内的染色体上，占细胞中基因的绝大多数；后者位于细胞质中，如线粒体基因。

按照基因的功能，可将基因分为结构基因、调控基因和 RNA 基因。结构基因（structural gene）是指能编码蛋白质（或酶）的基因，它直接决定多肽链上氨基酸的种类和排列顺序，结构基因突变可导致蛋白质（或酶）一级结构的改变，影响其功能。调控基因（regulatory gene）是指可调节控制结构基因表达的基因，调控基因的突变可以影响一个或多个结构基因的功能，导致一种或多种蛋白质（或酶）合成量的改变。RNA 基因是指一些只转录不翻译的基因，如 rRNA 基因、tRNA 基因。

二、基因的分子结构

真核生物的结构基因和原核生物的结构基因有所不同，在基因的数量、大小和结构上都有显著区别。原核生物结构基因编码蛋白质的核苷酸序列通常是连续的，称为连续基因，相邻基因间常常共用部分核苷酸序列，又称为重叠基因。而真核生物的结构基因编码蛋白质的核苷酸序列是不连续的，通常被非编码序列所隔开，所以被称为断裂基因（split gene）。真核生物基因间极少有重叠。原核基因与真核基因的对比见表 2-1。

表 2-1 原核生物与真核生物结构基因的对比

	原核生物	真核生物
基因数量	细胞中多为 1 个 DNA 分子，基因数量较少	细胞中有多个 DNA 分子，基因数量众多
基因大小	较小，约 1kb 为一个基因	大小相差较大
基因结构	连续基因 较多重叠基因	断裂基因 极少重叠基因

真核生物的结构基因一般由编码区和非编码区两部分组成。编码区是指基因中具有编码蛋白质功能的序列区域，主要包括内含子、外显子；非编码区是指基因中位于编码区两侧、不能编码蛋白质但具有调节功能的序列区域，又称为侧翼序列。侧翼序列包括启动子、增强子和终止子等，如图 2-3 所示。

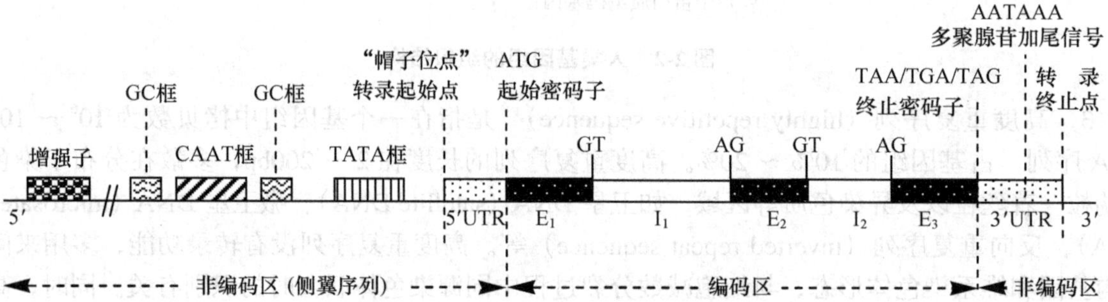

图 2-3 真核生物结构基因的结构模式图

（一）外显子和内含子

外显子（exon）是指真核生物结构基因中能表达为多肽链的 DNA 序列，基因组所含全部外显子的总和称为外显子组（exome）。外显子是不连续的，相邻的外显子之间被没有编码作用的 DNA 序列隔开，称之为内含子（intron），又称为插入序列（intervening sequence，IVS）。内含子能转录形成 RNA，但在翻译之前即被剪掉。外显子和内含子交替相间排列，编码区总是以外显子开始，并以外显子结束。在数量上外显子比内含子多 1 个，但通常内含子序列总长度要远比外显子序列总长度大得多。不同的基因，所包含的内含子的数量和长度差别很大，偶尔有些基因只有 1 个内含子，而有些基因的内含子可多达上百个；内含子的大小为几个碱基对至数万碱基对不等。

外显子与内含子的连接部位称为外显子 - 内含子接头。每个内含子两端接头部位的碱基组成通常是高度保守序列，具有广泛的同源性，5′- 端开始的两个碱基为 GT，3′- 端末尾的两个碱基是 AG，称为"GT-AG 法则"。这种接头顺序转录到 RNA 上为 GU-AG，它是核内不均一 RNA（hnRNA）加工时的剪接识别信号。这种高度保守的接头顺序存在于几乎所有的真核生物基因中，说明生物界存在着一个共同的 RNA 剪接加工机制。

人类基因大部分的剪接方式是将内含子序列切除，并将所有的外显子序列连接在一起编码多肽链。但也有选择性地切除及连接同一基因中不同外显子序列的剪接方式，即选择性剪接（alternative splicing），这使得同一基因可编码不同的多肽链。同时，外显子与内含子的区分不是固定不变的，由于剪接加工方式的不同，可使基因的内含子在另一种剪接方式下成为其他基因的外显子，甚至有些基因的内含子中还存在着另外一个基因。例如，血友病Ⅷ因子基因的第 22 个内含子中含有 F8A 和 F8B 基因。

（二）侧翼序列

真核生物结构基因中第一个外显子和最后一个外显子外侧不被转录的非编码序列，称为侧翼序列（flanking sequence）。侧翼序列含有对基因表达起重要调控作用的序列，主要包括启动子、增强子和终止子。

1．启动子（promotor）　是指与转录启动有关的特异序列，一般位于结构基因转录起始点上游 -100 ~ -200bp 范围内，是 RNA 聚合酶的结合部位，有些启动子可长达数千碱基对。启动子参与控制转录的起始过程而自身并不转录。启动子有下列三种结构序列：

（1）TATA 框（TATA box）：位于转录起始点上游 -19bp ~ -27bp 处，由 7 个碱基组成，即 TATAAAA 或 TATATAT。TATA 框能与转录因子 TF Ⅱ结合后，再与 RNA 聚合酶Ⅱ形成复合物，从而准确地识别转录的起始位置并开始转录。TATA 框碱基序列发生改变会导致转录起始位置异常。

（2）CAAT 框（CAAT box）：位于转录起始点上游 -70bp ~ -80bp 处，由 9 个碱基组成，即 GGCAATCT 或 GGTCAATCT。转录因子 CTF 能识别 CAAT 框并与之结合，是 RNA 聚合酶的另一个结合点。一般认为它控制着转录的起始频率，能提高转录的效率，而不影响转录的起始点。这段顺序被改变后，mRNA 的形成量会明显减少。

（3）GC 框（GC box）：由 6 个碱基组成，即 GGCGGG，大多为看家基因（house keeping gene）的启动子，能与转录因子 Sp1 结合激活转录，与增强起始转录的效率有关。

2．增强子（enhancer）　是一段本身并不具有启动基因转录的活性，但能明显增强基因转录效率的特定序列。一般位于转录起始点的上游或下游数千个碱基对甚至更远处，有时可在内含子中出现。不同基因的增强子序列不尽相同，其功能的发挥与其所在的位置和序列方向无关。增强子可与特异性细胞因子结合从而表现出组织特异性，例如，人类胰岛素基因 5′- 端上游约 250bp 处有一个增强子，胰岛 β 细胞中的特异性蛋白因子可以作用于这个区域以增强胰岛素基因的转录，而其他组织细胞因无此因子，该基因表达则受限。

3．终止子（terminator）　是位于结构基因 3′- 端，起到终止转录作用的一段 DNA 序列，主要含有终止信号和 mRNA 加尾信号，由 AATAAA 序列和一段反向重复的回文序列组成。回文序列的作用是转录后可形成一个发夹结构（也叫茎 - 环结构，图 2-4），发夹结构阻碍了 RNA 聚

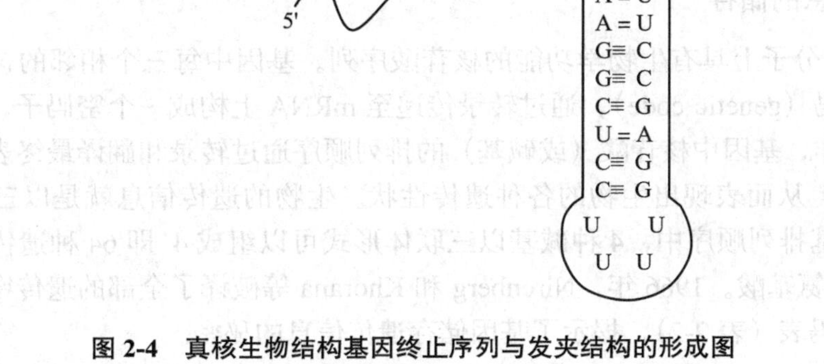

图 2-4　真核生物结构基因终止序列与发夹结构的形成图

合酶的移动，其末尾的一串 U 与转录模板 DNA 中的一串 A 之间结合不稳定，使转录产物 RNA 从模板上脱落下来。同时，RNA 聚合酶也从 DNA 上解离下来，使转录终止。AATAAA 序列是转录初始 RNA 加工时加尾的信号，转录到 RNA 上为 AAUAAA，其作用是指导核酸内切酶在此信号下游 10 ~ 18bp 处切掉少量 RNA 序列，并在聚合酶的作用下为 mRNA 加上 100 ~ 200 个 A（poly A）的尾部。

三、多基因家族和假基因

多基因家族（multigene family）是指由一个祖先基因经过重复和变异产生的一组来源相同、结构相似、功能相关的基因。根据基因家族中成员分布的不同，可以将多基因家族分为两类。一类是序列高度同源、在同一条染色体上串联存在的基因簇，如 rRNA 基因、tRNA 基因和组蛋白基因等，这类基因簇称为串联重复基因。另一类是一个基因家族中不同成员成簇地分布在不同染色体上，它们的序列有所不同，但是编码一类功能相关的蛋白质，称之为基因超家族。例如，血红蛋白基因家族，由 α 珠蛋白基因簇和 β 珠蛋白基因簇组成。α 珠蛋白基因簇包括 7 个相关基因，集中分布在第 16 号染色体的短臂末端（16p13）；β 珠蛋白基因簇包括 6 个相关基因，分布在第 11 号染色体短臂的一个狭小区域（11p15）。

多基因家族中，不能产生功能性产物的基因称为假基因（pseudogene），也叫拟基因。如组蛋白、干扰素、α 珠蛋白、β 珠蛋白的基因家族中具有假基因存在。假基因与功能基因的某些片段同源，常以 ψ 表示，如 ψζ、ψα、ψβ 等。

第三节 基因的功能

DNA 碱基序列中蕴藏着生命的遗传信息，其特殊的双螺旋结构和碱基互补方式决定了 DNA 的基本功能和生物学特性，也决定了基因的功能和特性。基因的功能包括三方面：①遗传信息的储存；②遗传信息的扩增和传代，体现为 DNA 的复制；③遗传信息的表达。基因功能的实现，可以概括为遗传信息传递的“中心法则”（图 2-5）。

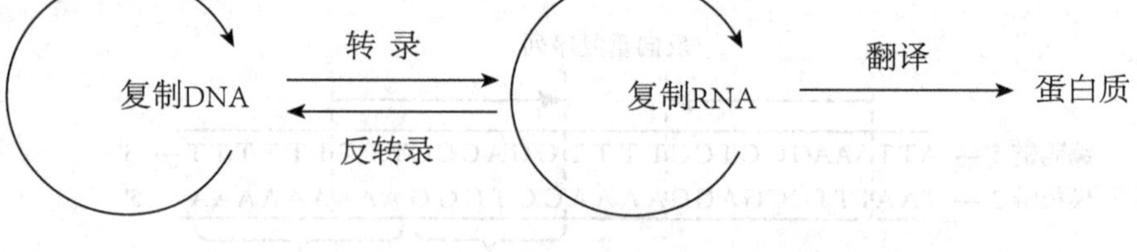

图 2-5 遗传信息传递的中心法则

一、遗传信息的储存

基因是 DNA 分子上具有生物学功能的核苷酸序列。基因中每三个相邻的核苷酸可以构成一个三联体遗传密码（genetic code），通过转录传递至 mRNA 上构成一个密码子，再编码翻译成特定的氨基酸。这样，基因中核苷酸（或碱基）的排列顺序通过转录和翻译最终表达为多肽链中氨基酸的排列顺序，从而表现出生物的各种遗传性状。生物的遗传信息就是以三联体密码的形式存在于基因的碱基排列顺序中，4 种碱基以三联体形式可以组成 4^3 即 64 种遗传密码，它们编码蛋白质中的 20 种氨基酸。1966 年，Nirenberg 和 Khorana 等破译了全部的遗传密码，成功编绘了 mRNA 的遗传密码表（表 2-2），揭示了基因储存遗传信息的秘密。

遗传密码具有以下特点：①通用性，整个生物界通用一套遗传密码。但线粒体中有 4 个遗传密码与通用密码不同。②简并性（degeneracy），即几种遗传密码编码同一种氨基酸。除甲硫氨酸和色氨酸仅各有一个密码子外，其余氨基酸都各有 2 ～ 6 个密码子。从密码子与氨基酸的对应关系可以看出，密码子中的第三个碱基变化不一定会引起氨基酸种类的改变，这有利于保持生物性状和物种的稳定性。③连续性和方向性，密码子是连续的，无重叠无空位，在 mRNA 上按照 5′ → 3′ 方向阅读。④起始密码与终止密码，密码子 AUG 是多肽链合成的起始信号，称为起始密码子（initiation codon），同时还编码甲硫氨酸；UAA、UAG、UGA 这三个密码子不编码任何氨基酸，而是作为肽链合成的终止信号，称为终止密码子（termination codon）。

表 2-2　遗传密码表

第一碱基（5′- 端）	第二碱基 U		第二碱基 C		第二碱基 A		第二碱基 G		第三碱基（3′- 端）
U	UUU	苯丙氨酸（Phe，F）	UCU	丝氨酸（Ser，S）	UAU	酪氨酸（Tyr，Y）	UGU	半胱氨酸（Cys，C）	U
	UUC		UCC		UAC		UGC		C
	UUA	亮氨酸（Leu，L）	UCA		UAA	终止密码	UGA	终止密码	A
	UUG		UCG		UAG		UGG	色氨酸（Trp，W）	G
C	CUU	亮氨酸（Leu，L）	CCU	脯氨酸（Pro，P）	CAU	组氨酸（His，H）	CGU	精氨酸（Arg，R）	U
	CUC		CCC		CAC		CGC		C
	CUA		CCA		CAA	谷氨酰胺（Gln，Q）	CGA		A
	CUG		CCG		CAG		CGG		G
A	AUU	异亮氨酸（Ile，I）	ACU	苏氨酸（Thr，T）	AAU	天冬酰胺（Asn，N）	AGU	丝氨酸（Ser，S）	U
	AUC		ACC		AAC		AGC		C
	AUA		ACA		AAC		AGA		A
	AUG	甲硫氨酸 + 起始密码（Met，M）	ACG		AAA	赖氨酸（Lys，K）	AGG	精氨酸（Arg，R）	G
G	GUU	缬氨酸（Val，V）	GCU	丙氨酸（Ala，A）	GAU	天冬氨酸（Asp，D）	GGU	甘氨酸（Gly，G）	U
	GUC		GCC		GAC		GGC		C
	GUA		GCA		GAA	谷氨酸（Glu，E）	GGA		A
	GUG		GCG		GAG		GGG		G

二、遗传信息的复制

基因作为 DNA 分子的组成部分，其自我复制是通过 DNA 的自我复制实现的。DNA 分子以自身为模板合成新的 DNA 分子，使 DNA 分子加倍的过程，即为 DNA 的自我复制。复制发生在细胞分裂周期的 S 期。DNA 的自我复制具有以下特点：

1．半保留复制　DNA 的复制是一个边解旋边复制的过程。DNA 分子首先在解旋酶的作用下，把两条螺旋的双链解开，这个过程称为解旋。然后，以解开的每一条单链（母链）为模板，以周围环境中游离的四种脱氧核苷酸为原料，按照碱基互补配对原则，在酶的作用下，各自合成一条与母链互补的子链。随着解旋过程的进行，新合成的子链也不断地延长，同时，每条子链与其对应的母链盘绕成双螺旋结构，从而各形成新的子代 DNA 分子。新合成的每个 DNA 分子中，都保留了原来 DNA 分子中的一条链，因此，这种复制方式称为半保留复制（semi-conservative

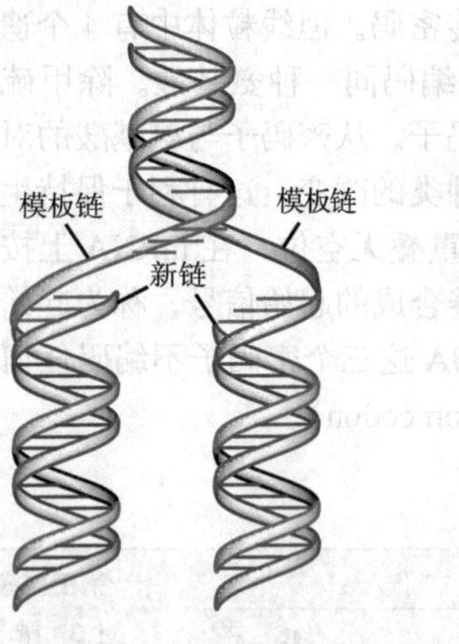

图 2-6　DNA 半保留复制示意图

replication）。半保留复制的方式使得两个新合成的子代 DNA 与亲代 DNA 完全相同，DNA 复制具有高度的准确性，从而保证了遗传信息世代传递的稳定性（图 2-6）。

2．多点双向复制　真核生物的 DNA 具有多个复制起点，复制是以复制子（replicon）为单位进行的。把由复制起点开始能独立复制的 DNA 区段称为一个复制子（图 2-7）。复制从一个或多个复制起点同时开始，每个复制子双向复制。相邻复制子的复制叉相遇时，在 DNA 连接酶的作用下将两个新合成的 DNA 片段连接在一起。生物种类不同、生物个体不同以及同一个体在不同的生理条件下，复制子的数量和大小也不同。DNA 众多的复制子加快了其复制的速度。

3．半不连续复制　真核生物的 DNA 聚合酶只能把核苷酸加到前一个核苷酸的 3′-OH 上，所以 DNA 复制时，新合成的子链只能沿 5′ → 3′ 方向进行。复制开始后，在亲代 DNA 3′ → 5′ 方向的模板链上，复制较早开始，合成可以沿 5′ → 3′ 方向快速地连续进行，由此形成的新的子链称为前导链（leading strand）。而以 5′ → 3′ 方向的母链为模板链时，其子链的合成是不连续的，复制较晚也较复杂，这条新合成的子链称为后随链（lagging strand）。日本学者冈崎用实验方法证实，DNA 在以 5′ → 3′ 方向的母链为模板链复制时，首先是在引发物的起始引发下，合成数量众多的小片段，称为冈崎片段（Okazaki fragment），然后在 DNA 连接酶的作用下，将这些片段连接进来，后随链逐渐加长，直至形成一条完整的新链（图 2-7）。在 DNA 复制时，前导链的合成是连续的，后随链的合成是不连续的，这称为半不连续复制（semidiscontinuous replication）。

三、遗传信息的表达

基因表达（gene expression）是指 DNA 分子中所蕴藏的遗传信息通过转录和翻译形成多肽链

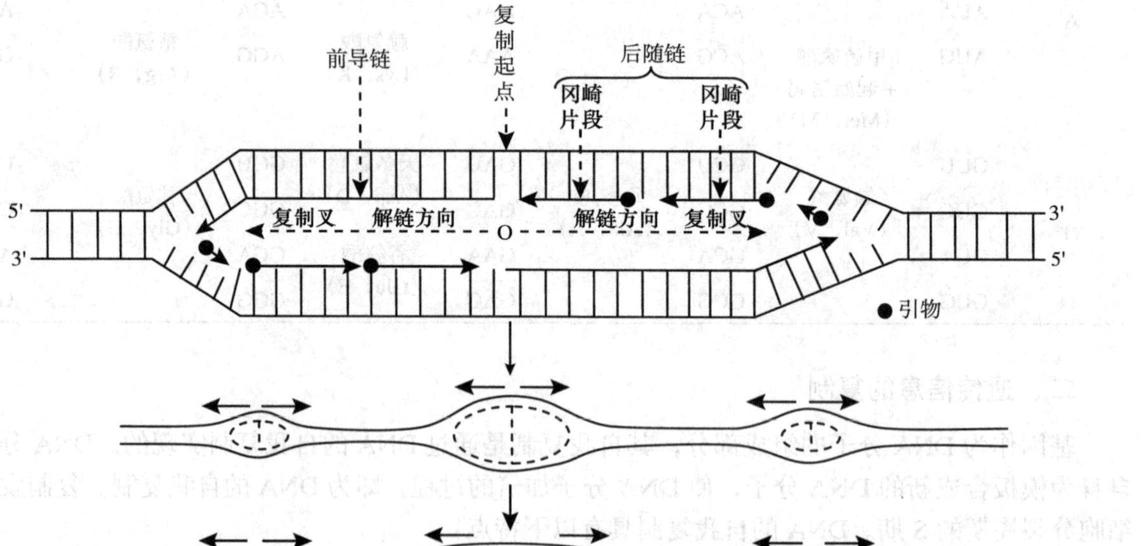

图 2-7　DNA 双向复制和半不连续复制示意图

的过程。原核细胞中，基因一边转录一边翻译，两个过程同步进行。真核细胞中，转录发生在细胞核内，翻译则发生在细胞质中的核糖体上（图 2-8）。

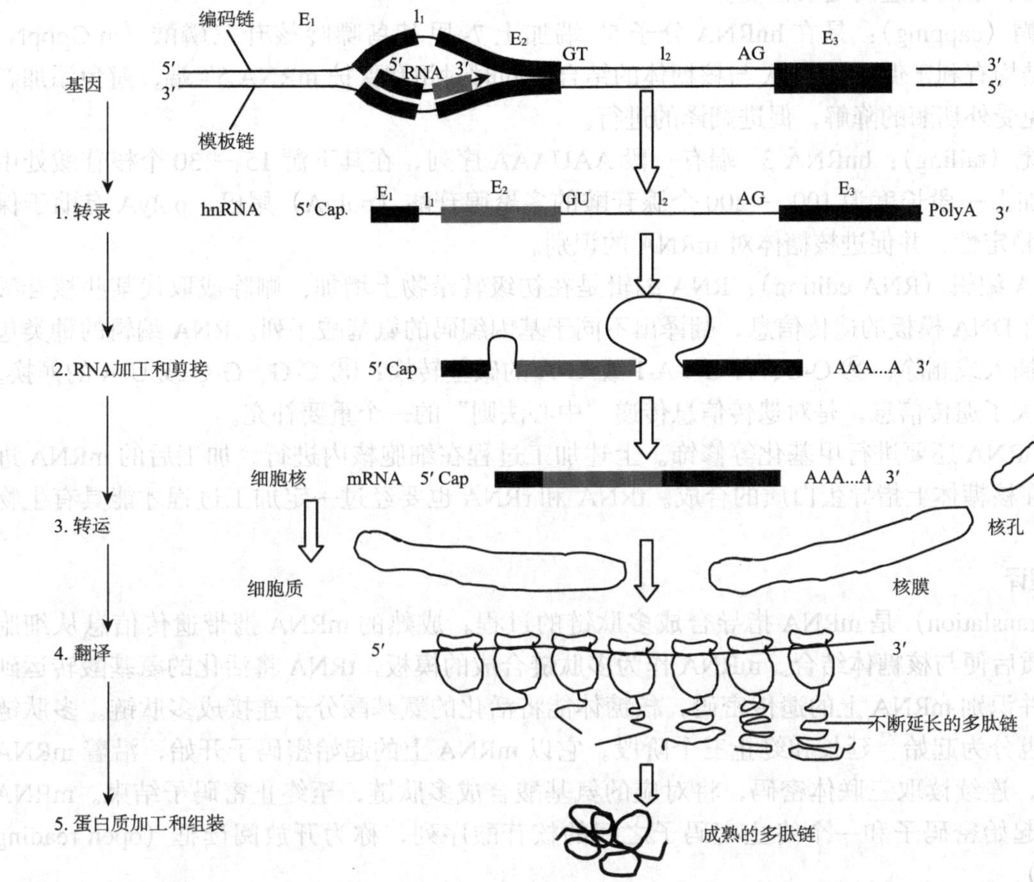

图 2-8　真核生物结构基因表达示意图

（一）转录

转录（transcription）是指以 DNA 分子中 3′ → 5′ 方向的局部单链为模板，在启动子和 RNA 聚合酶的作用下，用核苷三磷酸为原料，以碱基互补的方式合成一个 RNA 分子的过程。转录产物经加工最终形成 mRNA、tRNA 和 rRNA 等。合成不同的 RNA 需要不同的 RNA 聚合酶。真核细胞内，RNA 聚合酶Ⅰ合成 rRNA，RNA 聚合酶Ⅱ合成 mRNA 的前体，RNA 聚合酶Ⅲ合成 snRNA、tRNA 等小分子 RNA。下面以 mRNA 的形成为例说明其转录和转录后的加工过程。

1．转录过程　一般将 mRNA 的合成分为起始、延长和终止三个连续的步骤。RNA 聚合酶Ⅱ与启动子 TATA 框特异性结合，共同组成起始复合物，从而识别转录起始点并启动转录。转录启动后，RNA 聚合酶Ⅱ沿着模板链的 3′ → 5′ 方向移动，按照碱基互补原则，以核苷三磷酸（UTP、CTP、GTP 和 ATP）为底物，在 3′- 端逐个添加核苷酸，新合成的 RNA 链不断延长。RNA 聚合酶Ⅱ在模板链上移动至终止信号时，RNA 合成停止。终止因子结合到终止信号上，使 RNA 聚合酶Ⅱ从 DNA 模板链上脱落下来，从而使 DNA-RNA 的杂合体分开，释放出转录产物，转录结束。

2．转录后的加工　RNA 聚合酶Ⅱ催化形成的初始转录产物是 mRNA 的前体，称为核内不均一 RNA（heterogeneous nuclear RNA，hnRNA）。hnRNA 需要经过剪接、“戴帽”和“加尾”等加工过程，才能成为有活性的成熟 mRNA。

（1）剪接（splicing）：是在酶的作用下，按照 RNA 序列中的 GU-AG 法则（对应着 DNA 序列中内含子与外显子交界处的 GT-AG 法则）将基因中内含子的转录序列剪掉，并将外显子的转录序列连接起来的过程。选择性剪接可产生不同的 mRNA，最终产生不同的多肽链，增加了蛋白质的多样性和基因表达的复杂程度。

（2）戴帽（capping）：是在 hnRNA 分子 5′- 端加上 7- 甲基鸟嘌呤核苷三磷酸（m^7GpppN）的结构，该结构有利于促进 mRNA 与核糖体的结合，同时封闭和保护 mRNA 5′- 端，避免添加新的核苷酸和免受外切酶的降解，促进翻译的进行。

（3）加尾（tailing）：hnRNA 3′- 端有一段 AAUAAA 序列，在其下游 15 ～ 30 个核苷酸处由酶切断，再加上一段长度为 100 ～ 200 个腺苷酸的多聚腺苷酸（polyA）尾巴。polyA 有助于保护 mRNA 的稳定性，并促进核糖体对 mRNA 的识别。

（4）RNA 编辑（RNA editing）：RNA 编辑是在初级转录物上增加、删除或取代某些核苷酸而改变了源自 DNA 模板的遗传信息，翻译出不同于基因编码的氨基酸序列。RNA 编辑的种类包括：① U 的插入或删除；② C-U、A-G、A-I 或 G-A 的碱基转换；③ C-G、G-C 或 U-A 的颠换。RNA 编辑扩大了遗传信息，是对遗传信息传递“中心法则”的一个重要补充。

此外，mRNA 还要进行甲基化等修饰。上述加工过程在细胞核内进行。加工后的 mRNA 进入细胞质，在核糖体上指导蛋白质的合成。tRNA 和 rRNA 也要经过一定加工过程才能具有生物活性。

（二）翻译

翻译（translation）是 mRNA 指导合成多肽链的过程。成熟的 mRNA 携带遗传信息从细胞核进入细胞质后便与核糖体结合。mRNA 作为多肽链合成的模板，tRNA 将活化的氨基酸转运到核糖体上，并识别 mRNA 上的遗传密码，核糖体能将活化的氨基酸分子连接成多肽链。多肽链的合成通常也分为起始、延长和终止三个阶段。它以 mRNA 上的起始密码子开始，沿着 mRNA 5′ → 3′ 方向，连续读取三联体密码，将对应的氨基酸合成多肽链，至终止密码子结束。mRNA 上位于一个起始密码子和一个终止密码子之间的核苷酸序列，称为开放阅读框（open reading frame，ORF）。

mRNA 只决定多肽链中氨基酸的顺序，新合成的多肽链需要进一步修饰、加工，形成特定的空间结构才能具有生物学功能。多肽链的修饰包括某些氨基酸的甲基化、磷酸化、糖基化、多肽链的剪裁与聚合等。

四、基因的表达调控

生物体内，每个体细胞（成熟的红细胞除外）都含有该物种的全部基因信息，但在不同的组织器官中，只有一些与该组织器官功能相关的基因才能得以表达，称之为基因表达的组织特异性。即使是同一性状，也会因为不同的发育阶段而表现出定时定量的表达与关闭，例如身高增长的不匀速性。这些现象说明，基因表达是受到其他因素影响和调控的。研究表明，在任意时空中，细胞基因组中只有 10% ～ 20% 的基因处于“活跃”状态，其他基因都是“关闭”的。

1．DNA 水平的调控　即转录前水平调控。染色质的组成和结构是影响基因表达的重要因素之一。DNA 上碱基甲基化程度越高，基因表达越低，DNA 的去甲基化可以使基因表达活性增强。DNA 与组蛋白相结合可以抑制基因的表达，当 DNA 与组蛋白按 1 : 1 结合时，基因抑制达到最大限度；而非组蛋白在间期与 DNA 的结合能消除组蛋白对 DNA 转录的抑制，从而促进 DNA 转录。染色质的螺旋化程度直接影响基因表达，疏松的常染色质区域 DNA 易与 RNA 聚合酶结合，有利于基因的表达，而固缩的异染色质区域 DNA 表达活性低。

2．转录水平的调控　是真核生物基因表达调控的主要环节。真核生物的转录调控受顺式作用元件（cis-acting element）和反式作用因子（trans-acting factor）的共同影响。顺式作用元件是指能够对结构基因表达起到调控作用的 DNA 序列，如启动子、增强子等。反式作用因子是指能与顺式作用元件相结合，对结构基因表达起调控作用的蛋白质，如转录因子。

3．转录后水平的调控　真核生物细胞内的 hnRNA 必须经过剪接、戴帽、加尾后才是具有翻译功能的 mRNA。hnRNA 可以通过选择性剪接，产生不同的 mRNA，进而翻译成不同的蛋白质。这种选择性剪接与细胞的分化有关。这些加工过程大多数都是受到调控的。

此外，人类基因组的表达调控还体现在翻译水平及翻译后水平。

第四节　基因突变

遗传物质在生物进化繁衍的过程中保持着相对的稳定性，但在物理、化学和生物等一定内外因素的影响下，遗传物质可能发生变化，这种遗传物质的变化及其所引起的表型改变称为突变（mutation）。广义的突变包括染色体畸变和基因突变。前者将在第六章介绍，本节重点探讨基因突变。

一、基因突变的概念与特性

基因突变（gene mutation）是指基因组 DNA 分子在结构上发生碱基对组成或排列顺序的改变。基因突变可以发生在个体生长发育过程中任何时期的任何细胞中，是生物进化与分化的分子基础和根本源泉，也是某些疾病的基础，是生物界普遍存在的现象。

基因突变具有随机性、多向性、可逆性、稀有性、重复性和有害性等基本特征。

1．随机性　突变的发生都是随机的。从理论上讲，基因突变可以发生在任何生物个体发育过程中任何时期的任何组织细胞中，DNA 分子上每一个碱基也都有可能发生突变，但实际上，DNA 分子上各个部分有着不同的突变频率，某些部位的突变频率显著高于平均数，这些部位称为突变热点（hot spot of mutation）。

2．多向性　任何基因座位上的基因有可能独立地发生多次不同的突变，形成多个新的等位基因，称为基因突变的多向性。如果这些新的突变基因在世代传递中都能被保留下来，那么它们就称为复等位基因（multiple alleles）。例如，决定人类 ABO 血型的三个复等位基因就是由基因 i 经不同的突变分别形成 I^A、I^B 而构成。

3．可逆性　自然状态下未发生突变的基因称为野生型基因（wild type gene），突变后形成的新基因称为突变型基因（mutant gene）。突变的可逆性是指野生型基因可以突变为突变型基因，突变型基因也可以突变为野生型基因。前者称为正向突变（forward mutation），后者称为回复突变（reverse mutation）。一般情况下，正向突变率总是远远高于回复突变率。

4．稀有性　尽管基因突变是生物界普遍存在的遗传事件，自发突变随时都可能发生，但各种生物自发突变的频率是很低的。人类基因的自发突变率仅为每代 10^{-6} ~ 10^{-4}/ 生殖细胞，即每代每 1 万到 100 万个生殖细胞中，才有 1 个基因发生突变。

5．重复性　相同的基因突变可在同种生物的不同个体间重复出现。

6．有害性　生物在长期进化过程中，形成了均衡的遗传基础，基因突变则扰乱了原有的均衡性，可能使个体正常生命活动出现异常，带来消极影响，即有害性。人类的单基因遗传病都是基因突变的结果，生长发育缺陷、人类遗传病和肿瘤的发生也都与基因突变密切相关。基因突变的有害性是相对的，突变也为基因获得新的、更好的功能或使个体更好地适应环境提供了机会。

二、基因突变的类型

从 DNA 碱基的组成和排列顺序来看，基因突变一般分为碱基替换突变、移码突变、整码突变和动态突变四种类型。

（一）碱基替换突变

碱基替换突变（base substitution mutation）是指DNA复制时因碱基互相取代导致错误配对所引起的突变（图2-9），也称点突变。不同嘌呤或不同嘧啶之间的互换称为转换（transition）。例如，异常血红蛋白Hb C就是由于β-珠蛋白基因的第6位三联体密码GAA变为AAA，转录后mRNA中的密码子就会相应发生改变，再经过翻译使多肽链中谷氨酸变为赖氨酸所致。嘌呤与嘧啶之间的相互取代称为颠换（transversion）。例如，异常血红蛋白Hb S就是由于β-珠蛋白基因的第6位三联体密码GAG变为GTG，转录后mRNA的密码子由GAG变为GUG，翻译后的多肽链中谷氨酸变为缬氨酸所致。

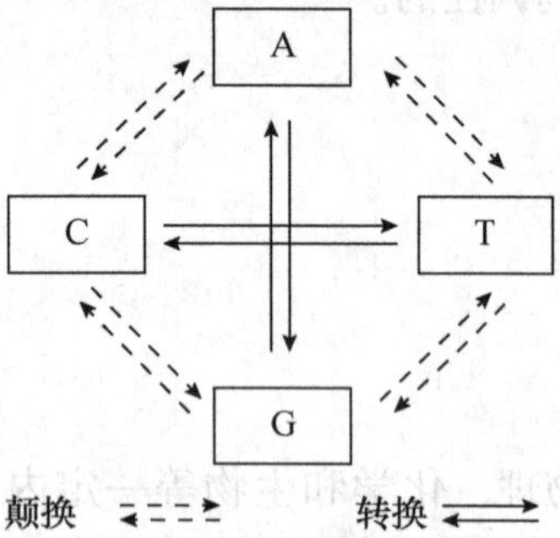

图2-9 碱基转换与颠换

碱基替换改变了密码子的组成，可能会出现4种不同的效应：

1．同义突变（samesense mutation） 指碱基替换后，密码子虽发生改变，但其编码的氨基酸并未改变，不影响蛋白质的功能，不发生表型的变化。这就是密码子具有简并性的原因。

2．错义突变（missense mutation） 指碱基替换后，遗传密码发生改变，编码另一种氨基酸，产生异常的蛋白质分子。例如，镰形细胞贫血症（Hb S）。

3．无义突变（nonsense mutation） 指碱基替换后，使原来编码某一个氨基酸的密码子变为终止密码子，使多肽链合成提前终止。这条多肽链或者由其参与组装的蛋白质分子就会失去正常功能。例如，异常血红蛋白Hb McKees-Rock就是由于β-珠蛋白中编码第145位氨基酸的碱基由TAT变为TAA，经转录后由UAU变为UAA（终止密码子），产生缩短的β链之故。

4．终止密码子突变（terminator codon mutation） 指碱基替换后原来的终止密码子变为可编码氨基酸的密码子，从而使转录不能正常终止，直到下一个终止密码子出现才停止合成，形成延长的异常多肽链。这种突变也称为延长突变（elongation mutation）。

有时，不同的突变之间会有相互影响，例如抑制基因突变（suppressor mutation）。抑制基因突变是指基因内部在不同位置上或基因之间发生了两次突变，其中一次突变抑制了另一次突变的遗传效应。抑制作用发生在同一基因中称为基因内抑制，属于不同基因的抑制作用则称基因间抑制。例如，Hb Harlem是β链第6位谷氨酸变成缬氨酸，同时第73位天冬氨酸变成天冬酰胺。如果是单纯$\beta^{6\,谷氨酸\rightarrow缬氨酸}$，则可产生Hb S病，往往造成死亡，但Hb Harlem临床表现却较轻，就是因为β^{73}的突变抑制了β^{6}突变的有害效应。

（二）移码突变

移码突变（frame shift mutation）是指基因的编码序列中插入或丢失一个或多个（非3或3的倍数）碱基对，造成突变点以后的遗传密码因三联体重新组合而全部发生改变，严重影响了蛋白质（或酶）的结构和功能。常用的诱变剂，如吖啶橙、原素黄、黄素等，因为分子结构扁平，分子大小与碱基相仿，易插入到DNA序列的两个相邻碱基之间，从而起到诱变作用。

（三）整码突变

整码突变（codon mutation）是指基因的密码子之间插入或丢失3个或3的倍数个碱基对，使DNA在突变的部位增加或减少一个或几个遗传密码，最终使多肽链增加或减少一个或几个氨基酸，而突变部位前后的遗传密码不变。

（四）动态突变

动态突变（dynamic mutation）是指在基因组中串联重复的三核苷酸序列随着世代的传递拷贝数逐代明显增加的突变方式。人们在研究与人类神经系统遗传性疾病相关的基因时，发现患者基因中某种三核苷酸的重复拷贝数急剧增加，这种突变导致了疾病的发生。由这种突变所引发的疾病也统称为三核苷酸重复扩增疾病（trinucleotide repeat expansion diseases，TREDs）。

在动态突变与疾病相关的研究中，发现扩增的重复序列不稳定地传递给下一代，往往倾向于增加几个重复拷贝；重复拷贝数越多，则病情越严重，发病年龄越小，这种现象称为遗传早现（anticipation）。迄今已发现脆性X染色体综合征（fragile X syndrome，FraX）、脊髓延髓肌萎缩（SBMA）、肌强直性肌萎缩（DM）、亨廷顿舞蹈病（HD）、脊髓小脑共济失调Ⅰ型（SCA Ⅰ）、精神发育迟缓（FraXE）、齿状核-苍白球-丘脑下体萎缩（DRPLA）和马赫多-约瑟夫病（MJD）等十几种遗传病与动态突变有关。

脆性X染色体综合征是1943年Martin和Bell首先发现的，故又称为Martin-Bell综合征，是最常见的遗传性智力低下疾病。X染色体在q27.3处有一个编码精氨酸的CGG三核苷酸串联重复序列。正常人群CGG重复序列为6～40个，而脆性X染色体该部位的CGG高度重复出现，致使其脆性增加，变得不稳定、容易断裂。CGG重复60～200次为中度重复，相邻的CpG岛未被甲基化，称为前突变（premutation，PM），个体无或只有轻微症状；当带有PM的携带者传给后代后，重复将可能扩展更厉害，形成200个以上的CGG重复序列，这时就称为全突变（full mutation，FM），并伴有CpG岛的高度甲基化，失去全部功能，无法制造正常蛋白质。目前还不知道这种蛋白质缺乏到怎样的程度才能引起脆性X染色体综合征，但有许多研究表明这种蛋白质的缺乏会影响大脑中神经细胞之间的相互联系。

三、基因突变的表型效应

1．产生不可察觉的突变效应　从表型效应上看不出有突变的发生，对个体既无害也无利，属于中性突变（neutral mutation）。例如，同义突变并未引起表型变化；有的错义突变，虽然改变了氨基酸组成，但不影响蛋白质的活性。

2．产生生化组成的遗传学差异　同工酶的形成就是多次基因突变的结果。这种效应一方面推进了物种的进化与多样化；一方面也引起了异体组织器官移植时出现的排异反应。

3．产生有利的积极效应　一些突变对个体适应环境起到积极作用，有利于个体的生存，属于有利突变（useful mutation）。例如，突变基因Hb S杂合子患者比正常人更能抗恶性疟疾。

4．引起遗传性疾病　基因突变导致严重的遗传缺陷、个体生育能力降低、寿命缩短或致死，这包括分子病、遗传性酶病等，属于有害突变（harmful mutation）；突变造成先天或出生后夭折的，称为致死突变（lethal mutation）。

四、DNA损伤的修复

细胞内外环境中很多因素可导致DNA损伤，对生物的遗传信息产生影响，但生物的性状基本上是稳定的，这是因为在生物细胞内存在多种DNA修复系统，使大多数DNA损伤得到修复，以保证遗传物质的稳定性，避免基因突变的发生。

1．光修复（photo-repair）　是专一的针对紫外线引起DNA损伤而形成嘧啶二聚体的修复途径。在可见光（300～600nm）的照射下，细胞内的光修复酶被激活，此酶能识别并与嘧啶二聚体结合形成“酶-DNA”复合物，利用可见光提供的能量解开二聚体，解开后酶被释放（图2-10）。这种方式普遍存在，多见于低等生物的原核细胞中；在高等生物细胞中也有，但其修复作用较弱。

2．切除修复（excision repair）　首先在核酸内切酶的作用下，DNA损伤部位的任一端打开磷酸二酯键，切掉损伤DNA片段；缺口以另外一条正常链为模板在DNA聚合酶作用下按碱基互补方式重新合成；再在连接酶的作用下将新合成的片段与原来的DNA链以磷酸二酯键连接起来，恢复DNA原来的结构。这是细胞内最重要、最普遍的修复系统。由于各种酶的作用都不需要可见光激活，所以也叫暗修复（图2-11）。例如人类的着色性干皮病患者，因为缺少核酸内切

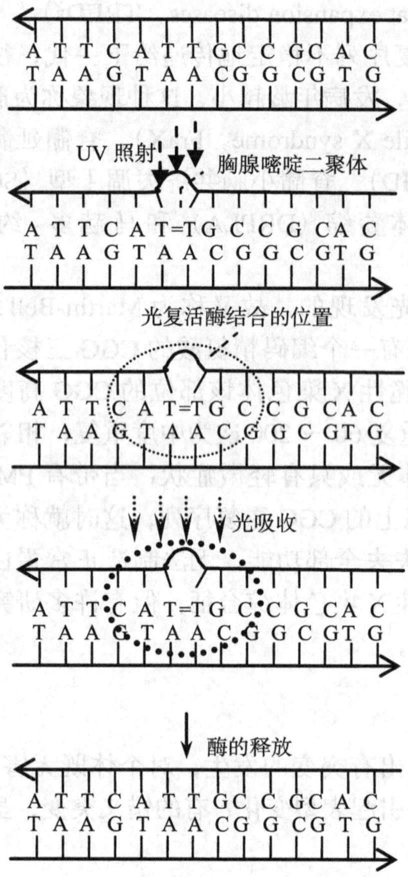

图 2-10　光修复过程示意图

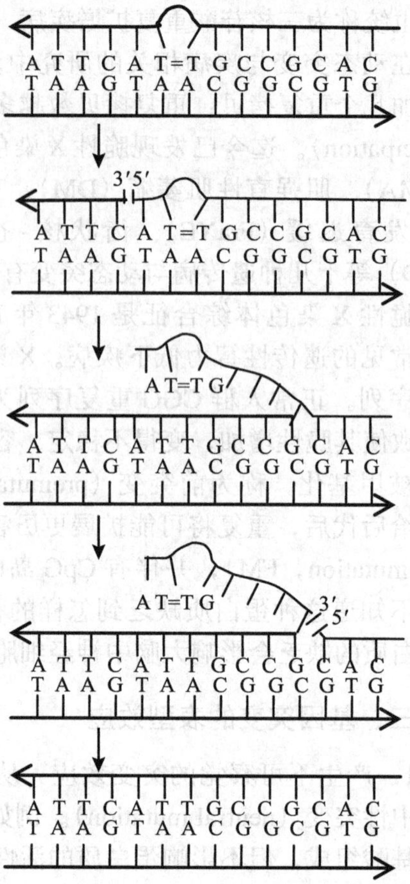

图 2-11　嘧啶二聚体的切除修复示意图

酶，无法修复紫外线诱发的胸腺嘧啶二聚体，导致皮肤癌的发生。

3．重组修复（recombination repair）　重组修复是啮齿类动物主要的修复方式，适用于DNA损伤片段较大的情况，发生在DNA复制完成后，也称为复制后修复。当DNA复制进行到损伤部位（如嘧啶二聚体）时，以未损伤的正常链为模板进行的复制可以正常进行，能形成一个正常的子代DNA分子；而以损伤链为模板链合成互补子链时，因复制不能正常进行，使子链相对应的位置上出现一个缺口，这个缺口会在复制完成后通过两个子代DNA分子的重组得到修复。在大肠埃希菌中已经证实，这种DNA损伤能诱导产生重组蛋白，在重组蛋白的作用下，两个子代DNA分子重组。重组可以使子链中的缺口通过等位交换得到另一个子代DNA分子母链上相应的部分而被修复，缺口就会转移到这条母链上来；母链出现的缺口则可再以正常的子链为模板在酶的作用下得到互补合成，从而完成修复过程（图2-12）。含有损伤母链的子代DNA再次复制时，需要重复这一过程。这种修复过程不能从根本上去除DNA损伤部位，但细胞增殖若干代以后，损伤的DNA所占的比例会越来越低，最后无损于正常生理功能。重组修复易产生差错，从而引起突变。

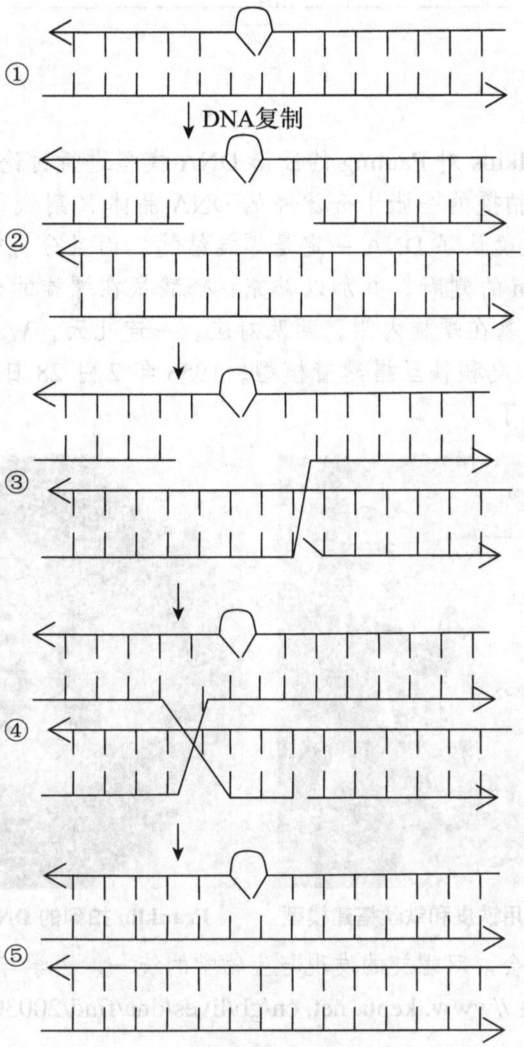

图 2-12　重组修复示意图

知识链接

站在巨人的肩上看得更远

1951 年 10 月，美国信息学派年轻的生物学家 Watson 来到了剑桥大学的卡文迪许实验室，正好与 Crick 在同一办公室工作。这实在是一种历史的巧合，他们一见如故，从此开始了遗传学史上最富于成效、最激动人心的合作。

当时，人们已经清楚了 DNA 分子的基本组成，Franklin 等人已经推测出 DNA 分子有多股链，呈螺旋型等特点，离 DNA 双股链的螺旋结构只有一步之遥。1952 年 6 月，生物化学家 Chargaff 访问剑桥，Watson 和 Crick 向他请教，从 Chargaff 那里他们得到了 DNA 分子中嘌呤和嘧啶碱基 1∶1 的恒定比。由此他们想到了碱基的配对问题。1953 年 2

知识链接

月的一天，Watson 和 Wilkins 对 Pauling 的三链 DNA 模型进行讨论，其间 Wilkins 展示了 Franklin 在 1951 年 11 月拍摄的一张十分漂亮的 DNA 晶体 X 射线衍射照片，这一下激发了他们的灵感。他们不仅确认了 DNA 一定是螺旋结构，而且分析得出了螺旋参数。他们采用了 Wilkins 和 Franklin 的判断，并加以补充：磷酸根在螺旋的外侧构成两条多核苷酸链的骨架，方向相反；碱基在螺旋内侧，两两对应。一连几天，Watson 和 Crick 在他们的办公室里兴高采烈地用铁皮和铁丝搭建着模型。1953 年 2 月 28 日，第一个 DNA 双螺旋结构的分子模型终于诞生了。

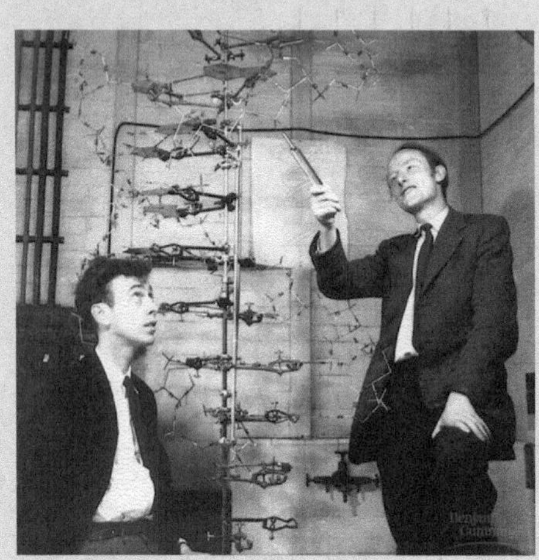

Watson 和 Crick 用铁皮和铁丝搭建模型

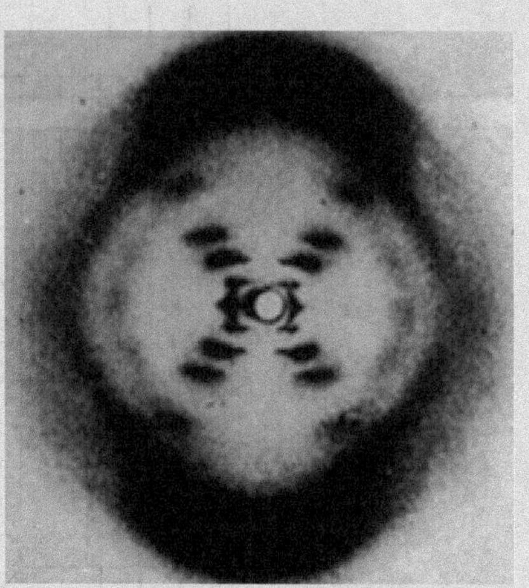

Franklin 拍到的 DNA 衍射照片

参考文献：[1] 李建会．双螺旋的发现与生物学的统一．医学与哲学，2003，24：26.
[2] http：//www. kepu. net. cn/gb/lives/dna/find/200307090028. html

本章小结

1．基因是遗传信息的结构和功能单位，其本质是特定的 DNA 片段。人类基因组包括核基因组和线粒体基因组。核基因组又可按照 DNA 功能片段在基因组中的拷贝数不同分为单一序列、高度和中度重复序列、基因家族和假基因。基因按功能又可分为结构基因、调控基因和 RNA 基因。人类的结构基因编码序列是不连续的，编码序列（外显子）被非编码序列（内含子）分隔开，侧翼序列包括启动子、增强子和终止子等结构。

2．基因的功能可用“中心法则”概括，主要涉及复制、转录、翻译和反转录。基因的复制伴随着 DNA 的复制。基因的转录和 mRNA 的翻译使得基因得以表达，翻译后蛋白质多肽链经过修饰后才具有生物学功能。真核生物基因表达的调控涉及转录前、转录、转录后、翻译、翻译后等不同水平。

3．基因突变是指基因核苷酸序列或数目变化，可能由碱基替换、碱基插入和敲除、DNA 损伤等引起。基因突变若导致其编码的蛋白质（酶）发生质（量）的改变，则会引起遗传病。

自测题

一、名词解释

1．基因　2．基因组　3．结构基因　4．假基因　5．半保留复制　6．复制子　7．基因突变　8．移码突变　9．动态突变

二、简答题

1．试述DNA的结构特点与基因功能的关系。
2．简述人类基因组的构成。
3．简述真核生物结构基因的结构。
4．举例说明什么叫基因家族。
5．简述基因的表达过程。
6．简述基因突变的特性和分类。
7．为什么移码突变比错义突变造成的蛋白质功能异常更严重？

（李睿坤）

第三章 遗传的细胞基础

学习目标

掌握：

1．染色体、染色质、常染色体和性染色体的概念。

2．人类染色体的结构形态、类型、数目及分组特征。

3．人类非显带核型、G 显带核型分析及其描述方法。

4．细胞分裂过程中染色体的传递特点。

5．减数分裂和配子发生的过程。

熟悉：

1．染色质的化学组成。

2．核小体和螺线管的构成。

3．性染色质的定义及生物学意义。

了解：

1．人类细胞遗传学命名的国际体制。

2．常染色质和异染色质。

3．结构异染色质和兼性异染色质。

4．Lyon 假说。

细胞是生物体结构和生命活动的基本单位，是联系亲代与子代的桥梁。染色质和染色体主要存在于细胞核中，是遗传基因的载体，基因的贮存、复制、表达、传递和重组等重要功能都是在细胞中实现的，因此，细胞又是遗传的基本单位。细胞分裂是实现生物体的生长、繁殖和世代间遗传物质连续性的必要方式。

第一节 染色质和染色体

染色质（chromatin）和染色体（chromosome）实质上是同一物质在细胞周期的不同时期、执行不同生理功能时的两种不同存在形式。在细胞从间期到分裂期过程中，染色质通过螺旋化凝缩成为染色体，而在细胞从分裂期到间期过程中，染色体又解螺旋伸展成为染色质。

一、染色质

染色质是间期细胞核中伸展开的DNA蛋白质纤维，其主要成分是DNA和组蛋白，也含有少量的RNA和非组蛋白。组蛋白与DNA的含量之比为1∶1，在细胞中的存在量较为稳定。非组蛋白和RNA的含量则随着细胞生理状态的不同而变化，通常在细胞代谢活动旺盛期含量较高。

（一）常染色质和异染色质

间期细胞核的染色质可根据其螺旋化程度以及功能状态的不同，分为常染色质和异染色质两类。

1．常染色质（euchromatin）　在细胞间期螺旋化程度低，呈松散状，染色较浅而均匀，含有单一或重复序列的DNA，具有转录活性，多位于间期细胞核的中央部位。

2．异染色质（heterochromatin）　在细胞间期螺旋化程度较高，呈凝集状态，染色较深，含有重复DNA序列，其DNA复制较晚，很少进行转录或无转录活性，是间期核中不活跃的染色质，多分布在核膜内表面。异染色质又分为结构异染色质（constitutive heterochromatin）和兼性异染色质（facultative heterochromatin）。结构异染色质总是处于凝缩状态，是异染色质的主要类型，又称为专性异染色质。结构异染色质在各种细胞的全部发育阶段中一般为高度重复的DNA序列，没有转录活性，常见于染色体的着丝粒区、端粒区、次缢痕，以及Y染色体长臂远端2/3区段等。兼性异染色质又称功能异染色质，是在特定细胞或在一定发育阶段由常染色质凝缩转变而形成的。兼性异染色质在浓缩时，基因失去了活性，无转录功能；处于松散状态时，又能够转变为常染色质，恢复其转录活性，如X染色质。

（二）性染色质

性染色质（sex chromatin）是在间期细胞核中异染色质部分呈现出来的一种特殊结构，包括X染色质和Y染色质。

1．X染色质（X chromatin）　1949年Barr等学者在雌猫神经元细胞核中发现一种浓缩小体。进一步研究发现，其他雌性哺乳类动物（包括人类）间期细胞中也同样存在这种显示性别差异的结构，称之为X染色质，也称Barr小体或X小体（图3-1）。

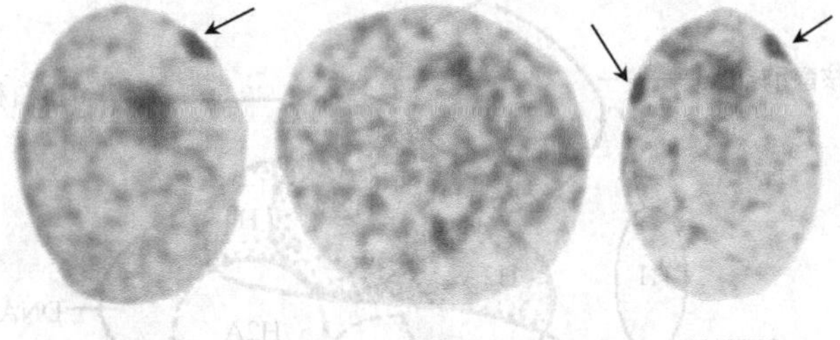

图3-1　人间期细胞核示X染色质

（左图，1个X染色质；中图，无X染色质；右图，2个X染色质）

X染色质在人类正常女性的间期细胞核中为一个紧贴核膜内缘的染色较深、约1μm大小的椭圆形小体。正常男性则没有X染色质。为什么正常男性和女性之间的X染色质存在差异呢？1961年，Mary Lyon提出X染色体失活的假说，即Lyon假说，其要点如下：①正常女性的两条X染色体中只有1条有活性，另1条X染色体呈异固缩状态、迟复制，无转录活性，如果再有其他额外的X染色体也无活性；在正常男性，单个的X染色体任何时候都是有活性的，故无X染色质。总体来说，间期核内X染色质数目比X染色体数目少1。②失活发生在胚胎发育早期（人类囊胚期第16天左右）。③失活是随机的，但却是恒定的，失活的X染色体可以来自父亲也可以来自母亲，一旦某一特定的X染色体失活，那么由此细胞增殖的所有子代细胞也总是这一

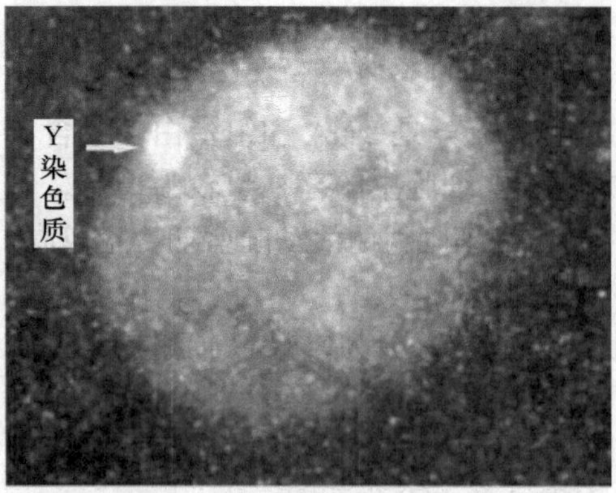

图 3-2　人间期细胞核示 Y 染色质

来源的 X 染色体失活。

近年的研究发现，虽然 X 染色体失活通常是随机的，但有结构异常者（如缺失）优先失活。另一方面，在 X/ 常染色体平衡易位携带者中，通常正常的 X 染色体优先失活。再者，X 染色体失活是广泛的，但不是完全的，失活的 X 染色体上有一部分基因（短臂末端区）仍保持一定活性。据估计，人类 X 染色体上约有 1/3 的基因可能逃逸失活，因此，当 X 染色体数目偏离正常数目时，个体就表现出多种异常临床症状。如 47，XXY 的个体不同于 46，XY 的个体；47，XXX 的个体不同于 46，XX 的个体，而且 X 染色体越多时，表型的异常越严重。

2．Y 染色质（Y chromatin）　正常男性的间期细胞用荧光染料染色后，在细胞核内可见一个强荧光小体，直径为 0.3μm 左右，称为 Y 染色质或 Y 小体（图 3-2）。这是 Y 染色体长臂远端部分异染色质被荧光染料染色后形成。细胞中 Y 染色质的数目与 Y 染色体的数目相同。例如核型为 47，XYY 的个体，细胞核中会有两个 Y 染色质。

二、染色质的结构与组装

染色质是由无数个重复的结构亚单位——核小体（nucleosome）构成的。核小体包括核心颗粒和连接区两部分，含 200bp 的 DNA 片段和 9 个组蛋白分子。其中 8 个组蛋白（H2A、H2B、H3、H4 各 2 个分子）组成八聚体核心，约 146bp 的 DNA 片段缠绕在八聚体上 1.75 圈。两个核心颗粒之间的 DNA 片段为连接区，长度为 50 ～ 60bp，其上结合一个组蛋白分子 H1（图 3-3）。如此，很多核小体串连起来，形成一条串珠状的纤维，直径为 10 ～ 11nm，其上结合有微量的非组蛋白和 RNA。这是染色质的一级结构，此时 DNA 分子长度被压缩了 7 倍。每 6 个核小体再螺旋一圈，形成外径 30nm、内径 10nm 的中空螺线管，长度又被压缩了 6 倍，构成染色质的二级结构。

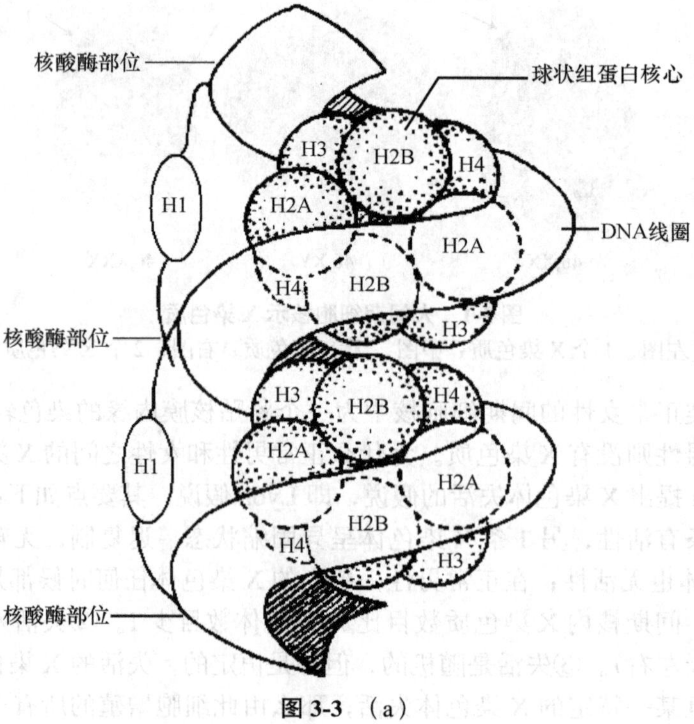

图 3-3（a）

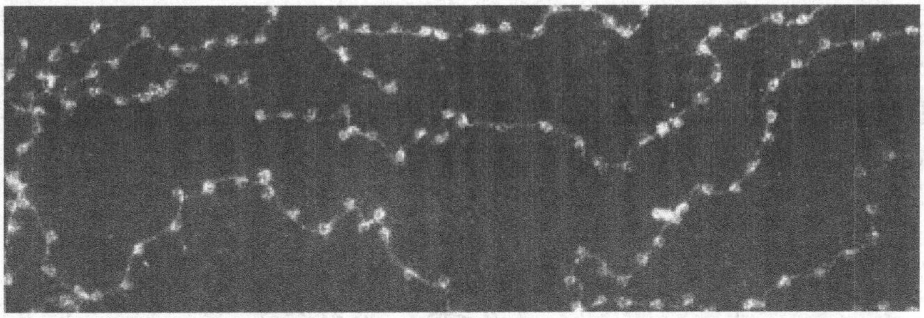

（b）

图 3-3　核小体的结构（a）和电镜下的染色质纤丝（b）

染色质的一级、二级结构目前已得到广泛承认，但螺线管的进一步包装过程是一个富有争议性的问题，对此仍有不同看法。研究认为，多级螺线管模型是螺线管进一步螺旋盘绕形成直径 400nm 的超螺线管，长度被压缩了 40 倍，构成染色质的三级结构。超螺线管再折叠、螺旋化形成染色单体，被压缩了 5 倍，构成染色质的四级结构。最后 DNA 被压缩了 8000 ～ 10 000 倍。此模型得到较为广泛的承认，但不能解释 DNA 分子被压缩的细节等。

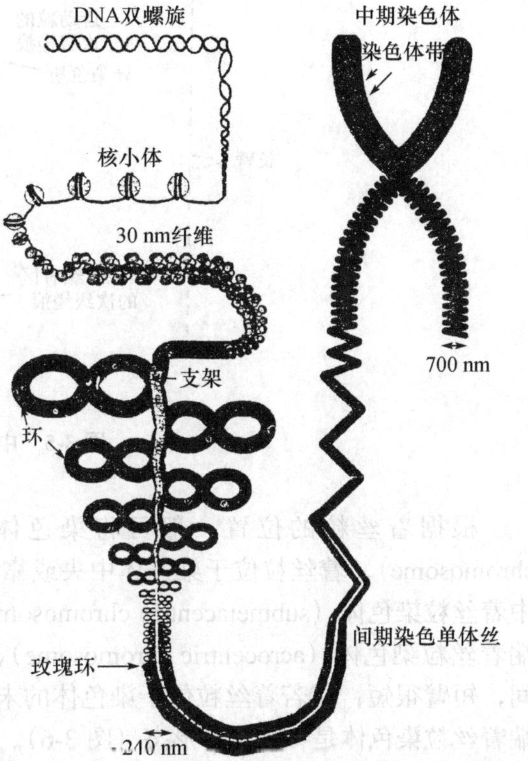

图 3-4　从 DNA 到染色体水平的压缩过程（袢环模型）

袢环模型（loop model）被认为是 30nm 的螺线管进一步折叠形成袢环（loop）状，袢环沿染色体纵轴由中央向周围放射状伸出，其基部附着于非组蛋白构成的染色体"支架（chromosome scaffold）"上，由此构成放射环状的结构。这种纤维的直径约为 240nm，它可能是间期染色体的最终包装水平，称为染色单体丝。当细胞进入有丝分裂或减数分裂时，染色单体丝通过围绕中心轴螺旋缠绕和向染色体中心方向的压缩作用形成染色体，其长度约为原来 DNA 分子的万分之一（图 3-4）。袢环模型能够解释 DNA 分子多点复制特性的高效性和准确性，以及 DNA 分子中基因活动的区域性和相对独立性。这种有效的包装方式，使细胞在分裂过程中能够把携带遗传信息的 DNA 以染色体形式平均分配给子细胞。

三、人类染色体的结构形态和数目

（一）人类染色体的结构形态

在细胞增殖周期中的不同时相，染色体的形态结构不断地变化着。有丝分裂中期的染色体形态最典型，常用于染色体研究和临床上染色体病的诊断。

中期染色体具有两条染色单体（chromatid），互称为姐妹染色单体（sister chromatid），它们各含有一条 DNA 分子。两条单体之间由着丝粒（centromere）相连，着丝粒处凹陷缢缩，称初级缢痕或主缢痕（primary constriction）。着丝粒区有一种特殊结构称为动粒（kinetochore），是纺锤丝附着的位置，在细胞分裂过程中与染色体的移动有关。着丝粒将染色体划分为短臂（p）和长臂（q）。在短臂和长臂的末端有一特化部位称为端粒（telomere），端粒具有维持染色体形态结构的稳定性和完整性的作用。在某些染色体的长、短臂上还可见另一凹陷缢缩的部分，称为次级缢痕（secondary constriction）。有的近端着丝粒染色体的短臂末端有一球状结构，称为随体（satellite），随体柄部为缩窄的次级缢痕，该部位与核仁的形成有关，称为核仁形成区或核仁组织者区（nucleolus organizer region，NOR）（图 3-5）。

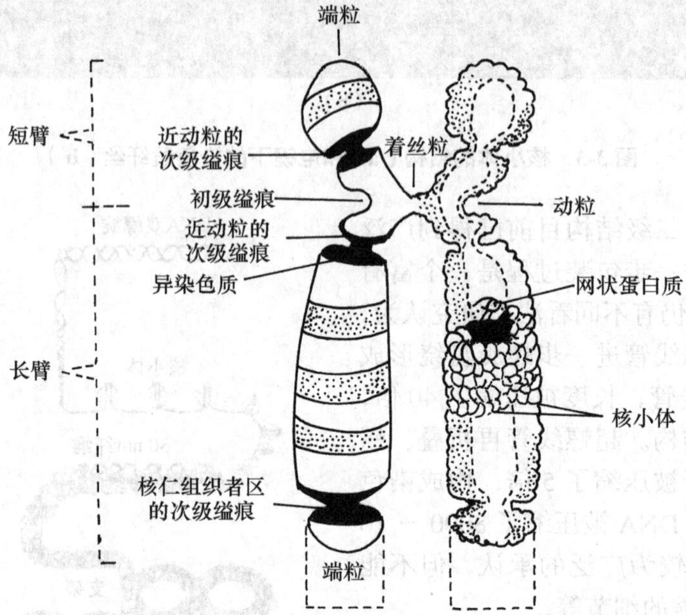

图 3-5　中期染色体的形态特征

根据着丝粒的位置一般可将染色体分为 3 种类型：① 中着丝粒染色体（metacentric chromosome），着丝粒位于染色体中央或靠近中央，即位于染色体纵轴的 1/2 ~ 5/8 之间；② 亚中着丝粒染色体（submetacentric chromosome），着丝粒位于染色体纵轴的 5/8 ~ 7/8 之间；③ 近端着丝粒染色体（acrocentric chromosome），着丝粒靠近一端，位于染色体纵轴的 7/8 ~末端之间，短臂很短；④若着丝粒位于染色体的末端，则称端着丝粒染色体（telocentric chromosome），端着丝粒染色体是一种异常形态（图 3-6）。

（二）人类染色体的数目

生物的不同物种其染色体数目各不相同，而同一物种的染色体数目是相对恒定的。例如，大

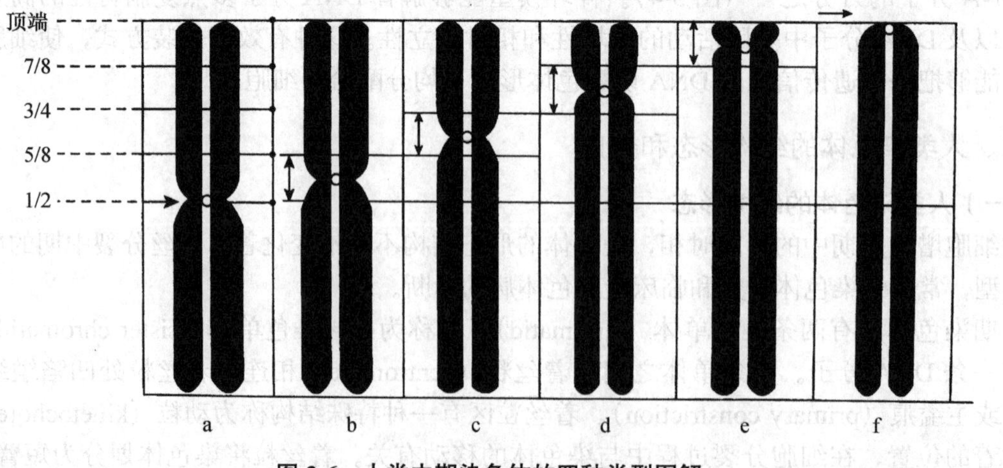

图 3-6　人类中期染色体的四种类型图解

a 和 b．中着丝粒染色体；c 和 d．亚中着丝粒染色体；e．近端着丝粒染色体；f．端着丝粒染色体

猩猩的染色体数目为48，猫的染色体数目为38。染色体数目的恒定对维持物种的稳定性具有重要意义，染色体数目也是物种鉴定的重要标志之一。

在真核生物，一个正常生殖细胞（配子）中所含的全套染色体称为一个染色体组，其上所包含的全部基因称为一个基因组（genome）。具有一个染色体组的细胞称为单倍体（haploid），以 n 表示；具有两个染色体组的细胞称为二倍体（diploid），以 2n 表示。人类正常体细胞染色体数目是 46，即 2n=46，正常生殖细胞（精子或卵子）中染色体数为 23，即 n=23。

第二节　染色体的分组、核型与显带技术

一、人类染色体的分组

1960 年在美国丹佛、1963 年在英国伦敦、1966 年在美国芝加哥召开过三次国际会议，制定了人类有丝分裂染色体的识别、编号、分组以及核型描述的统一的标准命名系统——Denver 体制。Denver 体制将人类体细胞的 46 条染色体按其长度和着丝粒的位置分为 23 对、7 个组。其中 22 对为男女共有，称常染色体（autosome），按其长度依次编为 1 ~ 22 号，每对染色体的形态、结构和大小基本相同，称同源染色体（homologous chromosome）；其余 1 对与性别决定有直接关系，称为性染色体（sex chromosome），女性为 XX，男性为 XY。7 个组分别为 A、B、C、D、E、F、G 组，A 组最大，G 组最小。X 染色体列入 C 组，Y 染色体列入 G 组（表 3-1）。

表 3-1　人类核型分组与各组染色体形态特征

组号	染色体号	大小	着丝粒位置	次级缢痕	随体	可鉴别程度
A	1 ~ 3	最大	中（1、3 号） 亚中（2 号）	1 号常见	无	可鉴别
B	4 ~ 5	次大	亚中		无	难鉴别
C	6 ~ 12、X	中等	亚中	9 号常见	无	难鉴别（X 位于 6、7 号之间）
D	13 ~ 15	中等	近端		有	难鉴别
E	16 ~ 18	小	中（16 号）； 亚中（17、18 号）	16 号常见	无	16 号可鉴别，17、18 难鉴别
F	19 ~ 20	次小	中		无	难鉴别
G	21 ~ 22、Y	最小	近端		21、22 号有，Y 无	21、22 难鉴别，Y 可鉴别（Y 两长臂平行）

二、人类染色体的核型

一个体细胞中的全部染色体，按其大小、形态特征分组排列所构成的图像就称为核型（karyotype）。将待测细胞的核型进行染色体数目、形态特征的分析，确定其是否与正常核型完全一致，称为核型分析（karyotype analysis）。核型的描述为：染色体总数、性染色体的组成等，其间用“，”分隔开。例如，正常女性核型描述为 46, XX；正常男性核型描述为 46, XY。

（一）人类染色体非显带核型

非显带染色体核型是中期染色体固定后直接用吉姆萨（Giemsa）染料染色，使染色体（除着丝粒和次级缢痕外）都均匀着色（图 3-7）。在非显带染色体标本上，染色体的形态特征不能完全显示出来，特别是 B、C、D、F 和 G 组染色体，只能鉴别出属于哪一组，不易鉴别出组内各

染色体。对许多染色体异常，尤其是微小的变化如缺失、易位等结构畸变更不易检出。这使染色体异常特别是结构异常的研究以及染色体病的临床诊断受到很大的限制。

（二）人类染色体显带核型

20 世纪 60 年代后期，瑞典细胞化学家 Caspersson 等开始将荧光染料应用于染色体染色，可使染色体在荧光显微镜下沿其长轴呈现出宽窄不一、明暗相间的条纹结构，即染色体的带（band）。这种显示明暗条纹的染色体标本，被称为显带染色体（banded chromosome）。人类的 24 条染色体显示出各自特异的带纹，称为带型（banding pattern）。由于染色体显带技术的应用，每条人类染色体都可以被准确识别和鉴定，连细微的染色体异常亦可被检出，使临床细胞遗传学诊断技术得到极大的发展。

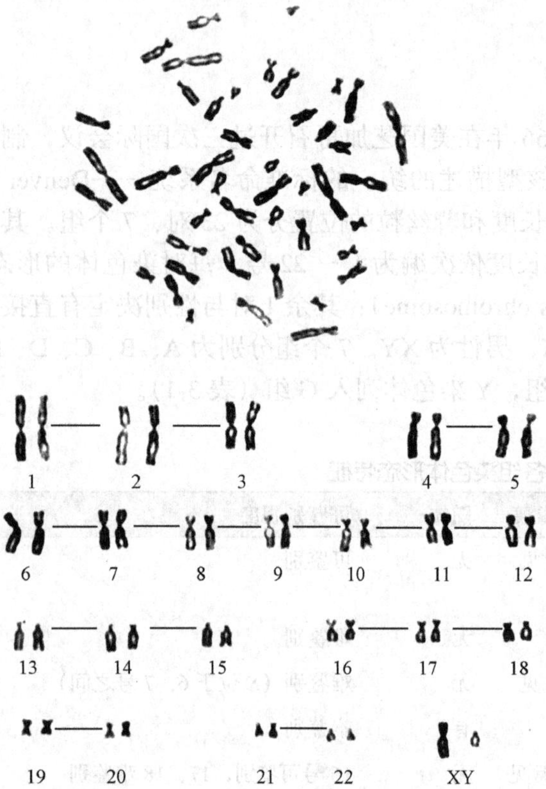

图 3-7　正常人类非显带核型（46，XY）

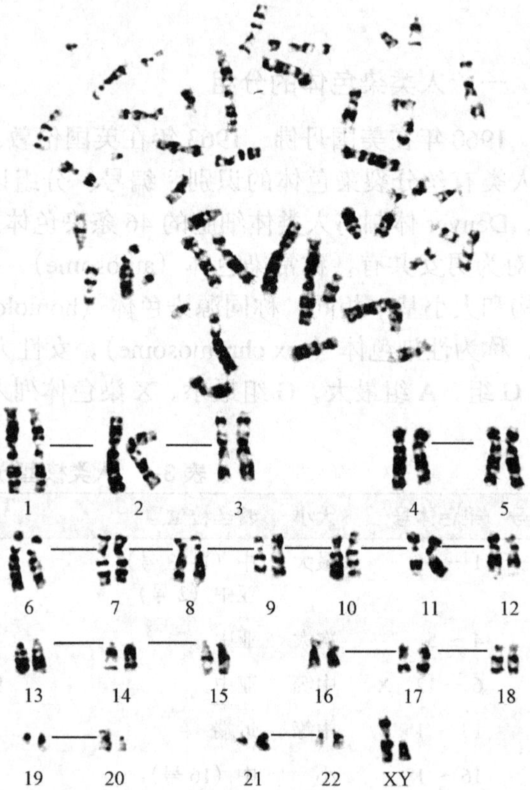

图 3-8　正常人类 G 显带核型（46，XY）

1971 年，法国巴黎会议确定了国际上通用的几种染色体显带技术。不同的染色方法所显的染色体带各不相同，主要包括：① Q 显带（Q banding）：用荧光染料氮芥喹吖因或盐酸喹吖因处理染色体后，所显示的带纹称为 Q 带（Q band）。② G 显带（G banding）：将染色体标本用碱、胰蛋白酶溶液等处理后，再用 Giemsa 染色呈现的带纹，称 G 带（G band）（图 3-8）。③ R 显带（R banding）：先用盐溶液处理标本后，再用 Giemsa 染色，可显示出与 G 带相反的带，即 G 显带的深带在 R 显带为浅带，G 显带的浅带为 R 显带的深带，称反带（reverse band）或 R 带（R band）。④ T 显带（T banding）：染色体标本加热处理后，再用 Giemsa 染色可使染色体末端区段特异性深染，称 T 带（T band）。⑤ C 显带（C banding）：染色体标本经 NaOH 或 $Ba(OH)_2$ 等碱性溶液处理后，再放入枸橼酸钠和氯化钠溶液中处理，然后用 Giemsa 染色，可使着丝粒和次级缢痕的结构异染色质部分深染，显示的带纹称 C 带（C band）。⑥ N 显带（N banding）：用 $AgNO_3$ 染色，可使人类细胞中 5 对近端着丝粒染色体（13、14、15、21、22 号染色体）的核仁形成区（NOR）呈现深染，称为 N 带（N band）。由于 $AgNO_3$ 只能将具有转录活性的 NOR 染成黑色，无活性的 NOR 不被着色，这种银染阳性的 NOR 称为 Ag-NOR。

应用 Q、G、R 显带的方法，可显示人类 24 种染色体客观存在的特异带型，为识别每条染色体的异常改变提供准确的分析依据。G 带与 Q 带相对应（图 3-9），G 显带方法简便，带纹清晰，可长期保存，被广泛用于染色体病的诊断和研究。C、N、T 显带方法只能显示特殊染色体结构，仅用于检测特定染色体区域。

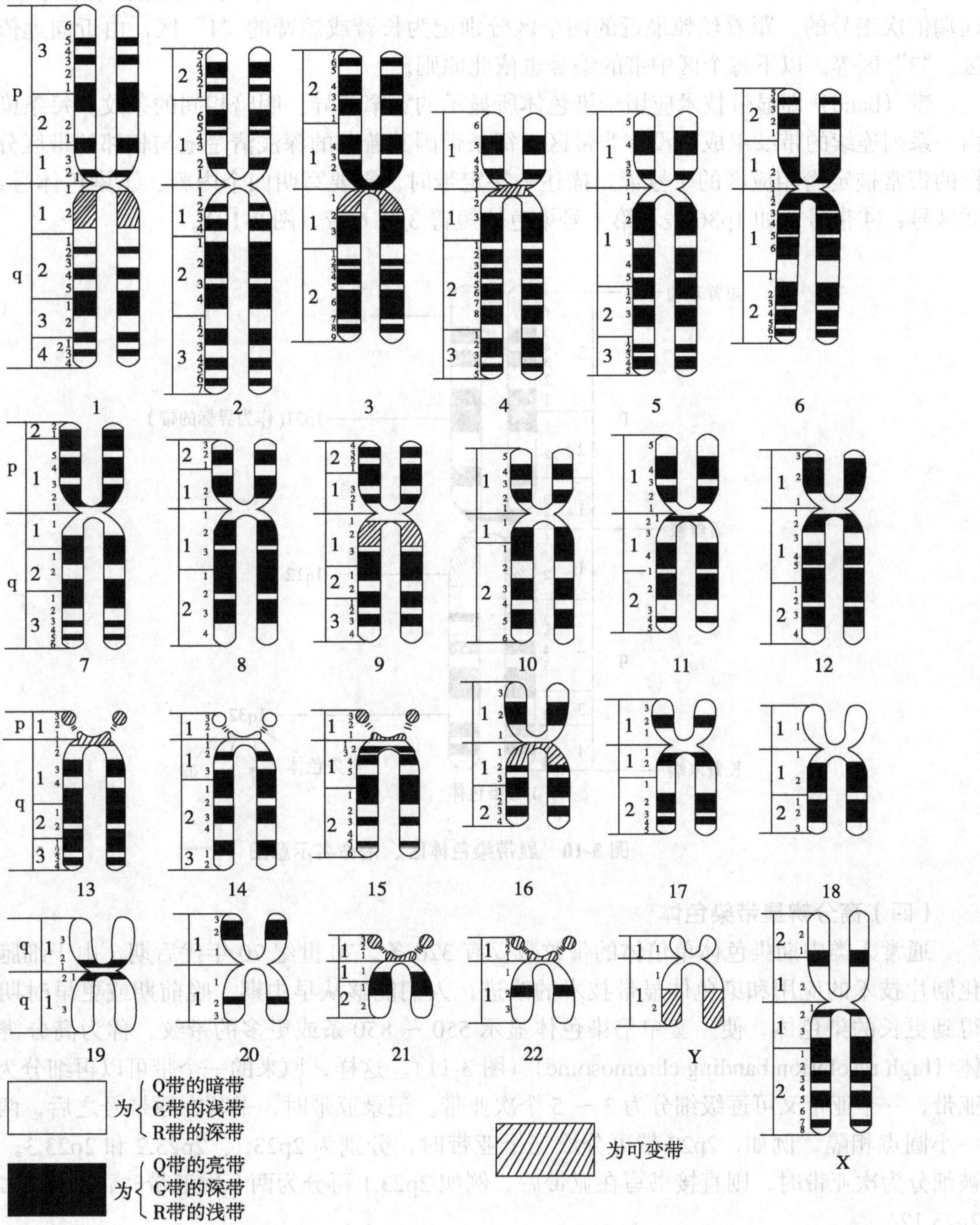

图 3-9　人类 Q 显带和 G 显带染色体模式图

（三）人类显带染色体的命名

1971 年的第四届国际人类细胞遗传学巴黎会议及以后的三次标准委员会会议确立了《人类细胞遗传学命名国际体制》（An International System for Human Cytogenetic Nomenclature，ISCN）

(1978)，对显带染色体有了统一的识别和描述标准。随着细胞遗传学技术的发展，ISCN 经过 1981 年、1985 年、1991 年、1995 年、2005 年、2009 年和 2013 年数次修订。根据 ISCN，每条显带染色体由界标划分为若干个区和带。

界标（landmark）是识别染色体的重要指标，有恒定的、显著的形态学特征，一般包括染色体长短臂的末端、着丝粒区域、某些显著的浅染带或深染带。

区（region）是指相邻两界标之间的染色体区域。区的序号是从染色体着丝粒部位向两臂远端依次编号的。距着丝粒最近的两个区分别记为长臂或短臂的“1”区，由近向远依次为“2”区、“3”区等。以下每个区中带的编号也依此原则。

带（band）即显带技术应用于染色体所显示的宽窄各异、明暗相间的条纹。每条染色体都是由一系列连续的带纹组成，没有非带区，每条带因其着色的深浅清楚地与相邻的带区分，作为界标的带常被定为相应区的 1 号带。描述一特定带时，需要写明四个内容：①染色体号；②臂号；③区号；④带号。如 1p36 表示第 1 号染色体短臂 3 区 6 带（图 3-10）。

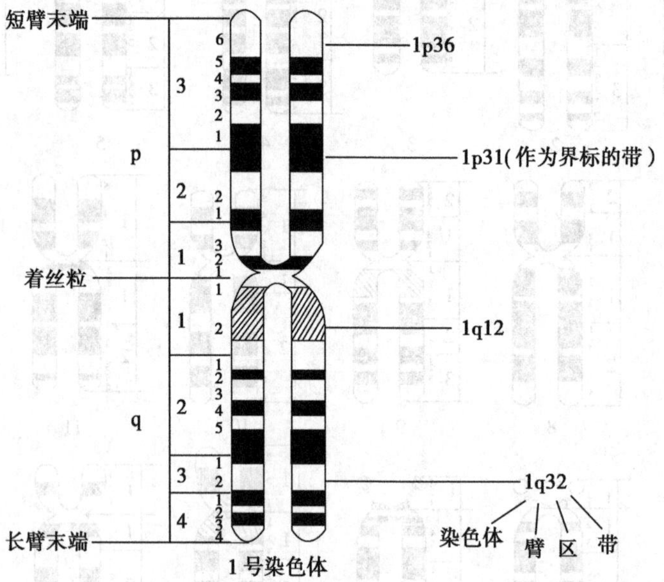

图 3-10　显带染色体区、带命名示意图

（四）高分辨显带染色体

通常人类中期染色体单倍体的带纹数仅有 320 条。20 世纪 70 年代后期，由于细胞分裂同步化制片技术的应用和染色体显带技术的改进，人们能够从早中期、晚前期或更早时期的细胞中得到更长的染色体，使一套单倍染色体显示 550 ～ 850 条或更多的带纹，称为高分辨显带染色体（high resolution banding chromosome）（图 3-11）。这样，原来的一个带可以再细分为 3 ～ 5 个亚带，一个亚带又可逐级细分为 3 ～ 5 个次亚带。记录亚带时，书写在原带号之后，两者之间以一小圆点相隔。例如，2p23 带再分成三个亚带时，分别为 2p23.1、2p23.2 和 2p23.3。而亚带再被细分为次亚带时，则直接书写在亚带后。例如 2p23.1 再分为两个次亚带时，可写作 2p23.11 和 2p23.12。

染色体高分辨显带能为染色体及其所发生的畸变提供更多细节，有助于发现更多、更细微的染色体结构异常，使染色体发生畸变的断裂点定位更加准确，因此这一技术无论在临床细胞遗传学、分子细胞遗传学的检查上，或者是在肿瘤染色体的研究和基因定位上都有广泛的应用价值。

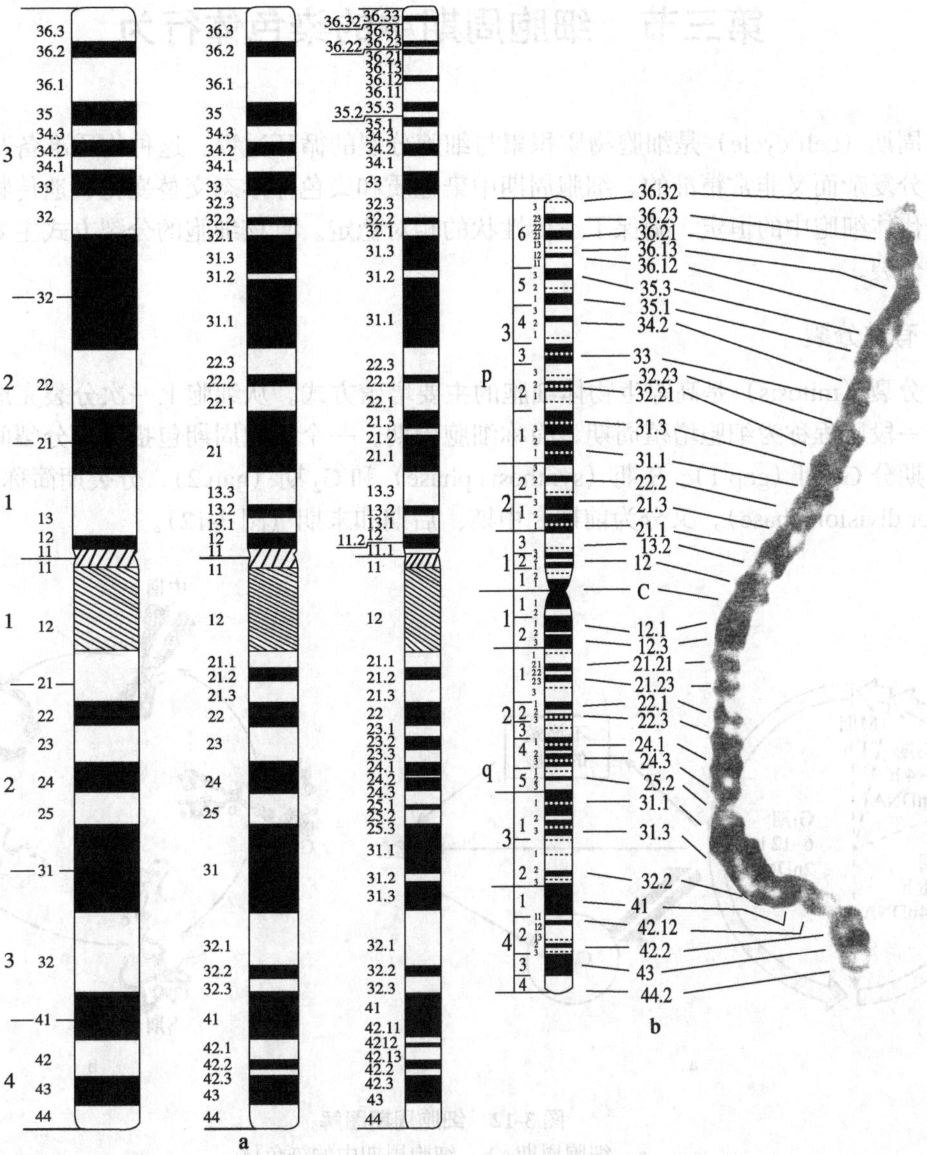

图 3-11　人类第 1 号染色体的高分辨带

三、人类染色体的多态性

在正常人群中，存在着各种恒定微小的染色体变异，主要表现在同对染色体之间形态结构、带纹宽窄、着色强度等方面存在明显差异，而且这类变异是遵循孟德尔方式遗传的，并无明显的表型效应或病理意义，称为染色体的多态性（chromosomal polymorphism）。

染色体多态现象可以作为一种遗传标志，应用于临床和研究工作。染色体多态性常见于由高度重复的 DNA 序列所构成的结构异染色质区域，包括：① Y 染色体的长度变异，这种变异存在着种族差异，变异部位主要在 Y 染色体长臂远端 2/3 区段的结构异染色质区。如果 Y 染色体大于 F 组或大于第 18 号染色体，称为“长 Y”“大 Y”或“巨 Y”，描述为 Yq^{+}；若 Y 染色体的长度为 G 组染色体长度的 1/2 以下，称“小 Y”染色体，描述为 Yq^{-}，这种现象比较罕见。②近端着丝粒染色体（D 组、G 组染色体）的短臂、随体和随体次级缢痕区变异，如短臂的长短，随体的大小、有无、是否重复（双随体），次级缢痕区的缩短、增长等。③第 1、9 和 16 号染色体次级缢痕的变异，表现为次级缢痕的有无或长短的差异。此外，在着丝粒异染色质区也可出现多态性的倒位。

第三节 细胞周期中的染色体行为

细胞周期（cell cycle）是细胞物质积累与细胞分裂的循环过程。这种物质准备与细胞分裂的过程是十分复杂而又非常精准的。细胞周期中染色质和染色体形态交替变化，遗传物质保持了在亲代与子代体细胞中的恒定，确保了遗传性状的相对稳定。真核细胞的分裂方式主要包括有丝分裂和减数分裂。

一、有丝分裂

有丝分裂（mitosis）是高等生物体细胞的主要增殖方式。从细胞上一次分裂完成到下一次分裂结束的一段历程称为细胞增殖周期，简称细胞周期。一个细胞周期包括一个分裂间期和一个分裂期，间期分 G_1 期（gap 1）、S 期（synthesis phase）和 G_2 期（gap 2）；分裂期简称 M 期或 D 期（mitosis or division phase），又分为前期、中期、后期和末期（图 3-12）。

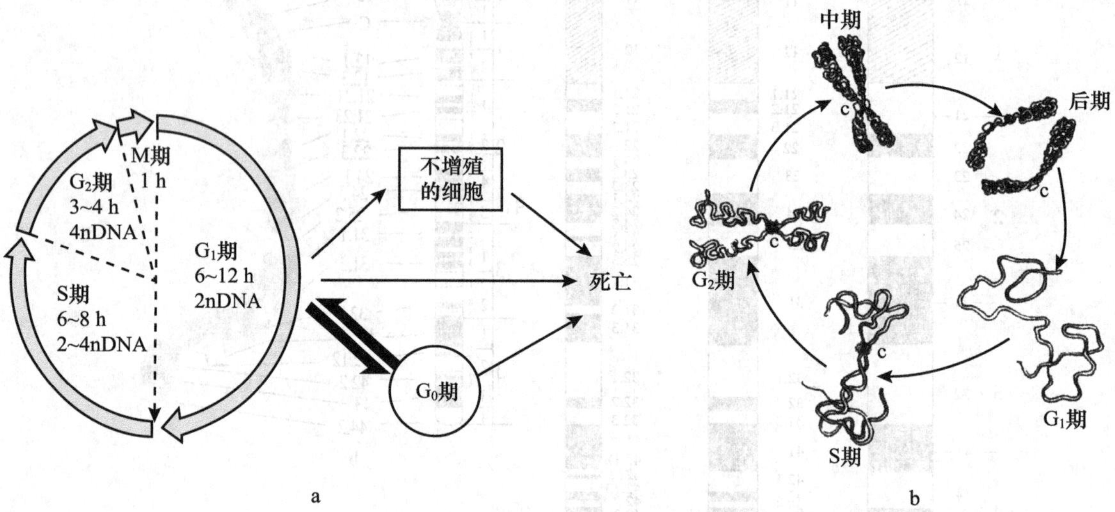

图 3-12 细胞周期图解

a．细胞周期；b．细胞周期中的染色体

（一）间期

间期（interphase）是指两次分裂的中间时期。在光学显微镜下观察，间期细胞看起来似乎是静止的，实际上，此期的细胞处于一种高度活跃的生化代谢状态，为细胞分裂储备足够的物质和能量。细胞核在生长增大，DNA 复制加倍，与 DNA 相结合的组蛋白也在合成。

根据间期 DNA 的合成特点，将其划分为三个时期：

1．G_1 期（DNA 合成前期）是从前一次细胞分裂结束到 DNA 合成前的间歇期，是细胞生长的主要阶段，细胞迅速合成大量 RNA 和蛋白质，特别是合成一些重要的蛋白质如周期蛋白、钙调素和与 DNA 合成有关的酶等，为 DNA 复制做准备。G_1 期末存在调节细胞周期进程的限制点 R，G_1 期细胞只有通过限制点，才会继续下去。所以，R 是推进细胞周期的关键时刻，也是药物等因素作用于细胞的敏感点。

从增殖的角度可将细胞分为周期性细胞、休眠细胞和终端分化细胞。连续分裂细胞称为周期性细胞；休眠细胞也称为 G_0 期细胞，其暂时脱离细胞周期，在一定条件下可重返细胞周期，恢复增殖，如某些免疫淋巴细胞、肝细胞等；终端分化细胞也被称为不增殖细胞，如成熟的红细胞等。

2．S 期（DNA 合成期）细胞周期中的关键阶段，此期主要进行 DNA 复制，细胞中 DNA 的含量增加了 1 倍，同时此期还合成参与染色体组装的组蛋白和非组蛋白。在肿瘤治疗中，临床上使用一些专门化疗药物作用于此期，以抑制肿瘤细胞的 DNA 合成。

3．G_2 期（DNA 合成后期）此期主要合成 RNA、与细胞分裂有关的特殊蛋白质如有丝分裂促进因子及构成纺锤丝的微管蛋白等。

（二）前期（prophase）

前期开始后，细胞核内呈细线状的染色质，经过不断浓缩、螺旋化和折叠，变短变粗，逐渐形成了在光学显微镜下能够看到的染色体。每一条染色体在 S 期都经过复制，因而含有两条染色单体，互称姐妹染色单体，两条姐妹染色单体在着丝粒处相连。中心体在 S 期也进行了复制，复制后的中心体及周围放射状的短微管构成星体。两个星体沿着核膜彼此远离，形成细胞分裂的两极，两极之间由纺锤丝（微管）相连形成纺锤体。在前期末，核仁解体，核膜破裂、消失。

（三）中期（metaphase）

中期时，染色体高度螺旋化，其形态特征最为典型。动粒微管与染色体的两个动粒相连（图 3-13），在纺锤丝牵引下，所有染色体向细胞中央集中形成赤道板，赤道板平面与纺锤体纵轴垂直。

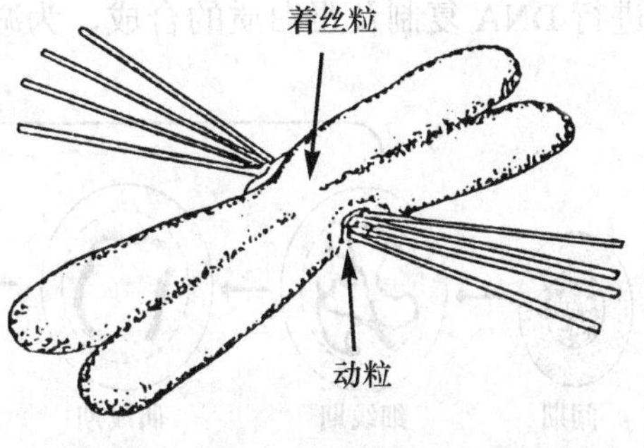

图 3-13　中期染色体的动粒和动粒微管

（四）后期（anaphase）

每条染色体在着丝粒处纵裂，两条姐妹染色单体在纺锤丝牵拉下分别移向细胞两极，数目相同的两组染色体分别到达两极。

（五）末期（telophase）

染色体到达两极后，凝集的染色单体又逐渐解螺旋，形成染色质；核仁重新出现，染色质周围重新建成核膜，细胞核形成，核的形成大体上经历了与前期相反的过程。

动物细胞的胞质分裂是细胞膜在赤道面处向内凹陷，形成分裂沟，分裂沟逐渐加深，直至将细胞一分为二，胞质均等分裂，形成两个子细胞，细胞完成了一次有丝分裂的过程（图 3-14）。

经过一次有丝分裂，DNA 复制一次，细胞分裂一次，一个细胞产生两个细胞，复制的染色

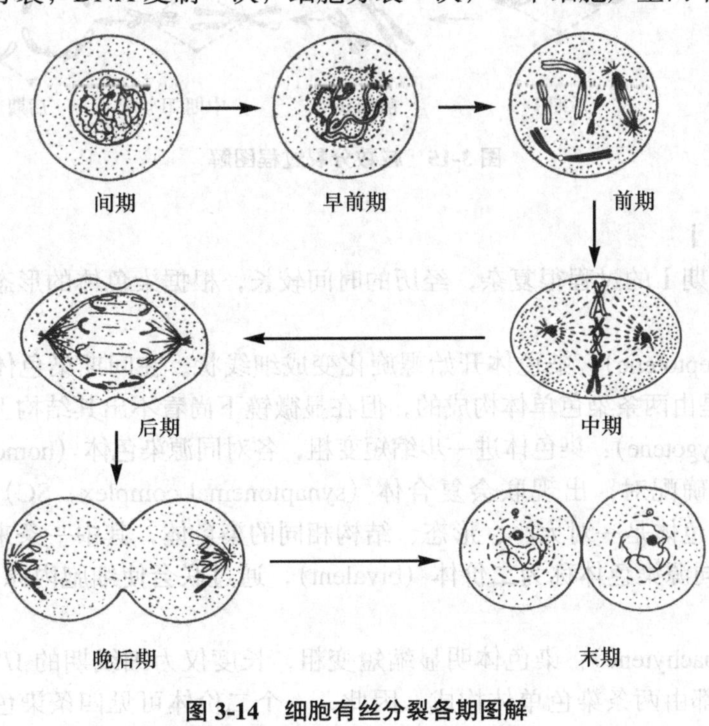

图 3-14　细胞有丝分裂各期图解

体平均分配给两个子细胞。因此，每个子细胞都含有与原来细胞数目相同的染色体，即子细胞都保持与原来细胞完全相同的全套遗传物质，从而保证了机体所有体细胞的染色体数目恒定和遗传性状稳定。

二、减数分裂

减数分裂（meiosis）是有性繁殖的个体在配子发生过程中进行的一种特殊的有丝分裂。其特点是：染色体复制一次，细胞连续分裂两次，最后一个细胞产生四个子细胞，每个子细胞中染色体数目减少一半。因其发生在配子形成过程中的成熟期，故也称为成熟分裂。减数分裂连续的两次分裂分别称为减数第一次分裂（减数分裂Ⅰ）和减数第二次分裂（减数分裂Ⅱ），它们又都可划分为前期、中期、后期和末期。为了便于描述和区别，一般将减数第一次分裂的四个时期称为前期Ⅰ、中期Ⅰ、后期Ⅰ和末期Ⅰ；将减数第二次分裂的四个时期称为前期Ⅱ、中期Ⅱ、后期Ⅱ和末期Ⅱ（图 3-15）。在性母细胞进行减数分裂之前有一个间期，也包括 G_1 期、S 期和 G_2 期，主要是进行 DNA 复制及蛋白质的合成，为减数分裂做准备。

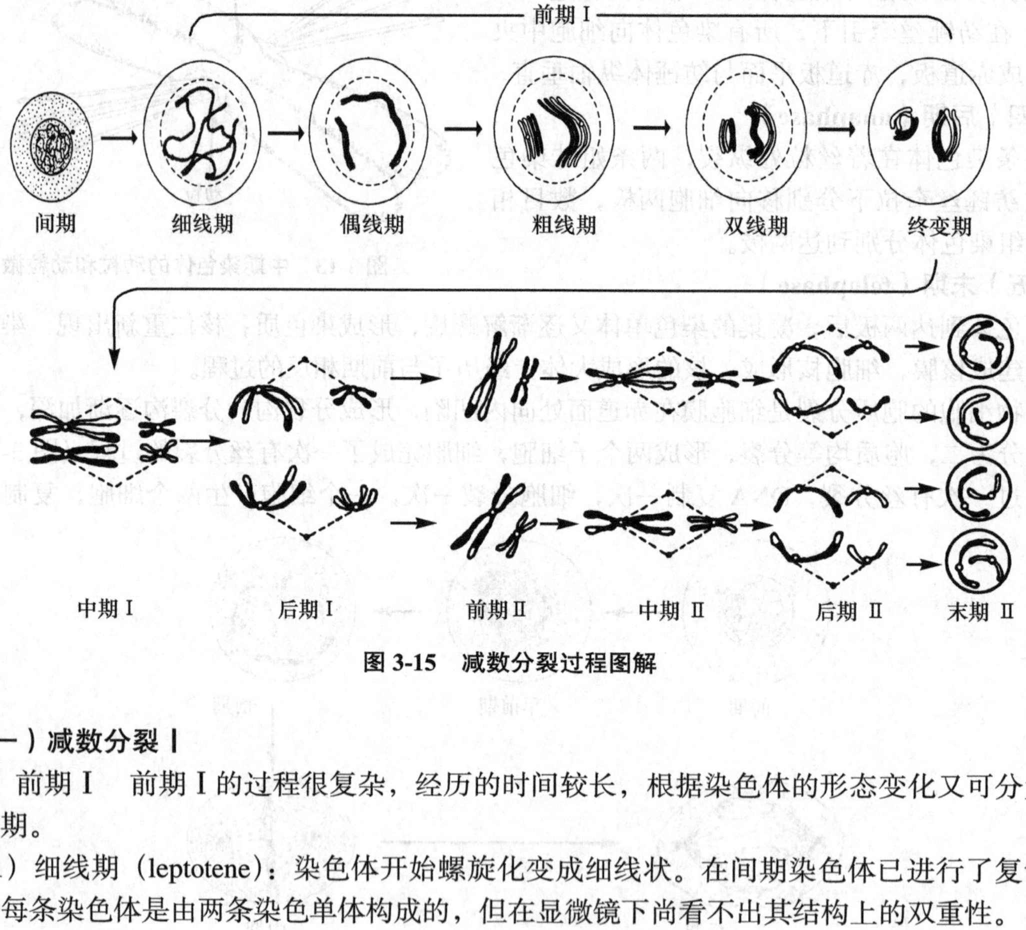

图 3-15　减数分裂过程图解

（一）减数分裂Ⅰ

1．前期Ⅰ　前期Ⅰ的过程很复杂，经历的时间较长，根据染色体的形态变化又可分为五个不同时期。

（1）细线期（leptotene）：染色体开始螺旋化变成细线状。在间期染色体已进行了复制，因而此时每条染色体是由两条染色单体构成的，但在显微镜下尚看不出其结构上的双重性。

（2）偶线期（zygotene）：染色体进一步缩短变粗，各对同源染色体（homologous chromosome）彼此靠拢，进行准确配对，出现联会复合体（synaptonemal complex，SC），此过程称为联会（synapsis）。同源染色体是一对大小、形态、结构相同的染色体，其中一条来自父方、一条来自母方。联会的一对同源染色体称为二价体（bivalent），通过联会使细胞内原来的 2n 条染色体形成了 n 个二价体。

（3）粗线期（pachytene）：染色体明显缩短变粗，长度仅为细线期的 1/5。在显微镜下可以看到每一条染色体都由两条染色单体构成，因此，一个二价体可见四条染色单体，又称四分体

(tetrad)。同源染色体的染色单体之间互称为同源非姐妹染色单体（non-sister chromatid）。此时，二价体内侧的同源非姐妹染色单体之间发生了片段的交换（crossing over），光镜下呈现出交叉（chiasma）的现象。交换的结果使得同源染色体中父源与母源的基因部分重组，这是生物遗传多样性产生的基础。

（4）双线期（diplotene）：同源染色体互相排斥而逐渐发生分离，交叉点逐渐向染色体的末端移动，即交叉端化（terminalization of chiasmata）。

（5）终变期（diakinesis）：也称浓缩期。染色体压缩程度更大，变得更短更粗，核仁、核膜消失，进入中期Ⅰ。

2．中期Ⅰ　各二价体排列在赤道面上，纺锤丝与着丝粒相连（但动粒微管只与染色体的一个动粒相连），同源染色体的着丝粒朝向两极。此时，仍可见同源非姐妹染色单体间存在少数交叉。

3．后期Ⅰ　同源染色体彼此分离，非同源染色体自由组合向细胞两极移动，细胞每一极只能得到一对同源染色体中的一条，因此原来细胞中的 2n 条染色体，经过后期Ⅰ的分离，每一极只获得了 n 条染色体，从而导致子细胞内染色体数目减少一半。但染色体上的着丝粒并未分开，每条染色体仍有两条染色单体，即二分体（dyad）。

4．末期Ⅰ　染色体到达两极后，核仁、核膜重新形成，随之细胞质分裂形成两个子细胞。每个子细胞均含 n 个二分体，染色体数目减半。

（二）减数分裂Ⅱ

在末期Ⅰ之后，一般有一个短暂的间期，但不再进行 DNA 复制。有些生物直接由后期Ⅰ进入前期Ⅱ。

1．前期Ⅱ　历时很短，二分体凝缩，核膜、核仁消失。

2．中期Ⅱ　各二分体都排列在赤道面上形成赤道板。

3．后期Ⅱ　各二分体的着丝粒纵裂，染色单体彼此分离，形成两个单分体（monad），并分别移向细胞两极。

4．末期Ⅱ　各单分体到达细胞两极后，解旋伸展，恢复到染色质，核膜、核仁重新出现，接着胞质分裂，细胞完成了减数第二次分裂。结果由原来的一个性母细胞经过减数分裂产生了四个子细胞，每个子细胞中的染色体数都为 n。

（三）减数分裂的意义

在有性繁殖生物的生命周期中，减数分裂是配子形成过程的必要阶段。其遗传学意义是：①通过一次染色体复制和两次细胞分裂及其规律性变化，使最终产生的配子的染色体数只有原来性母细胞的一半，当雌雄配子受精结合时，又使染色体数在受精卵内恢复为 2n，从而保证了亲子代间染色体数目和物种的稳定性（图 3-16）。②非同源染色体在后期Ⅰ的随机组合产生多样性的配子，使配子受精后的子代群体产生遗传多样性变异。如果某种生物细胞内有 n 对染色体，就可能产生 2^n 种染色体组合，如人体细胞内有 23 对染色体，就可能产生 2^{23}=8 388 608 种染色体组成不同的配子。③同源非姐妹染色单体间的交换导致染色体及其所载遗传物质的重新组合，增加了配子的多样性，使后代出现更加丰富的变异类型。

减数分裂中染色体的活动和变化，是遗传学三大基本定律（分离定律、自由组合定律和连锁与互换定律）的细胞学基础。

三、配子的发生

配子又称生殖细胞，即精子和卵子，配子的发生是指有性生殖过程中精子和卵子的形成过程。

（一）精子的发生

精子是在男性睾丸的曲细精管中发生的。在 6 ～ 7 周龄的男性胚胎中已出现胚胎睾丸，但一直到男性青春期之前，睾丸中的精原细胞只大量进行有丝分裂，而不产生精子。到青春期后，由于雄性激素的诱导，精原细胞开始陆续分化为初级精母细胞，通过减数分裂等产生精子。精子发生的一个周期约需 70 天，男性一生中产生的精子总数约为 10^{12} 个。

人类精子的发生过程可分为增殖期、生长期、成熟期和变形期四个阶段（图 3-16）。

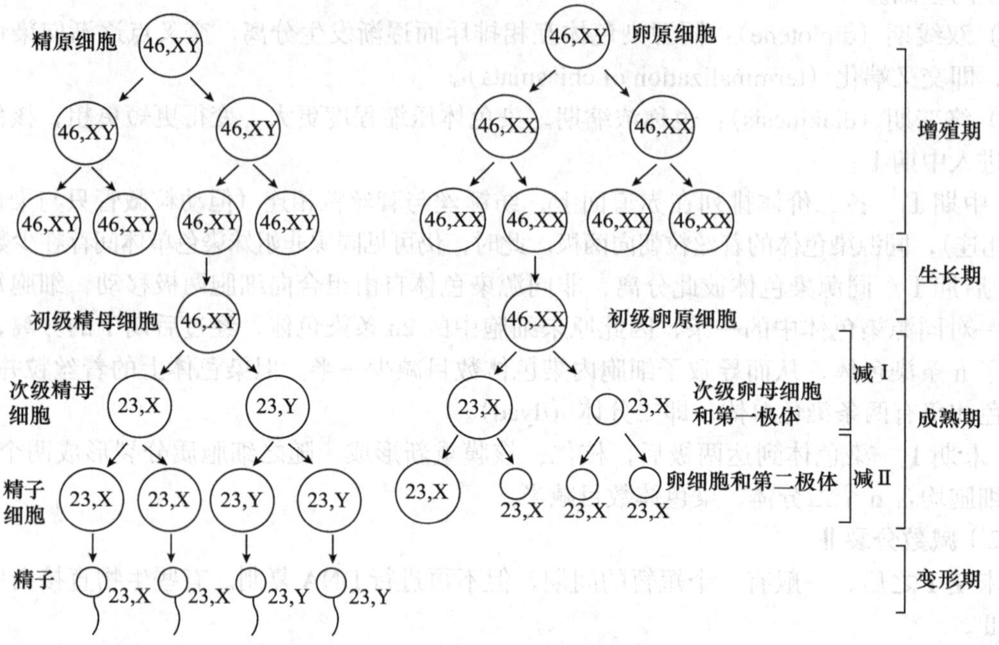

图 3-16 精子和卵子的发生过程

1．增殖期　睾丸曲细精管上皮中的精原细胞（2n）含有 46 条染色体，在增殖期经过多次有丝分裂，精原细胞数目增多。

2．生长期　进入生长期的精原细胞体积增大，分化为初级精母细胞，染色体数目仍为 46 条（2n）。

3．成熟期（减数分裂期）初级精母细胞经过减数第一次分裂后，形成两个次级精母细胞，每个次级精母细胞中含有 23 个二分体。每个次级精母细胞经过减数第二次分裂形成两个精细胞，精细胞中含 23 个单分体。所以经过成熟期后，一个初级精母细胞（2n）共形成 4 个精细胞（n）。

4．变形期　精细胞变形成为具有头颈尾三部分、能自主运动的精子。

（二）卵子的发生

卵子在女性卵巢中产生，其过程包括增殖期、生长期和成熟期，与精子发生过程相似，但没有变形期（图 3-16）。另外，卵子发生与精子发生明显不同的是：女性卵子在发生过程中卵母细胞的减数分裂呈现出不连续、间歇性的特点。在女性胚胎发育的 5 个月左右，卵原细胞就会生长形成初级卵母细胞并开始进行减数第一次分裂，却很快停留在前期Ⅰ的双线期，停留时间长达十多年至四五十年。出生以后大部分初级卵母细胞退化，只有 400 个左右的初级卵母细胞以后得到继续发育。性成熟后，每个月会有一个卵泡成熟排放，即每月只有一个初级卵母细胞恢复分裂形成一个次级卵母细胞和一个极体，其中的次级卵母细胞进入减数第二次分裂后再次停留在中期Ⅱ，同时从卵巢中排出，进入输卵管（排卵）。若精子进入输卵管，在精子激发下，次级卵母细胞才迅速完成减数第二次分裂，产生一个卵细胞和第二极体，与此同时，第一极体也分裂出两个第二极体，这 3 个极体不久都自行消失。若未遇精子，次级卵母细胞不能完成第二次分裂而死亡。

四、受精与性别决定

（一）受精

精子与卵子结合形成受精卵（合子）的过程称为受精（fertilization）。通过受精，合子中染色体数又恢复为 2n（46 条）。合子随即开始分裂增殖，于是一代新生命就这样开始了。

在哺乳类动物的受精过程中，精液进入雌性动物生殖道后，精液中的大量精子向卵子游动。如果精液中的精子数目过少或运动能力不良，则难以完成受精。在输卵管中，多数精子顶体所释放的顶体酶（溶酶体）可将卵细胞周围呈放射状排列的颗粒细胞（放射冠）溶散脱落，露出透明带。透明带是一层卵膜，可以防止异种动物精子穿透入卵，同种动物的精子则可以穿过透明带，进入卵细胞膜。

当第一个精子头部进入卵细胞膜后，卵细胞的皮层发生反应，形成受精膜，可以防止其余精子进入卵细胞。因此，在一般情况下，受精都是一个精子和一个卵子的结合。精子入卵后，头部膨大形成雄原核，卵完成减数第二次分裂，排出第二极体，卵细胞形成雌原核。雌雄原核逐渐靠近，融合为一，受精即告完成并开始第一次卵裂（有丝分裂）。因此，受精卵和卵裂所形成的细胞中，又恢复了二倍体的染色体数（2n）。

（二）性别决定及性染色体

在人类体细胞中有 23 对染色体，其中 22 对常染色体男女相同，另外一对是与性别决定有直接关系的性染色体，即 X 染色体和 Y 染色体，两者的形态、结构和大小都有明显差别。男性的性染色体组成为异型性染色体——XY，女性为同型性染色体——XX，这种性别决定称为 XY 型性别决定。

配子发生时，男性可以产生含有 X 染色体的 X 型精子和含有 Y 染色体的 Y 型精子，而女性只能形成一种含有 X 染色体的卵子。受精时，X 型精子与卵子结合，组成为 XX 的受精卵将来发育成为女性；而 Y 型精子与卵子结合则组成为 XY 的受精卵，发育成为男性。但一个个体无论其有几条 X 染色体，只要有 Y 染色体就决定男性表型，因为 Y 染色体短臂上有一个决定男性的基因，是性别决定的关键基因。1990 年 Sinclair 等发现了 Y 染色体上的性别决定基因（sex-determining region of Y chromosome，SRY），且认为 *SRY* 即是睾丸决定因子（testis determining factor，TDF）。*SRY* 位于 Y 染色体短臂末端，近年的研究表明其可能为睾丸发育的启动者。

知识链接

端粒和端粒酶

端粒（telomere）是真核生物染色体末端的一种特殊结构，可保持染色体的完整性，防止染色体末端之间发生融合。在人类体细胞中发现，随着年龄增加，端粒损耗会不断加剧，正常细胞分裂一次，端粒减少 50 ~ 200bp。当端粒减少到一定程度，细胞分裂停止，故曾有人将端粒称为细胞的“有丝分裂钟”。有很多与年老相关的疾病以及早衰综合征都与端粒的加快缩短相关，因此端粒的缩短也被认为可能是机体衰老的原因之一。

端粒酶（telomerase）是使端粒延伸的反转录 DNA 合成酶，能延长缩短的端粒，进而稳定端粒长度，增强体外细胞的增殖能力。若端粒酶保持较高的活性，则端粒的长度不发生缩短，细胞衰老就会被推迟，例如肿瘤细胞中的端粒酶得到了重新激活，从而构成细胞的永生化。若端粒酶有缺陷则导致细胞受损，如早衰。端粒酶在正常人体组织中的活性被抑制，只有在卵巢、睾丸等高分化的组织中才能检测到明显的活性。

2009 年诺贝尔生理学或医学奖授予了 Elizabeth H. Blackburn、Carol W. Greider 以及 Jack W. Szostak 三位科学家，肯定他们在发现端粒以及端粒酶保护染色体末端方面所做出的贡献。

参考文献：

童夏静，周金秋．端粒和端粒酶的发现及其生物学意义．生命科学，21（6）：760-769.

本章小结

1．染色质和染色体是同一物质在细胞周期的不同时期的两种不同存在形式，间期以染色质状态存在，分裂期则以染色体状态存在，都由DNA、组蛋白及少量非组蛋白和RNA组成。间期细胞核的染色质根据其螺旋化程度及功能状态的不同分为常染色质和异染色质。性染色质是在间期细胞核中异染色质呈现出来的部分，包括X染色质和Y染色质。通过检测性染色质可以做性别鉴定和性别畸形鉴定。

2．体细胞中的全部染色体，按其大小、形态特征分组排列所构成的图像就称为核型。人类正常核型的46条染色体中男女共有的22对称为常染色体，与性别决定有关的1对称为性染色体。应用染色体显带技术，可使各号染色体显示特异带型，为研究染色体的形态结构、数目提供准确的分析依据。

3．染色体DNA分子在细胞间期进行复制，通过有丝分裂平均分配到两个子细胞中，使子细胞和母细胞的遗传组成保持一致。减数分裂是生殖细胞发生过程中的一种特殊有丝分裂形式，染色体复制一次，细胞分裂两次，形成的生殖细胞染色体数目减半。精卵结合后，受精卵又形成二倍体，从而保证了亲代和子代之间染色体数目的恒定。通过非同源染色体自由组合、同源非姐妹染色单体的交换以及精卵随机结合，使后代出现更加丰富的变异类型。

自测题

一、名词解释

1．染色质　2．染色体　3．常染色质　4．异染色质　5．常染色体
6．性染色体　7．单倍体　8．二倍体　9．细胞周期　10．染色体组
11．核小体　12．X染色质　13．核型　14．高分辨显带　15．G带
16．染色体多态性　17．同源染色体　18．姐妹染色单体　19．联会　20．二价体
21．受精

二、简答题

1．试述核小体的结构。
2．简述Lyon假说及X染色质检查的临床意义。
3．正常人类非显带染色体核型中，将人类染色体分为几组？
4．简述人类染色体的多态性及其应用。
5．比较减数分裂与有丝分裂的区别，并简述减数分裂的遗传学意义。
6．简述人类精子和卵子发生的不同点。

（杨　翔）

第四章 单基因病

学习目标

掌握：

1．遗传学的基本术语。

2．分离定律、自由组合定律和连锁互换定律。

3．单基因病的遗传方式、系谱特点及分析方法。

熟悉：

1．近亲婚配的危害。

2．影响单基因病分析的因素。

了解：

1．单基因病发病风险的估计。

2．常见的单基因病的主要临床表现。

孟德尔通过大量的豌豆杂交实验和对实验数据的统计学处理，总结出了遗传因子（即基因）在亲代和子代之间传递的规律，即分离定律和自由组合定律，揭示了生物遗传的不是性状本身，而是遗传因子。摩尔根和他的学生们在孟德尔定律的基础上通过对果蝇的杂交实验研究，发现并提出了基因传递的连锁和互换定律，证明了基因位于染色体上并呈直线排列。上述三大遗传定律奠定了现代遗传学的理论基础，使遗传学的发展进入一个崭新的时代。三大遗传定律是生物界普遍遵循的规律，不仅适合于动植物，也适合于人类；既适合于人类正常基因表达的正常性状，也适合于基因突变造成的异常性状或遗传病。从基因水平看，根据控制人类同一遗传性状基因数目的多少，可将遗传方式分为单基因遗传和多基因遗传。单基因遗传是指某种性状的遗传受一对基因控制，其遗传方式遵循孟德尔定律。

第一节 遗传的基本规律

一、分离定律

孟德尔在豌豆杂交实验的成功归纳起来主要有这样几个因素：

一是选材恰当，人工可控。选取豌豆作为实验材料，具有很多优点：①豌豆具有一些稳定的、容易区分的性状。性状（character）是指生物体具有的形态结构特征和生理生化特性等，如茎的高度、种子的形状、子叶的颜色等。在他的杂交实验中，孟德尔研究了 7 对相对性状的遗传规律。相对性状是指同种生物同一性状的不同表现类型，如豌豆花色有红花与白花之分、种子形状有圆粒与皱粒之分等。②豌豆是闭花授粉，不受外来花粉影响，自然条件下每种性状都是纯种。③豌豆花较大，便于进行人工去除雄蕊和异花授粉，杂交方式可以人为控制。

二是思维缜密，定量分析。为了方便和有利于分析研究起见，孟德尔由简单到复杂，首先只针对一对相对性状的传递情况进行研究，排除了其他各种复杂因素的干扰，然后再观察多对相对性状在一起的传递情况。同时，应用数学理论对实验数据进行全面细致的统计分析和归纳。

三是科学推论，精确验证。对实验结果进行了科学推论，提出假设，并通过精心设计的测交实验验证假设。

（一）分离现象

在遗传学中常用一些符号，其含义分别为：P（parent）表示亲本，♀表示母本，♂表示父本，G（gametes）表示配子，× 表示杂交，F_1（first filial generation）表示杂合体中第一代（子一代），F_2（second filial generation）表示杂合体第二代（子二代），⊗表示自交。通常亲本不加符号注明时，“×”前面的表示母本，“×”后面的是父本。

孟德尔采用“杂交实验法”首先用纯种的高茎豌豆与矮茎豌豆作亲本（P），在它们的不同植株间进行异花传粉。结果发现，无论是以高茎作母本矮茎作父本，还是以高茎作父本矮茎作母本，即无论是正交还是反交，它们杂交得到的第一代植株（F_1）都表现为高茎，而另一亲本的性状——矮茎，则在 F_1 中完全没有得到表现。孟德尔将这种在 F_1 代中表现出来的亲本性状称为显性性状（dominant character），如豌豆茎的高度性状高茎；而把 F_1 未能表现出来的性状叫做隐性性状（recessive character），如豌豆茎的高度性状矮茎。

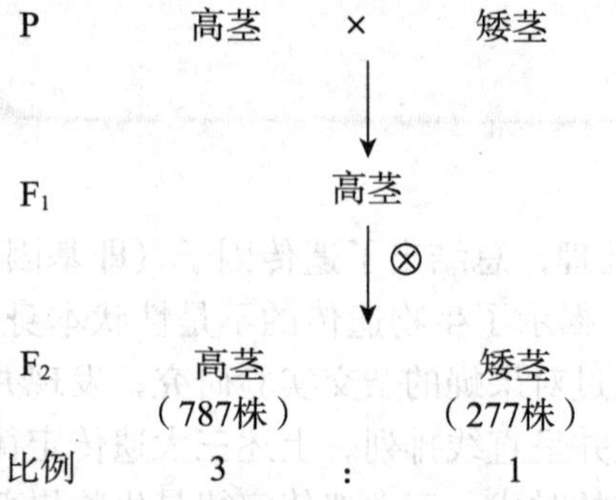

图 4-1 高茎豌豆与矮茎豌豆杂交示意图

在 F_1 未能表现出来的隐性性状是否就此消失了呢？能否再表现出来呢？孟德尔继续进行自己的杂交实验工作。孟德尔让上述 F_1 代的高茎豌豆自花授粉，结果发现所产生的 F_2 代中既有高茎的，也有矮茎的，显性性状和隐性性状又全都表现出来。孟德尔把这种在杂种后代中隐性性状的个体又出现的现象称为性状分离（segregation of character）。这表明在 F_1 代中未表现出来的隐性性状并没有消失，只是暂时被掩盖罢了。孟德尔同时还对 F_2 中高茎和矮茎豌豆的数目进行了统计分析，他发现：在 1064 株豌豆中，高茎的有 787 株，矮茎的有 277 株，两者数目之比接近于 3∶1。而且分析的群体越大，这个比例就越接近于 3∶1（图 4-1）。

孟德尔在豌豆的其他 6 对相对性状的杂交实验中，都得到了同样的实验结果（表 4-1）。

表 4-1 孟德尔豌豆杂交实验结果

性状类别	亲代相对性状	F_1 性状表现	F_2 性状表现（数目）	F_2 表型比例
子叶颜色	黄色 × 绿色	黄色	黄色（6022）绿色（2001）	3.01∶1
成熟种子形状	圆滑 × 皱缩	圆滑	圆滑（5474）皱缩（1850）	2.96∶1
豆荚形状	饱满 × 皱缩	饱满	饱满（882）皱缩（299）	2.95∶1
未成熟豆荚颜色	绿色 × 黄色	绿色	绿色（428）黄色（152）	2.82∶1
花的位置	腋生 × 顶生	腋生	腋生（651）顶生（207）	3.14∶1
花的颜色	红花 × 白花	红花	红花（705）白花（224）	3.15∶1

（二）对性状分离现象的解释

为解释上述 7 个豌豆杂交实验所得到的规律性实验结果，孟德尔提出了遗传因子的分离假说：①植物的性状是由遗传因子（genetic factor）决定的。②遗传因子在体细胞内成对存在，其中一个来自父本，另一个来自母本。在形成配子时，成对的遗传因子又彼此分离，分别进入到不同的生殖细胞中去，使得每一个生殖细胞只含有成对遗传因子中的一个。③在杂合体 F_1 的体细胞中，成对的两个遗传因子各自独立存在，彼此互不混杂。④杂合体 F_1 所产生的不同类型的配子数目相等，雌雄配子随机结合，各种不同类型的雌雄配子的结合机会均等。

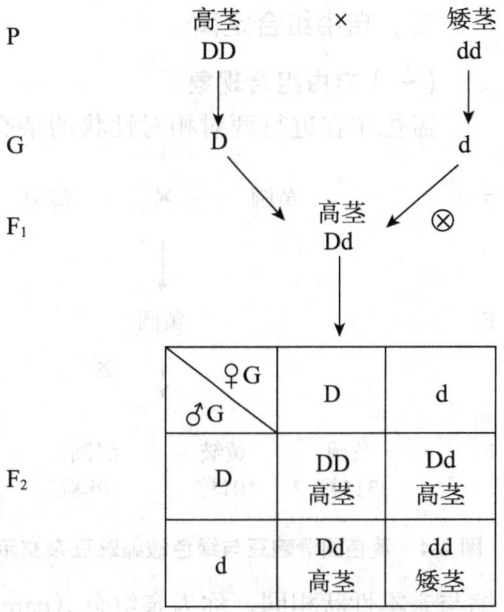

图 4-2　高茎豌豆与矮茎豌豆杂交的遗传分析示意图

1909 年，丹麦遗传学家 Johannson 把孟德尔的遗传因子改称为基因（gene），通常用大写字母表示显性基因（dominant gene），用小写字母表示隐性基因。如用 D 代表决定高茎豌豆的显性基因，用 d 代表决定矮茎豌豆的隐性基因（recessive gene）。在纯种高茎豌豆的体细胞内含有一对决定高茎性状的显性基因 DD，在纯种矮茎豌豆的体细胞内含有一对决定矮茎性状的隐性基因 dd。二者杂交时 D 和 d 结合形成 Dd（F_1），由于 D 对 d 是显性，故 F_1 植株全部为高茎豌豆。当 F_1 形成配子时，其成对的基因 Dd 又彼此分离，产生了 D 和 d 两种不同类型的配子，各占 1/2。上述两种雌雄配子的结合可以产生三种组合：DD、Dd 和 dd，它们之间的比值为 1∶2∶1，而在性状表现上则是高茎∶矮茎＝3∶1（图 4-2）。孟德尔的遗传因子假说科学、圆满地解释了豌豆杂交实验所得到的结果。

生物个体所表现出来的外形特征和生理特性称为表现型（phenotype），简称表型，如高茎与矮茎；与之有关的遗传组成称为基因型（genotype），如高茎豌豆的基因型有 DD 和 Dd 两种，而矮茎豌豆的基因型只有 dd 一种。一对基因彼此相同（DD 或 dd）的个体，称为纯合体（homozygote）或纯合子；一对基因彼此不同（Dd）的个体，则称为杂合体（heterozygote）或杂合子。

（三）分离定律的验证

为了验证假说的正确性，孟德尔又设计了著名的测交（test cross）实验，即用杂种 F_1 代与隐性纯合子杂交，用来测定 F_1 的基因型。按照孟德尔对分离现象的解释，杂种 F_1 代（Dd）一定会产生带有 D 和 d 的两种配子，并且两者的数目相等；而隐性纯合子（dd）只能产生一种带有 d 的配子。所以，测交产生的后代应该一半是高茎（Dd），一半是矮茎（dd），即具两种表型的个体之比应为 1∶1。图 4-3 示测交实验的方法。

孟德尔用子一代高茎豌豆（Dd）与矮茎豌豆（dd）相交，得到的后代共 64 株，其中高茎的 30 株，矮茎的 34 株，即性状分离比接近 1∶1，实验结果符合预先设想。对其他几对相对性状的测交实验，也得到了近似于 1∶1 的分离比。测交结果证明了基因分离假说是正确的。

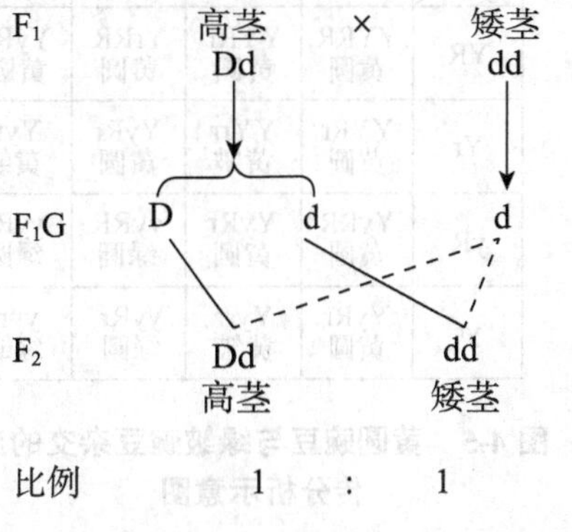

图 4-3　子一代高茎豌豆的测交示意图

（四）分离定律的实质

决定某一性状的基因成对存在于体细胞内，在形成配子时，成对的基因彼此分离，分别进入不同的配子中去，这就是分离定律（law of segregation），也称为孟德尔第一定律。现代遗传学证明，成对的基因位于同源染色体的相同位点，减数分裂时同源染色体的分离是分离定律的细胞学基础。

二、自由组合定律

（一）自由组合现象

孟德尔在进行两对相对性状的杂交实验时，选取的一个亲本结黄色圆滑种子（简称黄圆），另一亲本结绿色皱缩种子（简称绿皱），无论是正交还是反交，所得到的 F_1 全都是黄色圆滑的种子。由此可知，豌豆的黄色对绿色是显性，圆滑对皱缩是显性。播种 F_1 的种子并让植株进行自花授粉（自交），得到了 F_2 种子共计 556 粒，有四种表型：黄色圆滑（315 粒）、黄色皱缩（101 粒）、绿色圆滑（108 粒）和绿色皱缩（32 粒），四种表型的比值接近 9∶3∶3∶1（图 4-4）。F_2 表型出现了明显的相对性状的分离和不同相对性状的自由组合现象。其中，黄色圆滑和绿色皱缩与亲本性状相同，称为亲组合（parental combination）或亲本型；黄色皱缩、绿色圆滑两种表型是亲本性状的重新组合，称为重组合（recombination）或重组型。

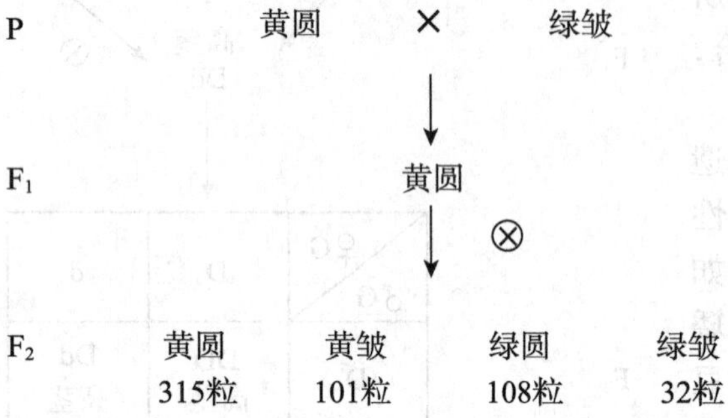

图 4-4　黄色圆滑豌豆与绿色皱缩豌豆杂交示意图

（二）对自由组合现象的解释

孟德尔根据上述杂交实验的结果，提出了不同对基因在形成配子时自由组合的理论。亲本为纯合体黄色圆滑（YYRR）和绿色皱缩（yyrr），它们分别只产生一种类型的配子 YR 和 yr，雌雄配子结合所产生的 F_1 基因型是 YyRr，由于基因间的显隐性关系，F_1 的表型全为黄色圆滑。F_1 杂合子在形成配子时，等位基因分离——Y 与 y 分离，R 与 r 分离，而非等位基因自由组合，产生了 4 种配子：YR、Yr、yR 和 yr，其比例为 1∶1∶1∶1。雌雄配子随机结合，使 F_2 有 16 种组合、9 种基因型和 4 种表现型。表现型之比为黄色圆滑∶黄色皱缩∶绿色圆滑∶绿色皱缩 = 9∶3∶3∶1（图 4-5）。等位基因（alleles）是指同源染色体相同位点上不同形式的基因。

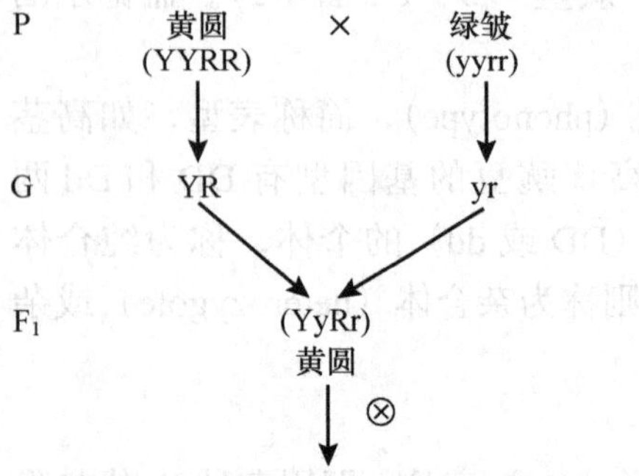

♀G / ♂G	YR	Yr	yR	yr
YR	YYRR 黄圆	YYRr 黄圆	YrRR 黄圆	YyRr 黄圆
Yr	YYRr 黄圆	YYrr 黄皱	YyRr 黄圆	Yyrr 黄皱
yR	YyRR 黄圆	YyRr 黄圆	yyRR 绿圆	yyRr 绿圆
yr	YyRr 黄圆	Yyrr 黄皱	yyRr 绿圆	yyrr 绿皱

图 4-5　黄圆豌豆与绿皱豌豆杂交的遗传分析示意图

（三）自由组合定律的验证

孟德尔仍然采用测交法对他的自由组合理论进行验证，即用 F_1 杂种（YyRr）与双隐性亲本（yyrr）进行杂交，按孟德尔的假设，杂种 F_1 黄色圆滑豌豆将产生 4 种生殖配子：YR、Yr、yR 和 yr；纯合双隐性亲本只产生一种配子 yr。雌雄配子随机结合后，后代将会出现 4 种表型：黄色圆滑（YyRr）∶黄色皱缩（Yyrr）∶绿色圆滑（yyRr）∶绿色皱缩（yyrr）=1∶1∶1∶1（图 4-6）。通过正交和反交反复实验，实验结果与预期完全一致，证实了孟德尔的理论。

（四）自由组合定律的实质

如上所述，孟德尔总结出了自由组合定律（law of independent assortment），又称孟德尔第二定律：具有两对或两对以上相对性状的亲本进行杂交，所产生的子一代在形成配子时，等位基因分离，位于非同源染色体上的非等位基因自由组合进入不同的配子。现代遗传学证明，减数分裂时，同源染色体分离、非同源染色体自由组合是自由组合定律的细胞学基础。

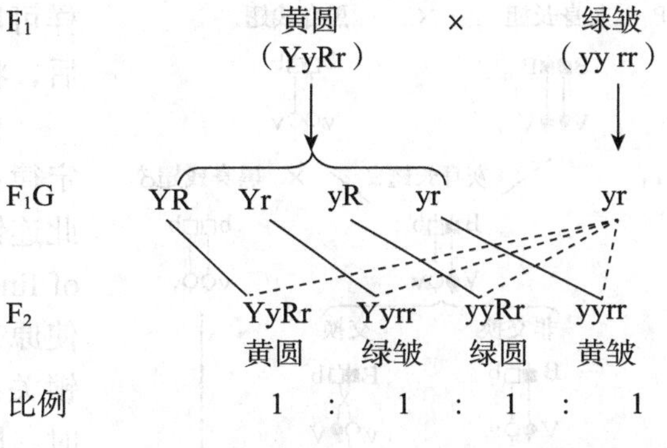

图 4-6 子一代黄圆豌豆测交示意图

三、连锁和互换定律

1910 年，美国遗传学家摩尔根（T. H. Morgan）和他的学生们以果蝇为实验材料进行了大量的杂交实验，总结出连锁和互换定律（law of linkage and crossing over），并于 1926 年发表了《基因论》，提出了基因在染色体上呈直线排列的理论。果蝇体长 3 ~ 4mm，具有繁殖能力强、性状明显且易于区别、体型小、生活力强易于培养、生活周期短（25℃仅 12 天即可完成一代）等特点，是遗传学研究的好材料。

（一）完全连锁

野生型果蝇为灰身长翅（简称灰长）类型，摩尔根等人在实验培养过程中发现了黑身残翅（简称黑残）的突变类型。用纯合的灰身长翅（BBVV）果蝇与黑身残翅（bbvv）果蝇杂交，F_1 代全部为灰身长翅（BbVv）果蝇，因此果蝇的灰身（B）对黑身（b）为显性，长翅（V）对残翅（v）是显性。然后用 F_1 代雄果蝇与黑身残翅（bbvv）的雌果蝇测交，按照孟德尔的自由组合理论分析，测交后代应该表现为：灰身长翅：灰身残翅：黑身长翅：黑身残翅 =1：1：1：1。但测交结果并非如此，F_2 代只出现了灰身长翅和黑身残翅两种亲本类型，比例为 1：1（图 4-7）。

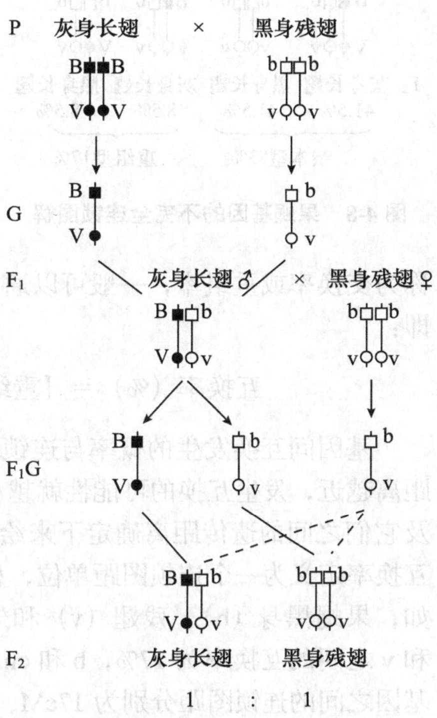

图 4-7 果蝇基因的完全连锁图解

由实验结果推知，F_1 代雄果蝇在形成精子时，并没有产生等量的四种，而只产生了等量的 BV 和 bv 型两种。怎样解释这一现象呢？摩尔根认为控制果蝇此两对相对性状的两对等位基因位于同一对染色体上，基因 B 和 V 在一条染色体上，基因 b 和 v 在另一条同源染色体上，因此 F_1 代雄果蝇产生精子时，BV 和 bv 只能伴随各自所在的染色体作为一个整体传递，而不能自由组合，从而只形成数量相等的 BV 和 bv 两种精子。当精子与雌果蝇产生的卵子 bv 受精后，F_2 代就只有等量的灰身长翅（BbVv）和黑身残翅（bbvv）两种类型。

摩尔根将位于同一条染色体的基因伴随传递的现象，称为连锁（linkage）。如果连锁的基因不发生交换，测交后代完全是亲组合，没有重组出现，称为完全连锁（complete linkage）。

（二）不完全连锁与互换

摩尔根发现，如果让 F_1 代雌果蝇（BbVv）与黑身残翅（bbvv）雄果蝇测交，F_2 代出现了四种类型：灰身长翅（BbVv）占 41.5%，黑身残翅（bbvv）占 41.5%，灰身残翅（Bbvv）占 8.5%，黑身长翅（bbVv）占 8.5%。其中 83% 为亲组合，17% 为重组合（图 4-8）。实验结果既不同于自由组合那样呈 1：1：1：1 的比例，也不同于雄果蝇的完全连锁。摩尔根认为在 F_1 代雌果蝇卵的发生过程中，基因 BV 和 bv 多数保持原有的连锁关系，但由于在减数分裂时同源染色体的联会和片段交换，使非等位基因（BV 和 bv）之间发生重组，形成 Bv 和 bV 这种新的连锁关系，这

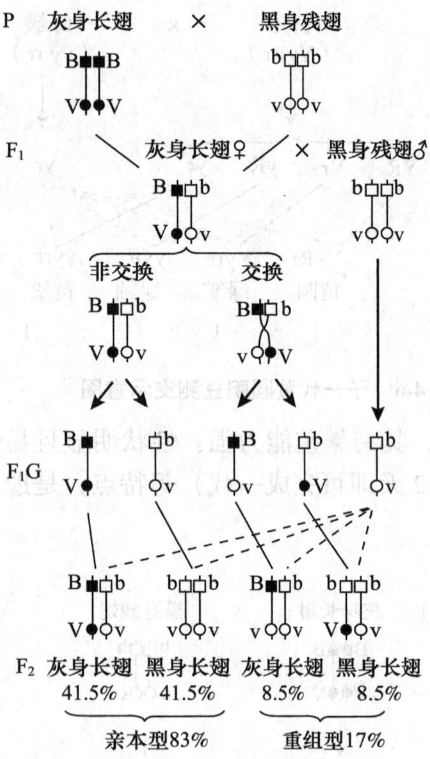

图 4-8 果蝇基因的不完全连锁图解

样可以产生 BV、bv、Bv 和 bV 四种卵，当与精子 bv 结合后，将会产生四种类型的 F_2 代果蝇。

根据以上杂交实验，摩尔根总结出基因的连锁和互换定律：在形成生殖细胞时，位于同一条染色体上的基因彼此连锁在一起作为一个整体传递的现象称为连锁定律（law of linkage)；同源染色体上的等位基因之间可以发生交换，使原来连锁在一起的基因发生重新组合，形成新的基因连锁关系，称为互换定律（law of crossing over)。减数分裂时，同源染色体的联会和同源非姐妹染色单体间的片段交换是互换定律的细胞学基础。

（三）互换率

连锁和互换在生物界普遍存在。位于同一条染色体上的全部基因互相连锁共同构成一个连锁群（linkage group)。生物所具有的连锁群数目一般与其体细胞中染色体的对数或其配子中染色体的数目相当。例如，果蝇体细胞中有 4 对染色体，就构成 4 个连锁群；豌豆有 7 对染色体，构成 7 个连锁群；人类体细胞中有 23 对染色体，由于 X、Y 染色体的连锁基因构成不同，因此女性有 23 个连锁群，男性有 24 个连锁群。

基因间互换的频率称为互换率（crossing value)，又称为交换率或重组率，一般可以通过杂交后代中重组类型数目占全部子代总数的比率计算出来，即：

$$互换率（\%）=［重组类型数 /（重组类型数 + 亲本类型数）］\times 100\%$$

基因间互换发生的概率与连锁基因之间的距离有关，距离越远，发生互换的可能性就越大；距离越近，发生互换的可能性就越小。根据互换率可以将每种生物染色体上连锁基因的相对位置及它们之间的遗传距离确定下来绘制成图，称为连锁图（linkage map)。在基因定位中将 1% 的互换率定义为一个连锁图距单位，称为一个厘摩（centimorgan，cM)，即 1cM = 1% 互换率。例如，果蝇黑身（b)、残翅（v）和朱砂眼（cn）三个基因位于 2 号染色体上，实验分析得知：b 和 v 之间的互换率为 17%，b 和 cn 之间的互换率为 8%，v 和 cn 之间的互换率为 9%，因此三个基因之间的连锁图距分别为 17cM、8cM、9cM，推测它们在染色体上的相对位置为 b-cn-v。

第二节　单基因病的遗传方式及分析方法

一、单基因病的遗传方式

如果某种性状或某种疾病的遗传受一对等位基因控制，其遗传方式就称单基因遗传，该疾病称单基因病，因其传递特点遵循孟德尔定律，所以又称为孟德尔遗传病。根据决定某一性状或疾病的基因是在常染色体上还是在性染色体上，是显性还是隐性，可将人类单基因遗传分为五种遗传方式：常染色体显性遗传、常染色体隐性遗传、X 连锁显性遗传、X 连锁隐性遗传和 Y 连锁遗传。

二、单基因病遗传方式的分析方法

在临床上判断单基因病及其遗传方式最常用的方法是系谱分析法。系谱（pedigree）是指详细调查某种疾病在一个家族中的发生情况后，将患者与家族各成员的相互关系按照国际上通用的格式和符号绘制而成的图谱。系谱中常用的符号见图 4-9。

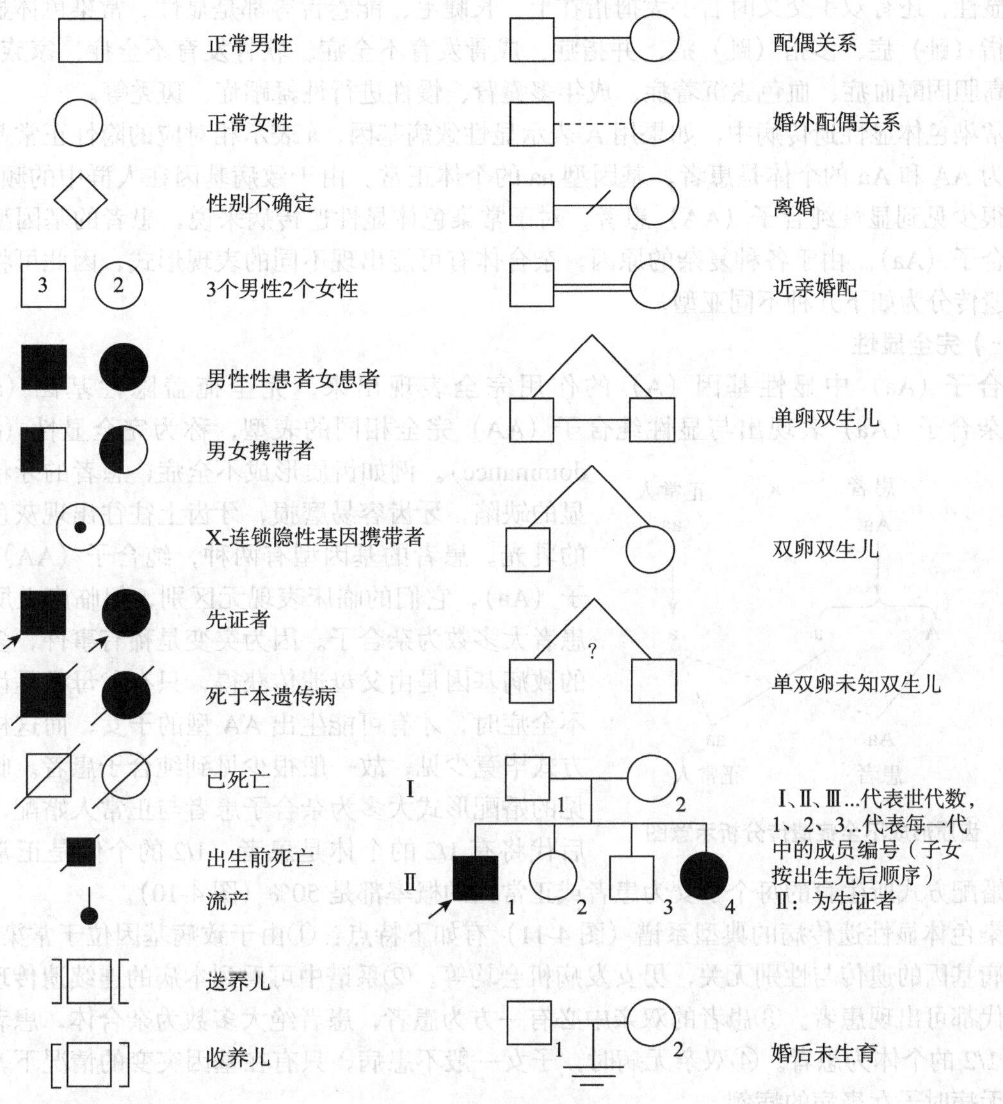

图 4-9 系谱中常用的符号

系谱中的先证者（proband）是指该家族中最先被确诊为某种遗传病的患者。系谱分析（pedigree analysis）首先从先证者入手，调查若干代家族成员，弄清亲属关系及该疾病在家族中的分布情况，在系谱中难以体现的内容需记录在病历内备查。然后应用遗传学理论进行回顾性分析，确定该遗传病的发生在这个家族中是否有遗传因素的作用及其可能的遗传方式，进而对家系中其他成员的发病情况做出预测。在调查过程中，一个系谱一般应调查三代以上，调查的人数越多越好，全部工作除要求信息准确外，还要注意患者的年龄、病情、死亡原因和是否近亲婚配等。

目前，由于我国经济和社会的快速发展以及长期实行计划生育政策，连续几代都是独生子女的小家庭情况增多，对于某种疾病遗传方式的判断，仅依据一个家族的系谱往往是不够的，通常要收集该种疾病的多个系谱进行综合分析，才能得出较为准确可靠的结论。

三、常染色体显性遗传病

一种性状或遗传病受常染色体上的显性基因控制，其遗传方式称为常染色体显性遗传（autosomal dominant inheritance，AD），由常染色体上显性致病基因引起的疾病称为常染色体显性遗传病。人类许多性状和疾病符合常染色体显性遗传。例如，有耳垂对无耳垂是显性、卷发对直发是显性，还有双手交叉时右手大拇指在上、长睫毛、能卷舌等都是显性。常染色体显性遗传病有短指（趾）症、多指（趾）症、并指症、成骨发育不全症、软骨发育不全症、家族性痛风、家族性高胆固醇血症、血色素沉着症、成年多囊肾、慢性进行性舞蹈症、斑秃等。

在常染色体显性遗传病中，如果用A表示显性致病基因，a表示相对应的隐性正常基因，则基因型为AA和Aa的个体是患者，基因型aa的个体正常。由于致病基因在人群中的频率很低，临床上很少见到显性纯合子（AA）患者，对于常染色体显性遗传病来说，患者的基因型绝大多数为杂合子（Aa）。由于各种复杂的原因，杂合体有可能出现不同的表现形式，因此可将常染色体显性遗传分为如下几种不同亚型。

（一）完全显性

杂合子（Aa）中显性基因（A）的作用完全表现出来，完全掩盖隐性基因（a）的作用，使杂合子（Aa）表现出与显性纯合子（AA）完全相同的表型，称为完全显性（complete dominance）。例如齿质形成不全症，患者的牙釉质有明显的缺陷，牙齿容易磨损，牙齿上往往出现灰色或蓝色的乳光。患者的基因型有两种，纯合子（AA）和杂合子（Aa），它们的临床表现无区别，但临床上所见到的患者大多数为杂合子。因为突变是稀有事件，多数患者的致病基因是由父母遗传获得，只有父母都是齿质形成不全症时，才有可能生出AA型的子女，而这样的婚配方式毕竟少见，故一般很少见到纯合子患者。临床上常见的婚配形式大多为杂合子患者与正常人婚配，理论上后代将有1/2的个体是患者，1/2的个体是正常人，即这样的婚配方式所生育的每个子女为患者或正常人的概率都是50%（图4-10）。

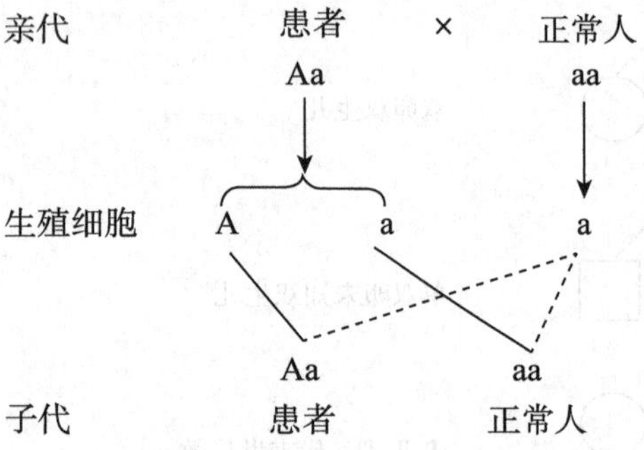

图4-10 齿质形成不全症遗传分析示意图

常染色体显性遗传病的典型系谱（图4-11）有如下特点：①由于致病基因位于常染色体上，因而致病基因的遗传与性别无关，男女发病机会均等。②系谱中可看到本病的连续遗传现象，即连续几代都可出现患者。③患者的双亲中必有一方为患者，患者绝大多数为杂合体，患者的同胞中约有1/2的个体为患者。④双亲无病时，子女一般不患病，只有在基因突变的情况下，才能看到双亲无病时子女患病的病例。

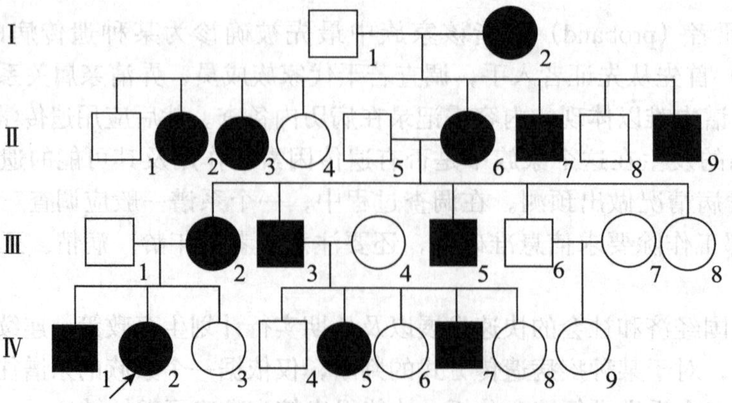

图4-11 常染色体显性遗传病的典型系谱

（二）不完全显性

不完全显性（incomplete dominance）也称半显性（semidominance），是指杂合子（Bb）的表型介于显性纯合子（BB）和隐性纯合子（bb）的表型之间。由于在杂合子（Bb）中隐性基因（b）的作用也有一定程度地表达，所以在不完全显性遗传病中，杂合子（Bb）常为轻型患者，纯合子（BB）为重型患者。例如，β 地中海贫血是由于血红蛋白中 β 链合成障碍引起的溶血性贫血。不同基因型的个体，由于 β 链合成障碍程度不同，而在临床上出现不同的病情。假如用 β^{O} 表示致病基因，β^{A} 表示正常基因，显性纯合体 $\beta^{O}\beta^{O}$ 不能或只能合成很少量的 β 链，因此患儿在出生后几个月内便出现严重的进行性贫血，成为重型患者；杂合体 $\beta^{O}\beta^{A}$ 由于血红蛋白 β 链的合成受到部分抑制，所以临床症状较轻，只有轻度贫血，甚至因代偿而无症状，成为轻型患者。当两个轻型 β 地中海贫血患者婚配时，他们的子代中出现重型患者：轻型患者：正常人的比例为 1：2：1（图 4-12）。

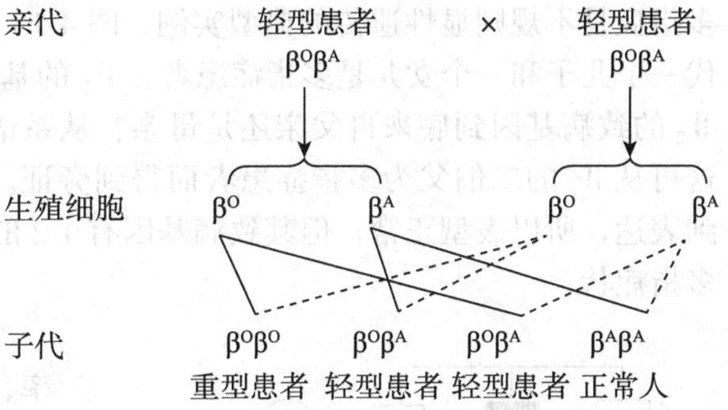

图 4-12　两个轻型 β 地中海贫血患者婚配遗传分析示意图

软骨发育不全症也属于不完全显性遗传病。本病纯合子（BB）患者病情严重，胸廓小而呼吸窘迫以及有脑积水，多在胎儿期或新生儿期死亡，而杂合子（Bb）患者在出生时即有体态异常，表现出躯体矮小，躯干长而四肢短粗，腰椎明显前突，下肢向内弯曲，膝内翻，肘伸展受限，手指呈车轮状张开；具有特征性面容，头大额前突，面中部发育不良等（图 4-13）。此病主要是由于长骨骨骺端软骨细胞形成及骨化障碍，影响了骨的生长所致。如果两个轻型软骨发育不全症患者婚配，后代中约 1/4 的概率为正常人（bb），2/4 的概率为杂合体患者（Bb），1/4 的概率为纯合体患者（BB），后者将死于胚胎期或早期夭折。本病新突变病例较多，所以常见散发病例（图 4-14），应引起特别注意。

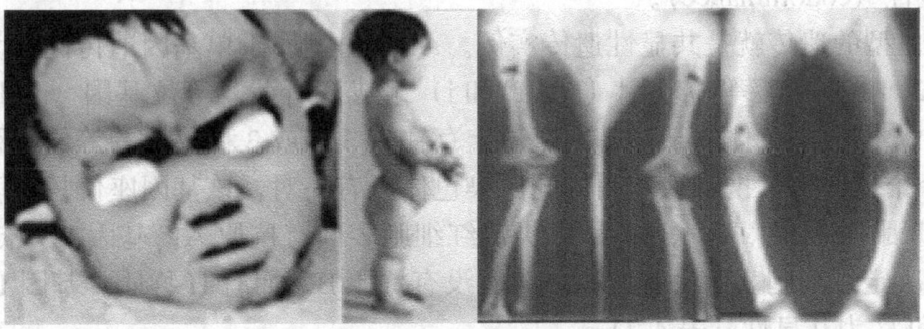

（a）患儿面容　（b）体态　（c）上肢和下肢 X 线影像

图 4-13　软骨发育不全患儿

（三）不规则显性

不规则显性（irregular dominance）也称外显不全，是指部分带有显性基因的杂合子由于某种原因不表达出相应的症状，使显性性状的传递在系谱中表现不规则。

由于外显不全，可在系谱中出现隔代遗传的现象。带有显性基因的某些个体，虽然本身不表现出显性性状，但它们的显性基因却可以遗传给后代，使后代表现出该基因所控制的性状。例如

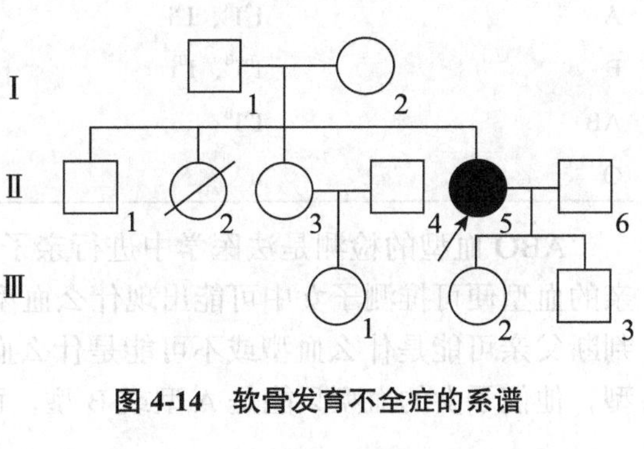

图 4-14　软骨发育不全症的系谱

多指症是不规则显性遗传的典型实例，图 4-15 是一个多指症的系谱。先证者Ⅱ$_2$患多指症，其后代一个儿子和一个女儿是多指症患者，Ⅱ$_2$的基因型一定是杂合体，Ⅱ$_2$的父母表型均正常，那么Ⅱ$_2$的致病基因到底来自父亲还是母亲？从系谱特点可知，Ⅱ$_2$的致病基因是来自其父亲（Ⅰ$_3$），这可从Ⅱ$_2$的二伯父为多指症患者而得到旁证。Ⅰ$_3$带有致病基因（A），但由于某种原因未能得到表达，所以表型正常，但其致病基因有 1/2 的机会传给后代，下一代在适宜的条件下可表现出多指症状。

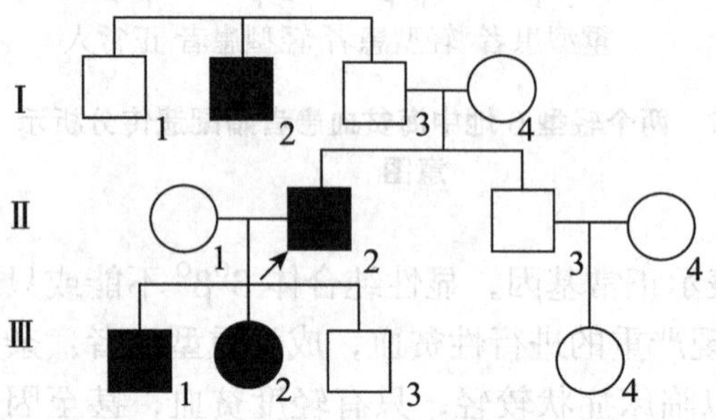

图 4-15 一个多指症的系谱

显性基因在杂合状态下是否表达相应性状的概率，常用外显率（penetrance）衡量。外显率是指一定基因型的个体在特定的环境形成相应表现型的百分率。以多指症为例，在调查一个群体后，推测具有该病致病基因的个体为 30 人，而实际患有多指症的人为 25 人，那么该群体中多指致病基因的外显率为（25/30）×100% = 83.3%。外显率等于 100% 称为完全外显，低于 100% 时则称为外显不全或不完全外显。那些带有显性致病基因而未外显的个体称为顿挫型（forme fruste），如图 4-15 中的Ⅰ$_3$即为顿挫型。

显性致病基因在杂合状态下除了有外显率的差异外，还存在表现度（expressivity）的不同（详见本章第四节）。不同个体的遗传背景和内外环境等因素存在差异，可能是引起不规则显性的重要原因。影响基因表达的遗传背景主要是由于细胞内存在修饰基因。有的修饰基因能增强主基因的作用，使主基因所决定的性状表达完全；有的修饰基因则能减弱主基因的作用，使主基因所决定的性状不能表达或表达不完全。此外，影响性状发育的环境因素也可作为一种修饰因子影响基因的表达。

（四）共显性

一对等位基因之间，没有显性和隐性的区别，在杂合状态下，两种基因的作用同时完全表现出来，即为共显性（codominance）。

人类 ABO 血型的遗传就是共显性遗传实例。ABO 血型属于单基因遗传性状，决定该血型的基因位于 9q34.2，由一组复等位基因（I^A、I^B 和 i）组成。所谓复等位基因（multiple alleles）是指在一个群体中，同源染色体的某一基因座位上存在着 3 种或 3 种以上的等位基因。但是对于该群体中的每一个个体而言，携带该基因的同源染色体只有一对，该基因座位只有两个，所以他只能拥有复等位基因中的任意两个。基因 I^A 决定红细胞表面有抗原 A；基因 I^B 决定红细胞表面有抗原 B；基因 i 决定红细胞表面没有抗原 A、也没有抗原 B，而有 H 物质。基因 I^A 和 I^B 对 i 都是显性，基因 I^A 和 I^B 为共显性（表 4-2）。

表 4-2 人类 ABO 血型的特点

表型（血型）	基因型	红细胞表面抗原	血清中的天然抗体
A	I^AI^A、I^Ai	A	抗 B
B	I^BI^B、I^Bi	B	抗 A
AB	I^AI^B	A 和 B	−
O	ii	−	抗 A 和抗 B

ABO 血型的检测是法医学中进行亲子鉴定的常用手段之一。根据孟德尔分离定律，已知双亲的血型便可推测子女中可能出现什么血型或不可能出现什么血型；已知母亲和孩子的血型就可判断父亲可能是什么血型或不可能是什么血型，反之亦然。如父母双方的血型分析为 AB 型和 O 型，他们子女的血型只能是 A 型或 B 型，而不可能是 O 型或 AB 型（图 4-16）。

除ABO血型外，人类MN血型也是共显性遗传，M血型的人红细胞表面有M抗原，N血型的人红细胞表面有N抗原，这是由第4号染色体长臂上的一对等位基因M和N决定的，基因型MM表达为M型血，基因型NN表达为N型血，基因型MN则表达为MN型血。

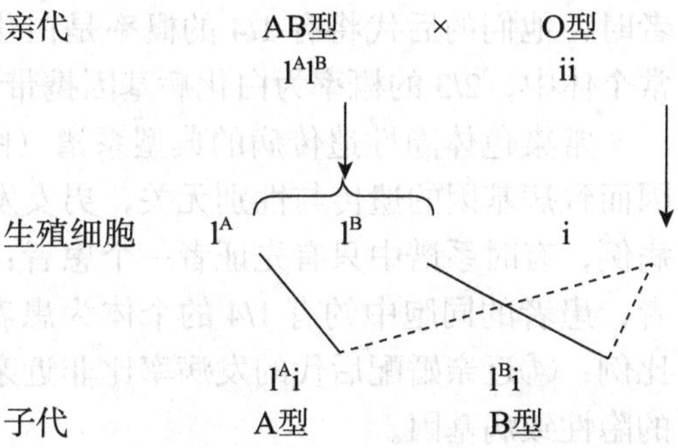

图4-16　AB型血和O型血婚配遗传分析示意图

（五）延迟显性

某些带有显性致病基因的杂合体，并非出生后即表现出相应症状，而是发育到一定年龄时，致病基因的作用才表现出来，称为延迟显性（delayed dominance）。

遗传性舞蹈病就是一种延迟显性遗传的疾病，致病基因位于4p16。杂合子（Aa）在青春期无任何临床表现，20岁左右约有10%的个体发病，大多数发病时间在35～50岁。患者大脑基底神经节变性，主要损害在尾状核、壳核和额叶。患者多数以不自主的舞蹈样动作为首发症状，并随着年龄的增长症状逐渐加重，一般在舞蹈样动作发生后伴随出现精神症状，如抑郁症，并有智能衰退，严重的发展为痴呆。由于该病为延迟显性，杂合子个体发病前不知道自己带有致病基因，也不知道将来会发病，当结婚生育后会给子女发病风险的估计带来复杂性。图4-17是一个慢性进行性舞蹈病的系谱，$Ⅰ_1$、$Ⅱ_1$、$Ⅱ_3$、$Ⅲ_3$已发病，说明他们的基因型均为Aa，值得注意的是$Ⅲ_1$、$Ⅲ_2$、$Ⅲ_4$和$Ⅲ_5$，他们有可能为杂合子，但未患病，可能还未到发病年龄。

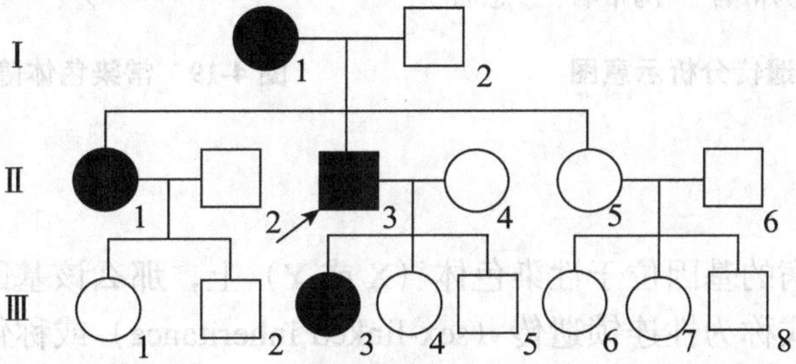

图4-17　一个慢性进行性舞蹈病的系谱

家族性多发性结肠息肉也是延迟显性遗传病。该病患者的结肠壁上有许多大小不等的息肉，临床的主要症状为便血并伴黏液。35岁前后，结肠息肉可恶化成结肠癌。

由以上病例可以看出，某些显性致病基因所决定的相应性状，年龄可作为一种修饰因子，使显性致病基因所控制的性状出现延迟表达。

四、常染色体隐性遗传病

一种性状或遗传病受常染色体上的隐性基因控制，其遗传方式称为常染色体隐性遗传（autosomal recessive inheritance，AR），由常染色体上隐性致病基因引起的疾病称为常染色体隐性遗传病。当个体处于杂合（Aa）状态时，由于有显性基因（A）的存在，致病基因（a）的作用不能表现，所以杂合体不发病。这种表型正常但带有致病基因的杂合体称为携带者（carrier）。只有当隐性基因处于纯合状态（aa）时，隐性基因所控制的性状才能表现出来。因此，临床上所见到的常染色体隐性遗传病患者，往往是两个携带者婚配的后代。

白化病是一种常见的常染色体隐性遗传病，由于患者体内编码酪氨酸酶的基因发生突变，酪氨酸酶缺乏导致黑色素的合成障碍，从而引起白化症状。患者的虹膜、皮肤、毛发缺乏色素、畏光。现以a表示该病的隐性致病基因，以A表示其等位的显性正常基因。当一对夫妇均为携带者时，他们的后代将有1/4的概率是白化病患儿，其余3/4的概率为表型正常的个体，在表型正常个体中，2/3的概率为白化病基因携带者，如图4-18所示。

常染色体隐性遗传病的典型系谱（图4-19）有如下特点：①由于致病基因位于常染色体上，因而致病基因的遗传与性别无关，男女发病机会均等；②系谱中看不到连续遗传现象，常为散发病例，有时系谱中只有先证者一个患者；③患者的双亲往往表现正常，但他们都是致病基因携带者，患者的同胞中约有1/4的个体为患者，3/4表型正常，但在小家系中一般看不到准确的发病比例；④近亲婚配后代的发病率比非近亲婚配发病率高，因为近亲之间可以从共同祖先获得相同的隐性致病基因。

临床上常见的常染色体隐性遗传病还有先天性聋哑、高度近视、苯丙酮尿症、肝豆状核变性、尿黑酸尿症、镰形细胞贫血病等。

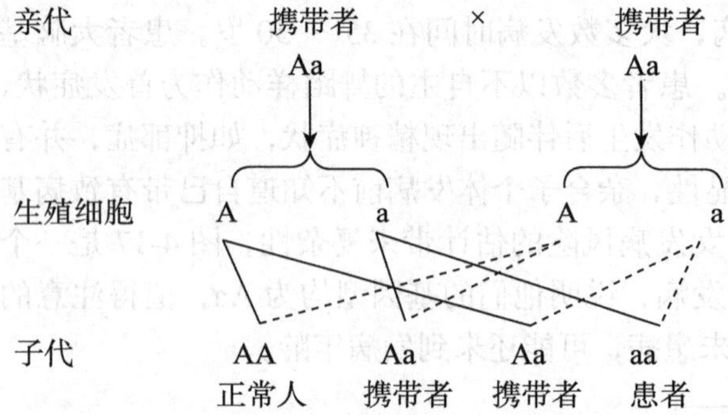

图4-18 白化病遗传分析示意图

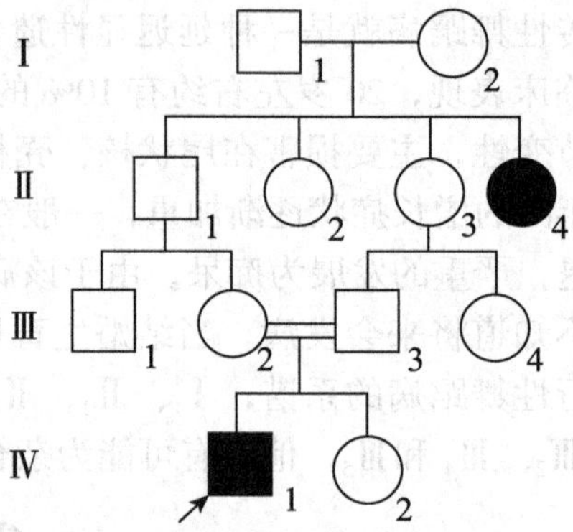

图4-19 常染色体隐性遗传病的典型系谱

五、性连锁遗传病

控制一种性状或疾病的基因位于性染色体（X或Y）上，那么该基因必将伴随着性染色体的行为而传递，其遗传方式称为性连锁遗传（sex-linked inheritance）或称伴性遗传。由于男女性染色体组成不同，女性为XX，男性为XY，这就使X连锁基因的传递具有与常染色体不同的特点：①男性只有一条X染色体，Y染色体上常找不到X染色体相应的等位基因，对于X染色体连锁基因来说，男性只有等位基因中的一个，故称为半合子（hemizygote）。因此，不论致病基因是显性的还是隐性的，只要男性的X染色体上带有致病基因，就会发病。②由于男性的X染色体只能传给女儿，不能传给儿子，因此男性的X染色体连锁基因只能从母亲那里获得，将来只能传给自己的女儿，不存在从男性到男性的传递，故称为交叉遗传（criss-cross inheritance）或绞花遗传。③具有Y连锁基因者均为男性，这些基因将随Y染色体由男性向男性遗传，即父传子、子传孙，又称为全男性遗传或纯男性遗传（holandric inheritance）。

（一）X连锁显性遗传病

控制一种遗传性状的基因是显性基因，位于X染色体上，其遗传方式称为X连锁显性遗传（X-linked dominant inheritance，XD）。由X染色体上的显性致病基因引起的疾病称为X连锁显性遗传病。

在X连锁显性遗传病中，假定致病基因为A，正常隐性基因为a，则女性患者的基因型为X^AX^A、X^AX^a，正常女性的基因型为X^aX^a，而男性患者的基因型为X^AY，正常男性的基因型为X^aY。由于女性有两条X染色体，只要其中任何一条带有显性致病基因，女性就会发病，所以人群中的女性患者多于男性患者，约是男性的2倍。另外，由于人群中致病基因频率相对很低，故临床上极少看到女纯合子（X^AX^A）患者，女性患者大多数为杂合子（X^AX^a）。女性杂合子患者病情通常较男性轻，可能是正常等位基因起到补偿作用的缘故。

抗维生素 D 性佝偻病是 X 连锁显性遗传病。与一般佝偻病不同，其发病原因是由于肾小管对磷的重吸收能力和小肠对钙磷的吸收能力均不健全，造成尿磷增加，血磷降低，使患者的骨质钙化不全而引起佝偻病。患者可有 O 形腿、X 形腿、鸡胸等骨骼发育畸形和生长缓慢等症状。治疗这种佝偻病时采用普通剂量的维生素 D 和晒太阳均难有疗效，必须使用大剂量的维生素 D 和磷酸盐才能起到治疗效果，所以通常称之为抗维生素 D 性佝偻病。如果用 D 表示抗维生素 D 性佝偻病的致病基因，d 表示相应的正常等位基因，本病男性患者与正常女性婚配，女儿都患病，儿子都正常（图 4-20）。女性杂合子患者与正常男性婚配，儿女各有 1/2 的发病风险（图 4-21）。

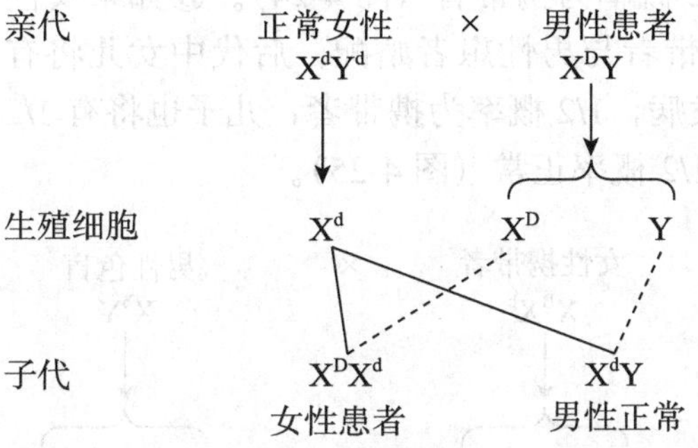

图 4-20　抗维生素 D 性佝偻病男性患者与正常女性婚配遗传分析示意图

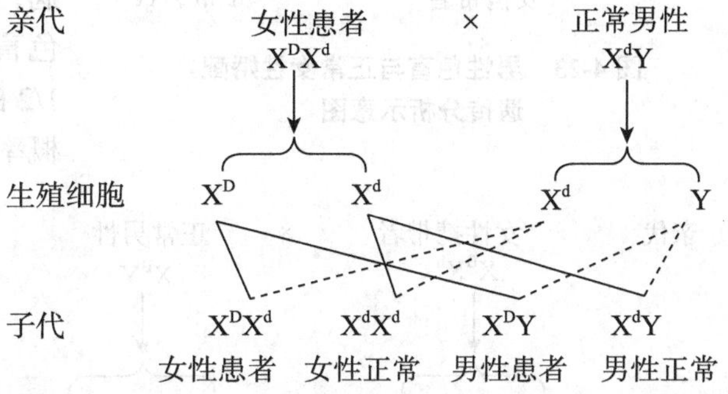

图 4-21　抗维生素 D 性佝偻病女性患者与正常男性婚配遗传分析示意图

图 4-22 是一个抗维生素 D 性佝偻病的系谱，由此可总结出 X 连锁显性遗传病的系谱特点：①人群中女性患者多于男性患者，女性病情较轻；②患者的双亲中必定有一方是该病患者，系谱中常可看到连续遗传现象；③男性患者的女儿全部都为患者，儿子全部正常；④女性患者（杂合体）的儿子和女儿中各有 1/2 的发病风险。

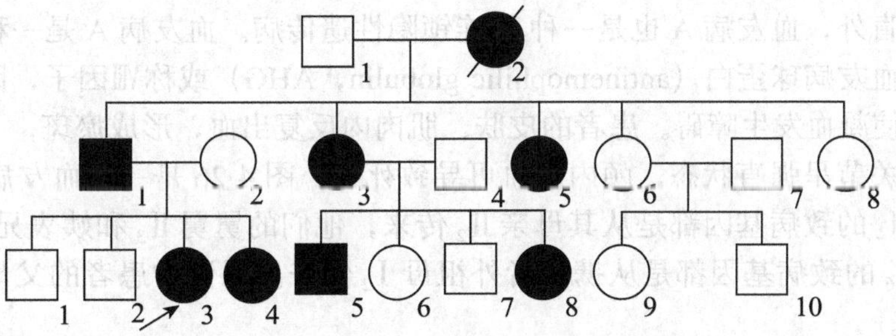

图 4-22　一个抗维生素 D 性佝偻病的系谱

（二）X 连锁隐性遗传病

控制一种遗传性状的基因是隐性基因，位于 X 染色体上，其遗传方式称为 X 连锁隐性遗传（X-linked recessive inheritance，XR），由 X 染色体上隐性致病基因引起的疾病称为 X 连锁隐性遗传病。

在 X 连锁隐性遗传病中，假定致病基因为 a，正常显性基因为 A，则正常女性的基因型为 X^AX^A、X^AX^a，女性患者的基因型为 X^aX^a，而正常男性的基因型为 X^AY，男性患者的基因型为 X^aY。由于男性只有一条 X 染色体，只要有致病基因就会发病，而女性只有两条 X 染色体上都带有隐性致病基因时才会发病，所以人群中的男性患者远多于女性患者。

例如，人类的红绿色盲是 X 连锁隐性遗传病，患者不能正确区分红色和绿色。这受控于 X 染色体上 2 个紧密相连的隐性红色盲基因和绿色盲基因，一般将它们综合在一起来考虑，总称红

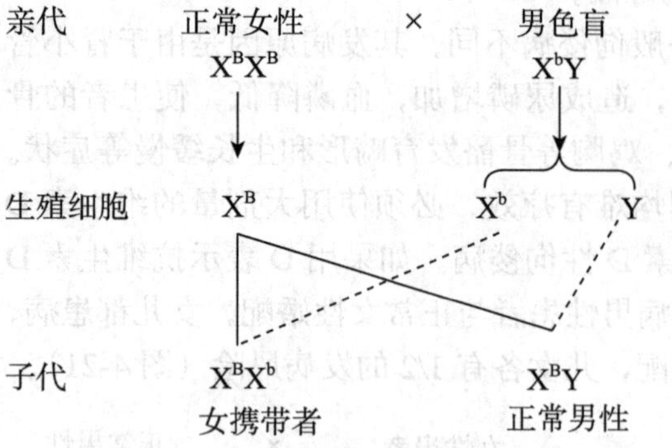

图 4-23 男性色盲与正常女性婚配遗传分析示意图

绿色盲基因。在中国汉族中，男性色盲发病率约为7%，女性色盲发病率约为 0.49%。

设定用 b 代表红绿色盲的致病基因，用 B 代表相应的正常等位基因。①如果男性色盲与正常女性婚配，儿子都正常，女儿都是携带者；男性的 X 连锁致病基因只能传给女儿，不能传给儿子（图 4-23）。②如果女性色盲基因携带者与正常男性婚配，后代中儿子将有 1/2 的概率发病；女儿都不发病，其中 1/2 概率为携带者（图 4-24）。③如果女性色盲基因携带者与男性患者婚配，后代中女儿将有 1/2 的概率发病，1/2 概率为携带者；儿子也将有 1/2 概率发病，1/2 概率正常（图 4-25）。

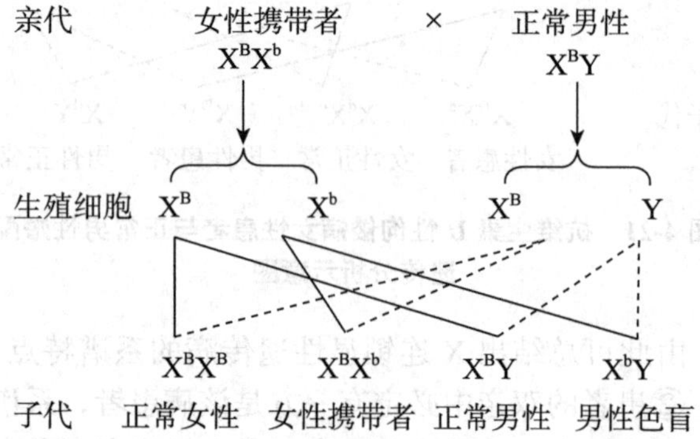

图 4-24 女性色盲基因携带者与正常男性婚配遗传分析示意图

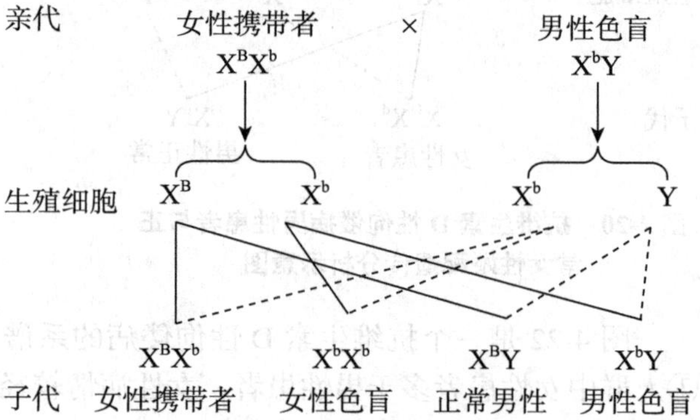

图 4-25 女性色盲基因携带者与男性色盲婚配遗传分析示意图

除红绿色盲外，血友病 A 也是一种 X 连锁隐性遗传病。血友病 A 是一种出血性疾病，患者血浆中缺少抗血友病球蛋白（antihemophilic globulin，AHG）或称Ⅷ因子，因而不能使凝血酶原变成凝血酶，使凝血发生障碍。患者的皮肤、肌肉内反复出血，形成瘀斑，下肢各关节的关节腔内出血，可使关节呈强直状态，颅内出血可导致死亡。图 4-26 是一个血友病 A 的系谱，从系谱中看到III_1和III_4的致病基因都是从其母亲II_2传来，他们的舅舅II_3和姨表兄弟III_7都是血友病 A 患者，II_2、II_6的致病基因都是从携带者外祖母I_2传来。系谱中患者的父母都未发病，但其母亲都是携带者。

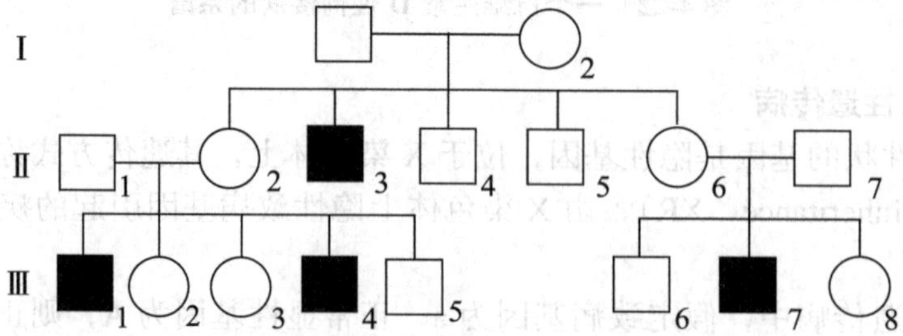

图 4-26 血友病 A 患者的系谱

X 连锁隐性遗传的系谱特点如下：①男性患者远多于女性患者，系谱中往往只有男性患者。②双亲无病时，儿子可能发病，女儿则不会发病。儿子如果发病，其致病基因来自携带者母亲，将来只可能传给其女儿，呈现出交叉遗传的特点。③如果女性是患者，其父亲一定是患者，母亲一定是携带者或患者。④男性患者的同胞兄弟、外祖父、舅父、姨表兄弟、外甥、外孙都可能是患者。

（三）Y 连锁遗传病

如果决定某种性状或疾病的基因位于Y染色体上，其遗传方式称为Y连锁遗传（Y-linked inheritance）。目前较为肯定的Y连锁遗传性状或遗传病比较少，已知H-Y抗原基因、外耳道多毛基因等是Y染色体上的基因。图4-27为一个外耳道多毛症的系谱，系谱中祖孙三代患者全为男性，Y染色体上具有外耳道多毛基因的男性，到了青春期，外耳道中可长出2～3cm丛状黑色硬毛，常可伸出耳孔之外。系谱中女性均无此症。

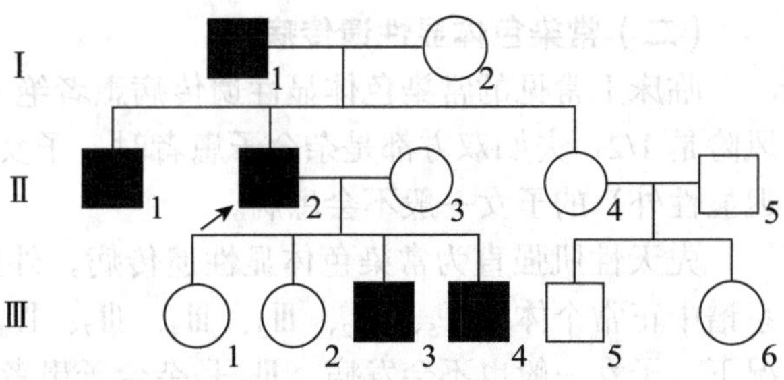

图 4-27 外耳道多毛症患者的系谱

第三节 单基因病的再发风险估计

根据单基因遗传的系谱特点可对遗传病做出发病风险的评估，从而指导优生优育工作，以降低群体中致病基因的频率。发病风险也称再发风险，是患者所患的遗传性疾病在其家系亲属中再发生的概率，一般用百分率（%）或比例（1/2、1/4……）表示。

一、基因型确定者的后代再发风险

对单基因遗传病中基因型能确定的个体，发病风险的估计可依照孟德尔定律和系谱特点推算。

（一）常染色体隐性遗传病

常染色体隐性遗传病患者的基因型一定是隐性纯合子（aa），其父母往往都是表型正常的携带者（Aa），因此患者同胞发病的风险是1/4，表型正常的概率为3/4，而在患者正常同胞中有2/3的可能性是携带者。如果夫妇双方一方为患者（aa），另一方为携带者（Aa）时，子代发病风险为1/2，携带者的概率也是1/2。如果一方为患者（aa），另一方是完全正常的个体（AA），后代不会出现患者，但都是携带者。

图4-28是一个高度近视的系谱，从系谱特点分析高度近视为常染色体隐性遗传病。$Ⅲ_1$和$Ⅲ_2$是姑表兄妹结婚，婚后生育患儿的概率有多大？系谱中$Ⅱ_5$是患者，则其正常同胞$Ⅱ_2$、$Ⅱ_3$和$Ⅱ_6$各有2/3的可能性为携带者，若$Ⅱ_2$的配偶$Ⅱ_1$、$Ⅱ_3$的配偶$Ⅱ_4$均为正常（AA），那么$Ⅲ_1$、$Ⅲ_2$是携带者的概率为（2/3）×（1/2）= 1/3，他们婚后生育患儿的风险为（1/3）×（1/3）×（1/4）= 1/36。高度近视在人群中携带者的频率为1/70，$Ⅲ_1$、$Ⅲ_2$如果分别是随机婚配，后代发病风险将大大降低，均为（1/3）×(1/70)×(1/4)= 1/840。$Ⅱ_6$如果随机婚配，生患儿的风险为（2/3）×（1/70）×（1/4）= 1/420。因此，常染色体隐性遗传病还表现出近亲婚配子女发病率明显升高的特点。

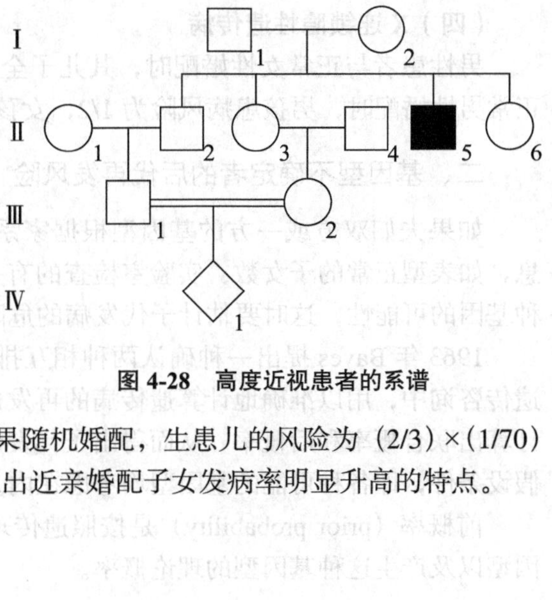

图 4-28 高度近视患者的系谱

（二）常染色体显性遗传病

临床上常见的常染色体显性遗传病患者绝大多数为杂合子，所以夫妇一方患病时，每胎发病风险是 1/2；夫妇双方都是杂合子患者时，子女发病风险为 3/4；患者正常同胞（除外显不全和延迟显性外）的子女一般不会患病。

先天性肌强直为常染色体显性遗传病，外显率为 100%。根据完全显性遗传的特点，图 4-29 系谱中正常个体如 $Ⅱ_5$、$Ⅲ_2$、$Ⅲ_3$、$Ⅲ_4$、$Ⅲ_7$、$Ⅳ_1$、$Ⅳ_2$ 不会再发病，如果在他们的配偶都正常的情况下，子女一般也不会发病，$Ⅲ_5$ 是杂合子患者，再生孩子患病风险为 1/2。

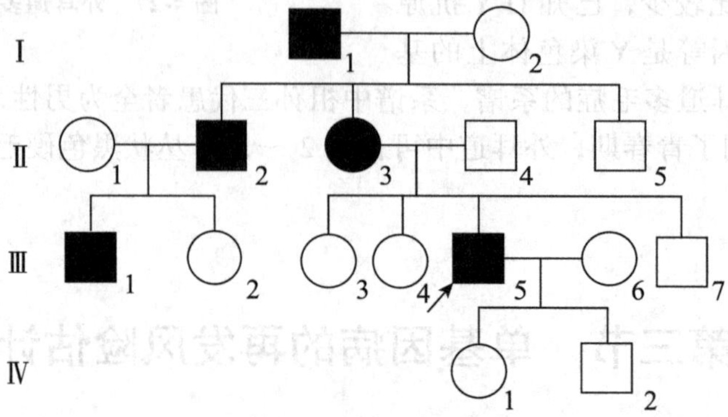

图 4-29 先天性肌强直患者的系谱

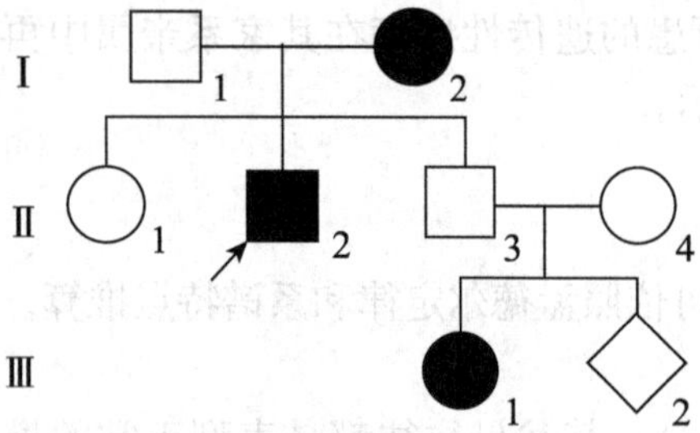

图 4-30 视网膜母细胞瘤患者的系谱

视网膜母细胞瘤属于常染色体显性遗传病，常表现为不规则显性，外显率为 70%。图 4-30 是一个视网膜母细胞瘤的家系，$Ⅱ_3$ 表型正常，婚后生了一个患病的女儿，说明他一定是致病基因携带者，他再生孩子的患病风险为 (1/2) × 70% = 35%，系谱中所有患者生患儿的风险也是 (1/2) × 70% = 35%。如果系谱中正常同胞的基因型不能肯定，他们婚后生患儿的风险要用逆概率定律进行估计（见本节）。

（三）X 连锁显性遗传病

当父亲是患者、母亲正常时，其儿子全部正常，女儿全部患病（图 4-20）。如母亲为杂合子患者而父亲正常，其儿女各有 1/2 的发病风险（图 4-21）。

（四）X 连锁隐性遗传病

男性患者与正常女性婚配时，其儿子全部正常，女儿都是携带者（图 4-23）。女性携带者与正常男性婚配时，男孩患病风险为 1/2，女孩将有 1/2 的概率为携带者（如图 4-24）。

二、基因型不确定者的后代再发风险

如果夫妇双方或一方的基因型根据家系所提供的信息不能肯定，而家系中又提供有其他信息，如表型正常的子女数、实验室检查的有关数据、年龄等，这些信息都可能否定或确定带有某种基因的可能性，这时要估计子代发病的危险率则较为复杂，可根据 Bayes 逆概率定律计算。

1963 年 Bayes 提出一种确认两种相互排斥事件概率的理论。1975 年后，这一理论逐渐用于遗传咨询中，用以准确地计算遗传病的再发危险率。首先要确定前概率和条件概率，在此基础上计算出联合概率和后概率，从而得出子代发病的危险率。在特定的遗传情况下，要将各种可能的假设条件，即各种可能的基因型均考虑在内。

前概率（prior probability）是按照遗传理论或遗传病的遗传方式列出有关成员可能具有的基因型以及产生这种基因型的理论概率。

条件概率（conditional probability）是在某种遗传假设条件下，决定某个体是某基因型的概率。遗传假设条件要从系谱中提供的遗传信息来确定，如已知家庭成员的健康状况、正常子女数、患儿数、发病年龄、实验室检查结果等。

联合概率（joint probability）是某一基因型前提下前概率和条件概率所说明的两个事件同时出现的概率，即前概率和条件概率之积。

后概率（posterior probability）是每一假设条件（每一基因型）下的联合概率除以所有假设条件下各基因型联合概率之和，即联合概率的相对概率。

（一）常染色体隐性遗传病

先天性聋哑大多数表现为常染色体隐性遗传。图 4-31 是一个先天性聋哑的家系，$Ⅲ_1$ 和 $Ⅲ_2$ 婚后已生了一个正常的孩子，他们再生孩子的患病风险是多大？由系谱资料可知，由于 $Ⅲ_1$ 是患者，所以 $Ⅱ_1$ 肯定是携带者，$Ⅱ_2$ 是携带者的可能性是 1/2（因兄妹之间基因相同的可能性为 1/2），$Ⅲ_2$ 是携带者的前概率为（1/2）×（1/2）= 1/4，$Ⅲ_2$ 不是携带者的前概率为 3/4。再从系谱中寻找信息，$Ⅲ_1$ 和 $Ⅲ_2$ 婚后已生下一个并不聋哑的女儿。如果 $Ⅲ_2$ 是携带者，生出正常女儿的概率为 1/2；如果 $Ⅲ_2$ 不是携带者，其生出正常女儿的条件概率为 1，依此求出 $Ⅲ_2$ 是携带者的后概率是 1/7，如表 4-3。

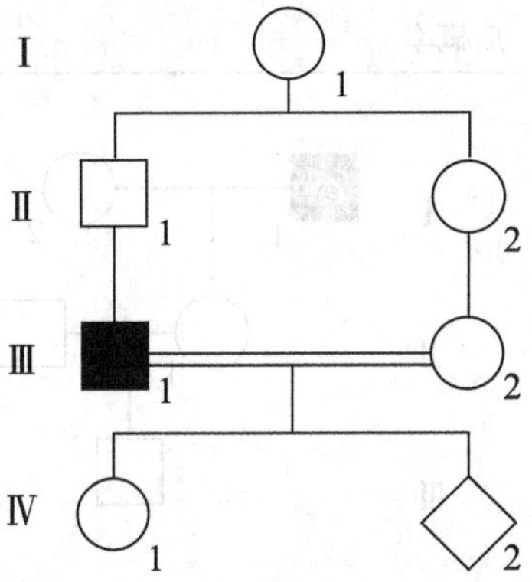

图 4-31 先天性聋哑患者的系谱

表 4-3 先天性聋哑患者的系谱中 $Ⅲ_2$ 为携带者的概率

概率	$Ⅲ_2$ 是杂合子（Aa）	$Ⅲ_2$ 是纯合子（AA）
前概率	1/4	3/4
条件概率	1/2	1
联合概率	（1/4）×（1/2）= 1/8	3/4 × 1 = 3/4
后概率	（1/8）÷（1/8+3/4）= 1/7	（3/4）÷（1/8+3/4）= 6/7

由于纯合子（aa）与携带者（Aa）婚后生出隐性患者（aa）的风险为 1/2，所以 $Ⅲ_1$ 再生孩子是先天性聋哑的风险为（1/2）×（1/7）= 1/14，随着连续出生健康孩子的增多，则 $Ⅲ_2$ 是携带者的风险越来越小，但最终不能断言她不是携带者。如果 $Ⅲ_1$ 和 $Ⅲ_2$ 一旦生出患儿，即可确定 $Ⅲ_2$ 就是携带者，此时 $Ⅲ_1$ 和 $Ⅲ_2$ 生出患儿的风险就上升到 1/2。

（二）常染色体显性遗传病

1．不规则显性遗传病　视网膜母细胞瘤为常染色体不规则显性遗传，外显率为 70%，有一妇女 $Ⅱ_1$ 表型正常，其父为该病患者，她前来咨询，婚后孩子是否会患视网膜母细胞瘤（图 4-32）？

由系谱可知 $Ⅱ_1$ 的基因型不能肯定，故按 Bayes 定律来计算后代的发病风险。因 $Ⅱ_1$ 的父亲患病，因此 $Ⅱ_1$ 是 Aa 的前概率为 1/2，$Ⅱ_1$ 是 aa 的前概率也是 1/2。由于视网膜母细胞瘤的外显率是 70%，在 $Ⅱ_1$ 是 Aa 时未发病的条件概率是 30%，在 $Ⅱ_1$ 是 aa 时不发病的条件概率为 1，因此，可计算出 $Ⅱ_1$ 在两种假设情况下的联合概率和后概率（表 4-4）。$Ⅱ_1$ 是杂合子的概率为 0.23，所以她婚后生出患儿的风险为 0.23 × 1/2 × 70% = 0.0805 = 8.05%。由上例可知，在这个不规则遗传病系谱风险的估计中，外显率为一个特定条件。

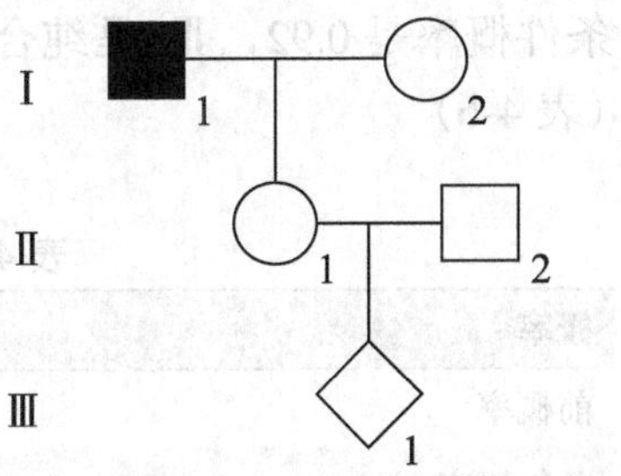

图 4-32 视网膜母细胞瘤患者的系谱

表 4-4 视网膜母细胞瘤患者的系谱中 Ⅱ$_1$ 是杂合子的概率

概率	Ⅱ$_1$ 是杂合子（Aa）	Ⅱ$_1$ 是纯合子（aa）
前概率	1/2	1/2
条件概率	0.3	1
联合概率	0.5 × 0.3 = 0.15	0.5 × 1 = 0.5
后概率	0.15 ÷（0.15+0.5）= 0.23	0.5 ÷（0.15+0.5）= 0.77

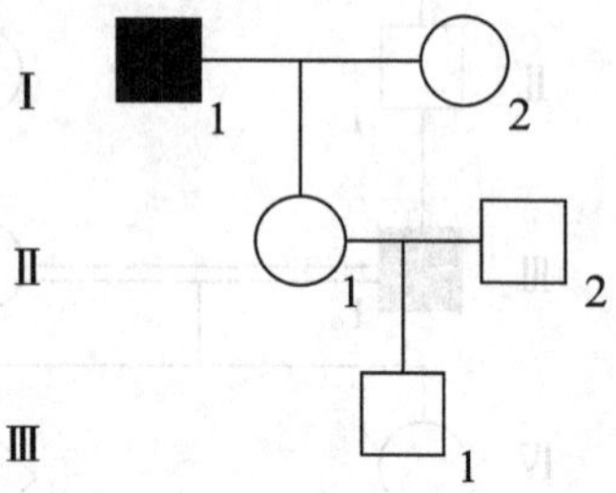

图 4-33 慢性进行性舞蹈病患者的系谱

2．延迟显性遗传病　患者一般为杂合子，出生时一般表型正常，当发育到一定年龄时才发病，因此，估计基因型不能确定者的发病风险时，发病年龄为一个特定条件。

慢性进行性舞蹈病为常染色体延迟显性遗传病。据调查，杂合子在 20 岁以前发病者占 8%，43 岁前发病者占 64%。图 4-33 中 Ⅱ$_1$ 的父亲患慢性进行性舞蹈病，Ⅱ$_1$ 已经 45 岁了尚未发病，Ⅲ$_1$ 已 20 岁，表型正常，Ⅱ$_1$ 前来咨询，她的独生子 Ⅲ$_1$ 是否会患此病，患病的风险有多大？已知该病的发生与年龄有一定关系，所以 Ⅱ$_1$ 和 Ⅲ$_1$ 是否为杂合子不能肯定，需根据 Bayes 定律先计算 Ⅱ$_1$ 和 Ⅲ$_1$ 是杂合子的概率。由于 Ⅰ$_1$ 的基因型已知为杂合子，根据遗传定律可知，Ⅱ$_1$ 为 Aa 和 aa 的前概率均为 0.5，当 Ⅱ$_1$ 是杂合子时，她 45 岁时未发病的条件概率为 0.36；Ⅱ$_1$ 的基因型为 aa 时，她在 45 岁未发病的概率为 1。因此，可推算出两种假设条件下 Ⅱ$_1$ 基因型的联合概率和后概率（表 4-5）。

表 4-5 慢性进行性舞蹈病系谱中 Ⅱ$_1$ 为杂合子的概率

概率	Ⅱ$_1$ 是杂合子（Aa）	Ⅱ$_1$ 是纯合子（aa）
前概率	0.5	0.5
条件概率	1 − 0.64 = 0.36	1
联合概率	0.5 × 0.36 = 0.18	0.5 × 1 = 0.5
后概率	0.18 ÷（0.18+0.5）= 0.26	0.5 ÷（0.18+0.5）= 0.74

因 Ⅱ$_2$ 为杂合子的概率为 0.26，所以根据遗传定律 Ⅲ$_1$ 是杂合子（Aa）的前概率是 1/2 × 0.26 = 0.13，Ⅲ$_1$ 是纯合子（aa）的前概率是 1 − 0.13 = 0.87。Ⅲ$_1$ 是杂合子（Aa）在 20 岁时未发病的条件概率是 0.92，Ⅲ$_1$ 是纯合子（aa）时未发病的条件概率为 1。因此，求出联合概率和后概率（表 4-6）

表 4-6 慢性进行性舞蹈病系谱中 Ⅲ$_1$ 为杂合子的概率

概率	Ⅲ$_1$ 是杂合子（Aa）	Ⅲ$_1$ 是纯合子（aa）
前概率	0.26 × 0.5 = 0.13	1 − 0.13 = 0.87
条件概率	1 − 0.08 = 0.92	1
联合概率	0.13 × 0.92 = 0.12	0.87 × 1 = 0.87
后概率	0.12 ÷（0.12+0.87）= 0.12	0.87 ÷（0.12+0.87）= 0.88

从上述计算可知，Ⅲ$_1$ 为 Aa 的概率是 0.12，所以 Ⅲ$_1$ 目前发病的风险为 0.12 × 8% = 0.96%，其 43 岁时的发病风险为 0.12 × 64% = 7.68%。

3．X 连锁隐性遗传病 血友病 A 是 X 连锁隐性遗传。图 4-34 是一个血友病 A 患者的家系。妇女Ⅲ$_6$ 的两个舅舅患血友病 A，前来咨询她的后代是否会患此病？

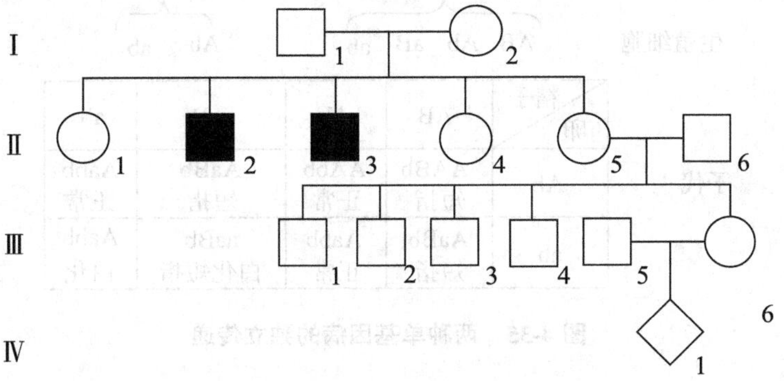

图 4-34 血友病 A 患者的系谱

根据系谱，Ⅰ$_2$ 肯定是携带者，Ⅱ$_5$ 可能是携带者，也可能是正常纯合子。因此，Ⅱ$_5$ 的基因型不能肯定，Ⅲ$_6$ 的基因型更不能肯定。为了回答咨询者的问题，先计算Ⅱ$_5$ 是携带者的概率，然后再计算出Ⅲ$_6$ 是携带者的概率。根据遗传定律，Ⅱ$_5$ 为正常纯合子的概率为 1/2，为携带者的概率是 1/2。当Ⅱ$_5$ 的基因型是正常纯合子时，则所生子女都正常，现已有 4 个正常男孩，所以这种情况下的条件概率为 1^4=1。Ⅱ$_5$ 如为携带者，则每生一个正常男孩的概率为 1/2，现有四个正常男孩，因此在Ⅱ$_5$ 为携带者时，4 个儿子都正常的条件概率为（1/2）^{4} = 1/16。Ⅱ$_5$ 为杂合子的后概率是 1/17（表 4-7），她的女儿Ⅲ$_6$ 是携带者的概率为（1/17）×（1/2）= 1/34。Ⅲ$_6$ 生男性患儿的风险是 1/34 × 1/2 = 1/68，女儿都正常。

表 4-7 血友病 A 系谱中Ⅱ$_5$ 是携带者的概率

概率	Ⅱ$_5$ 是杂合子（X^HX^h）	Ⅱ$_5$ 是纯合子（X^HX^H）
前概率	1/2	1/2
条件概率	(1/2)^4 = 1/16	14 = 1
联合概率	（1/2）×（1/16）= 1/32	1/2 × 1 = 1/2
后概率	（1/32）÷（16/32+1/32）= 1/17	（16/32）÷（16/32+1/32）= 16/17

三、两种单基因病相伴遗传的再发风险

当一个家系中同时存在两种单基因遗传病时，分析其传递规律的关键问题，首先应考虑控制它们的基因是否位于同一条染色体上，由此可分为两种情况。

（一）两种单基因病的自由组合传递

在临床上，一个家系如果出现两种单基因病患者，而两种单基因病的致病基因位于非同源染色体上，它们按自由组合定律独立传递。例如，已知短指是常染色体显性遗传病，致病基因 B 位于 2 号染色体（2q35-q36），白化病是常染色体隐性遗传病，致病基因 a 位于 11 号染色体（11q14-q21）。在一个家系中丈夫短指，妻子正常，婚后生了一个白化病的患儿，这对夫妇若再生第二胎，其子女发病情况如下：根据系谱特点，这对夫妇均为白化病基因携带者，丈夫的基因型是 AaBb；妻子的基因型是 Aabb，再生孩子的发病情况见图 4-35。

上述婚配形式也可以用概率对后代发病风险做出评估。丈夫短指，妻子正常，子代短指的概率为 1/2，正常的概率也是 1/2；夫妻双方都是白化病的携带者，子代中白化病的概率为 1/4，正常的概率是 3/4。利用概率的乘法定律综合考虑这两种病，这对夫妇再生第二胎的情况为：仅短指不白化的概率为（3/4）×（1/2）= 3/8；仅白化不短指的概率为（1/4）×（1/2）= 1/8；既白

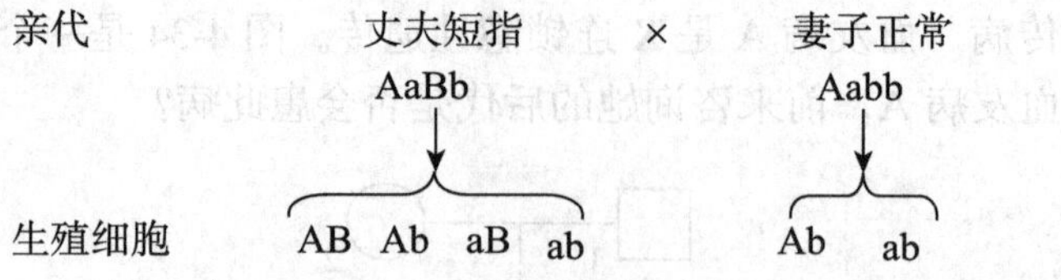

精子 / 卵	AB	Ab	aB	ab
Ab	AABb 短指	AAbb 正常	AaBb 短指	Aabb 正常
ab	AaBb 短指	Aabb 正常	aaBb 白化短指	Aabb 白化

图 4-35　两种单基因病的独立传递

化又短指的概率为（1/4）×（1/2）= 1/8；正常的概率为（3/4）×（1/2）=3/8。

（二）两种单基因病的连锁与互换传递

当两种单基因病的致病基因位于同一对染色体上时，它们按照遗传的连锁与互换定律传递，而子代中重组类型的比例由交换率决定。如控制红绿色盲和血友病 A 的基因都位于 X 染色体上，且均为隐性基因，交换率为 10%。假设父亲是红绿色盲，母亲表型正常，已生出一个女儿是红绿色盲，一个儿子是血友病 A，试问他们再生孩子的情况如何？现以 b 代表红绿色盲基因，h 代表血友病 A 的基因。由于女儿为红绿色盲患者，所以母亲必然是该病的携带者，从其儿子患血友病 A 来看，母亲也必然是该病的携带者，而这两种致病基因分别位于两条 X 染色体上。父亲为红绿色盲患者，故具有色盲基因，但无血友病 A 基因。由于母亲生殖细胞形成时，X 染色体上这两对致病基因可发生交换，交换率为 10%，从而母亲可形成 4 种生殖细胞，其基因发生交换的两种类型占 10%。父亲形成两种精子，其后代情况从图 4-36 可以看出，他们所生的女孩中，有

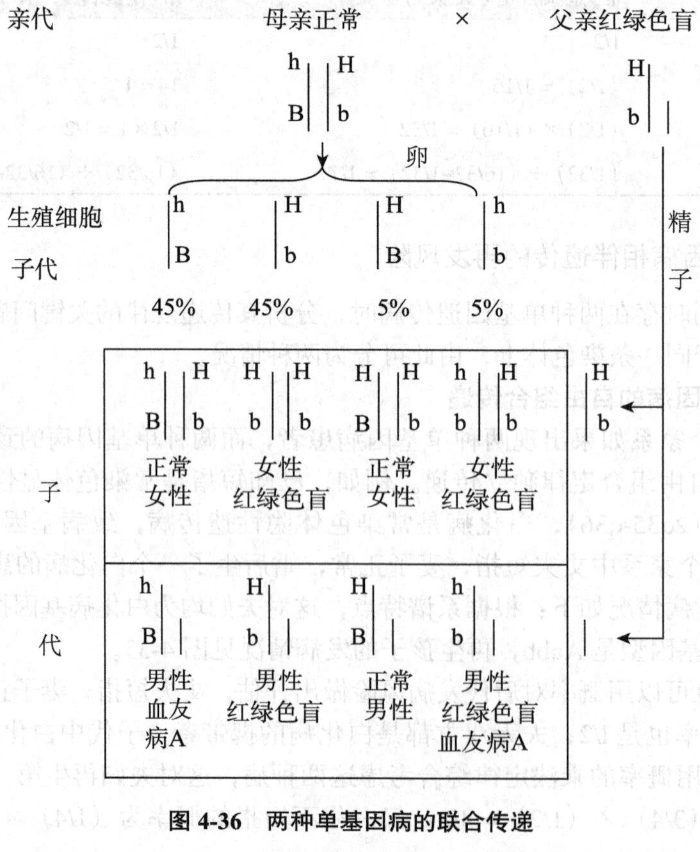

图 4-36　两种单基因病的联合传递

50% 概率正常，50% 概率患色盲；男孩中 45% 可能患血友病 A，45% 可能患红绿色盲，5% 可能同时患两种疾病，5% 概率是正常的。

第四节　影响单基因病分析的因素

一、表现度

表现度（expressivity）是指具有一定基因型的个体形成相应表现型的明显程度，或一种致病基因的表达程度。表现度和外显率均受环境因素和遗传背景的影响，但两者所指的内容不同。外显率是指杂合子个体的发病比率，而表现度则是指不同个体表现出来的疾病的严重程度。

如常染色体显性遗传的成骨发育不全症，它以耳聋、蓝色巩膜、骨质脆弱、多发性骨折为主要症状。由于表现度的不同，有的患者只表现为蓝色巩膜，有的患者表现为蓝色巩膜伴耳聋，严重者除表现有以上症状外，还表现出牙齿半透明、指甲发育不全等症状。

又如，多指（趾）症患者可以表现为指（趾）数多少的不一、桡侧多指与尺侧多指的不同、手多指与脚多趾的不一或软组织的增加和掌骨的增加差异等，而这些差异可以出现在不同的个体，也可以出现在同一个体的不同部位。表现度的差异并不影响致病基因向后代的传递，基因依旧按孟德尔方式遗传。表现度轻的患者所生的子女不一定就表现为轻型。

Marfan 综合征是一种染色体显性遗传病，杂合体患者可以同时有眼、骨骼、心脏和血管系统受损，也可以只表现出其中的一种或两种。图 4-37 是一个 Marfan 综合征的系谱，先证者Ⅲ$_3$患有骨骼畸形、二尖瓣功能障碍，其母亲Ⅱ$_4$及其外公Ⅰ$_1$仅患有骨骼畸形，表现度轻；而其舅舅Ⅱ$_3$既患有骨骼畸形、二尖瓣功能障碍，又患有高度近视，表现度重。该家系所有受累成员的致病基因均来自Ⅰ$_1$，均为杂合子患者，然而他们的表现度却有差异。80% ~ 90% 的 Marfan 综合征患者死于心血管并发症——主动脉夹层破裂和充血性心力衰竭。

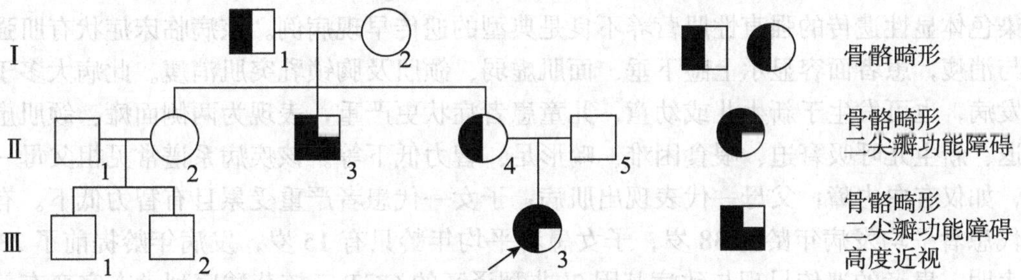

图 4-37　一个 Marfan 综合征的系谱

二、基因多效性

基因多效性（pleiotropy）是指一个基因可产生多种生物学效应。一个基因异常造成的基因产物缺乏或缺陷常常会在不同的组织器官和个体发育的不同阶段产生影响，从而引起多种生理生化、组织结构等性状的相应改变。例如，半乳糖血症是一种糖代谢异常疾病，患者伴有智力发育不全、腹水、黄疸、肝硬化等症状，严重者还可以出现白内障等症状。造成这种多效性的原因是基因产物在体内复杂代谢的结果。一方面是异常的基因产物（蛋白质或酶）直接控制和影响了不同组织和器官的代谢功能，即所谓的初级效应，如半乳糖血症的代谢异常。另一方面是在基因初级效应的基础上通过连锁反应引起一系列次级效应，如半乳糖血症的神经系统异常和消化系统症状等。镰状细胞贫血病患者由于体内存在异常血红蛋白引起红细胞镰变（初级效应），进而使血液黏滞度增加、局部血流停滞、各组织器官的血管梗死、组织坏死等，导致各种临床表现，这些临床症状都是红细胞镰变的次级效应。

三、遗传异质性

生物性状即表型是由基因型决定的，但同一表型并不一定是一种基因型表达的结果，几种基因型可能表现为同一表型，这种表型相同而基因型不同的现象称为遗传异质性（genetic heterogeneity）。遗传异质性又可进一步分为等位基因异质性（allelic heterogeneity）和基因座异质性（locus heterogeneity）两类。前者是指同一基因座位上的不同突变，使同一疾病发病的不同发病家系带有不同的突变类型；后者是指发生在不同基因座位上的突变所造成的表型效应相同或相似。

遗传异质性几乎成为遗传病的普遍现象。β 地中海贫血是由于血红蛋白的 β 珠蛋白链合成障碍、α 珠蛋白链相对过剩并沉积于红细胞所造成的溶血性贫血，呈不完全显性遗传。现已证明有 100 多种突变可以导致 β 地中海贫血。由于基因突变类型众多，患者的临床表现程度有较大的差异，实际是大多数重症患者是两种致病基因的杂合子，他们分别从父母那里继承了不同的致病等位基因，因此该病表现出等位基因异质性。

先天性聋哑具有高度的遗传异质性，有常染色体隐性遗传、常染色体显性遗传和 X 连锁隐性遗传三种方式，是基因座位异质性的很好说明。属常染色体隐性遗传的又有Ⅰ型、Ⅱ型。Ⅰ型估计有 35 个基因座位，Ⅱ型有 6 个基因座位。其中每个座位纯合都可导致先天性聋哑，但也常见到两个先天性聋哑患者婚配后生出听觉正常的孩子，这就是由于父母聋哑基因不在同一基因座位所致，如 DDee（聋哑）× ddEE（聋哑）→ DdEe（正常）。

四、遗传早现

一些遗传病在连续世代传递过程中，发病年龄一代比一代提前，病情一代比一代加重，这种现象称为早现（anticipation）。研究表明，早现现象是由于不稳定、可扩展的三核苷酸重复序列重复次数增加造成的，因此这种早现又被称为遗传早现（genetic anticipation）。

常染色体显性遗传的强直性肌营养不良是典型的遗传早现病例。该病临床症状有肌强直、肌肉瘦弱与消瘦，患者面容显示上睑下垂、面肌虚弱、颌肌及胸锁乳突肌消瘦。此病大多于青少年或成年发病，也可发生于新生儿或幼童，儿童患者症状更严重，表现为两侧面瘫、颌肌虚弱、肌张力减退、新生儿呼吸窘迫、喂食困难、畸形足、智力低下等。该疾病系谱常见祖父母一代有轻微症状，如仅有白内障；父母一代表现出肌病；子女一代患者严重受累且有智力低下。有统计显示，亲代患者平均发病年龄为 38 岁，子女患者平均年龄只有 15 岁，发病年龄提前了 23 年。基因分析表明，患者的遗传早现与致病基因 3′ 非翻译区的 CGT 三核苷酸序列动态突变有关，这个序列在世代传递过程中拷贝数是逐步增加的。正常拷贝数为 5 ～ 35 次，而患病个体超过 50 次，有的甚至达 1000 次，重复次数越多，发病年龄就越早，病情就越重。

五、从性遗传和限性遗传

有些常染色体上的显性或隐性基因，它们所控制的性状受性别影响而显出男女分布比例或表现程度差异的现象，称为从性遗传（sex-influenced inheritance）。从性遗传和性连锁遗传在遗传方式上截然不同。例如，原发性血色病是一种遗传性铁代谢障碍，其特征为含铁血黄素在组织中大量沉积，造成皮肤色素沉着、肝硬化、糖尿病三联综合征。由于该病是在铁质蓄积达到 10 ～ 35g 时方产生症状，所以发病较迟，80% 的病例在 40 岁以后发病。本病由常染色体上的隐性致病基因控制，男性患者比女性患者多 10 ～ 20 倍。由于女性通过月经、妊娠、哺乳，一生中可丧失铁 10 ～ 35g，故难以表现铁质沉着症状。再如，早秃也属于常染色体显性遗传，由于杂合子（Aa）男性会出现早秃，而女性只有纯合子（AA）时才会出现早秃，所以，人群中男性患者明显多于女性。这种表达的性别差异可能与雄性激素的作用有关。

某种性状或疾病的基因位于常染色体或性染色体上，其性质可以是显性或隐性，但由于性别限制，只在一种性别中出现，另一性别则完全不能表达，这种遗传方式称限性遗传（sex-limited inheritance）。限性遗传主要与两性生理构造的差异有关，如子宫阴道积水由常染色体隐性基因决定，隐性纯合子中，女性可表现相应症状，男性却不表现该性状，但该基因可传给后代。

从性遗传和限性遗传的现象表明，在常染色体遗传病中有时也可能见到性别差异，应注意与性连锁遗传区别。

六、遗传印记

某些遗传病的致病基因可以遗传给后代，但它是否表达则取决于发生突变的基因是来自母本还是父本，我们称这种遗传现象为遗传印记或遗传印迹（genetic imprinting），这种基因称为印记基因（imprinted gene）。例如，编码小鼠胰岛素样生长因子的基因（*IGF-2*），只有来自父本的才能正常表达，而来自母本的则在大多数组织中不被转录，成为存在于细胞中的“印记”。对于大多数基因而言，来自父本和母本的一对等位基因都是同时表达或关闭的，但遗传印记打破了这种平衡，有一些印记基因只有来自父本的拷贝得以表达，而来自母本的拷贝则是沉默的，反之亦可能发生。

例如 Angelman 综合征（Angelman syndrom，AS），又称快乐木偶综合征，是由印记基因 *UBE3A* 缺陷导致的一种神经发育性疾病。*UBE3A* 基因属母源性，即来自母亲的 *UBE3A* 基因有表达，来自父源的 *UBE3A* 基因被甲基化而不表达，其表达缺陷导致 AS。患者临床表现为重度精神发育迟滞、小头、共济失调、不合时宜的大笑、癫痫、言语发育障碍和智力障碍。

遗传印记不同于孟德尔遗传现象。这种现象可能与基因在生殖细胞分化过程中受到修饰（如 DNA 甲基化）有关（见第十二章第五节）。

知识链接

基因身份证

基因身份证是根据分析个体遗传标记性位点而制作的个人身份证。制作过程包括：抽取个体血液，对血样进行 DNA 的提取，然后自动化基因分型和制卡。成品的基因身份证与普通公民身份证大小无异，但背面有一组数字和字母，这些数字和字母是能够表达遗传基因位点特征的数据，由分析人染色体上的短串联重复序列（short tandem repeat，STR）得到的。如在卡片上显示的“D8S1179”这组数字，它表示人染色体上的一个微卫星位点，“D8”指的是第八号染色体，S 是英文单词“卫星”的简写，“1179”表示微卫星的具体编号。这些符号的运用都是遵循了国际上通用的个体识别和亲子鉴定的基因位点的表示方法，每个人的基因密码就是由这 15 个基因位点串联而成的。在 D8S1179 下面的两个数字（14、15）不分先后，一个数字来自父亲，一个来自母亲。该个体父母在同一位点上的基因编码必然也是“14 或 15”。

基因身份证样本之一

知识链接

在亲子鉴定时，如果父母15个位点上的编码全部可与某个人匹配，就可以肯定二者的亲缘关系；在人体器官移植、输血、耐药基因等方面，可对照基因身份证寻找，医生可以最快的速度救助患者。由于基因身份证具有准确性高、信息量大、安全可靠等特点，随着各方面条件的不断成熟和完善，基因身份证完全有取代普通身份证的趋势。

参考文献：[1] http ://www. dna591. com/jysfz. htm.

[2] 唐逸．我国基因身份证面世．百科视野，2008，5：96-97.

本章小结

1．决定性状的基因位于染色体上，控制同一类性状的基因位于同源染色体的相同位置，称为等位基因或复等位基因。有性繁殖的生物体通过减数分裂形成生殖细胞时，同源染色体分离使得成对的基因彼此分离，分别进入不同生殖细胞，即分离定律；非同源染色体自由组合使得非等位基因自由组合进入同一生殖细胞，即自由组合定律；位于同一条染色体上的基因彼此连锁进入同一生殖细胞，同源非姐妹染色单体间部分交换导致染色体基因发生重组，即连锁互换定律。

2．单基因病是由单个（或对）基因突变所导致的遗传病。根据致病基因所在染色体及基因的性质，可将单基因病分为五种遗传方式：常染色体显性遗传（AD）、常染色体隐性遗传（AR）、X连锁显性遗传（XD）、X连锁隐性遗传（XR）和Y连锁遗传（YL）。常染色体遗传病表现为男女发病概率均等，AR病还表现出近亲结婚子女发病率增高的特点；交叉遗传是判断X连锁遗传的重要依据，即男性的X染色体连锁基因只能从母亲那里获得，将来只能传给自己的女儿。掌握单基因遗传的遗传方式及系谱特点，才能在临床上对单基因病进行诊断及复发风险的估计，这是遗传咨询师必备的一项技能。

3．在常染色体显性遗传中，由于内外环境因素的影响，杂合子可出现完全显性、不完全显性、不规则显性、共显性和延迟显性等几种不同表现形式。

4．单基因病种类较多，目前已知的与人类疾病相关的基因座位大约有10 314个。在分析单基因遗传时，应注意拟表型、基因多效性、遗传异质性、遗传早现、遗传印记、从性和限性遗传等问题。

自测题

一、名词解释

1．性状　2．相对性状　3．显性性状　4．隐性性状　5．显性基因

6．隐性基因　7．性状分离　8．等位基因　9．基因型　10．表现型

11．纯合子　12．杂合子　13．测交　14．复等位基因　15．亲组合
16．重组合　17．完全连锁　18．不完全连锁　19．连锁群　20．互换率
21．系谱　22．先证者　23．携带者　24．性连锁遗传　25．交叉遗传
26．全男性遗传　27．表现度　28．外显率　29．基因多效性　30．遗传异质性
31．从性遗传　32．限性遗传　33．遗传早现　34．遗传印记

二、简答题

如何区分常染色体显性遗传病与X-连锁显性遗传病、X-连锁隐性遗传病、Y-连锁遗传病？

三、案例题

1．某医院妇产科同时有三位孕妇分娩，各生下一个女孩，因停电事故将三个孩子弄错，孕妇请求医院给予鉴定。经鉴定，甲夫妇血型分别为A型和B型，乙夫妇血型分别为AB型和O型，丙夫妇血型都是A型，三个孩子的血型分别为B型、AB型和O型。你能判断出这三个孩子的父母分别是谁吗？

3．一对夫妇听力正常，生育一个先天聋哑的孩子；另一对夫妇都是先天聋哑，他们所生的三个孩子都正常。请解释这两种遗传现象。

4．一位色觉正常的女性，她父亲是色盲患者，她与一个色盲男性婚配，试分析：他们生育儿子、女儿是色盲的频率各是多少？如果她同一个色觉正常男性结婚，情况又是怎样？

5．一个并指（AD型）女性与一个色盲（XR型）男性结婚，生下了一个色盲男孩，他们再生第二个孩子是并指或色盲的风险是多大？

7．血友病A为X-连锁隐性遗传病。有一表型正常的女孩，她父母表型均正常，但她的外祖母是该病致病基因的携带者。试问：女孩是致病基因携带者的概率是多大？她结婚生育患病男孩的概率是多大？

8．判断下列系谱的遗传方式，并写出患者及其父母的基因型。

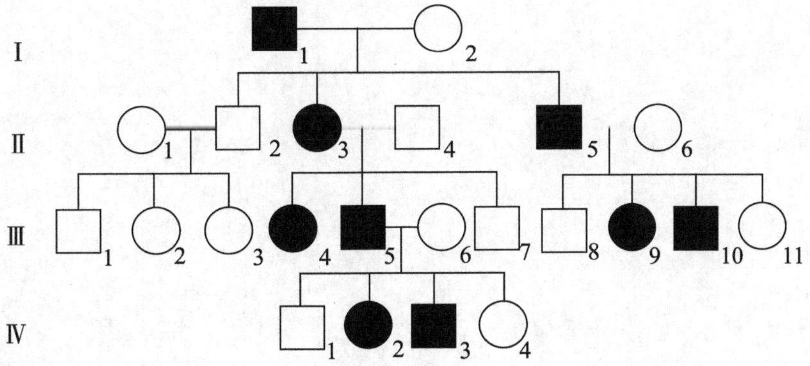

图4-38　一个遗传性痉挛性共济失调的系谱

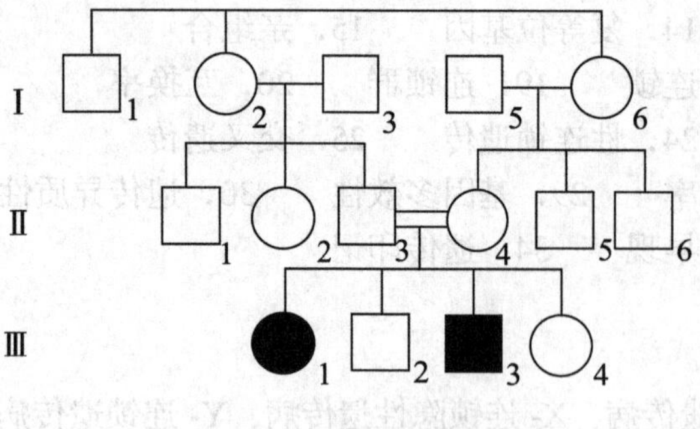

图 4-39 一个白化病的系谱

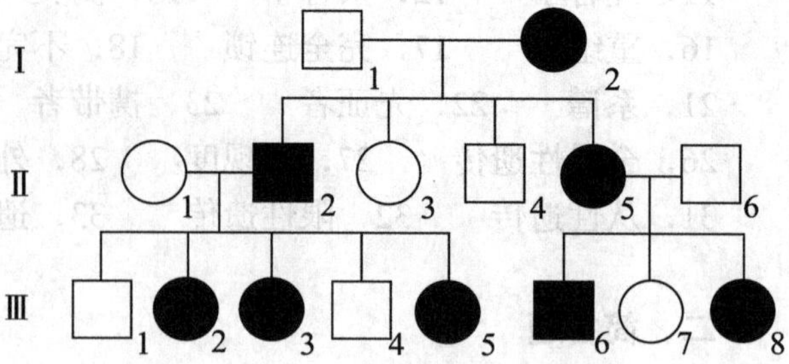

图 4-40 一个遗传性肾炎的系谱

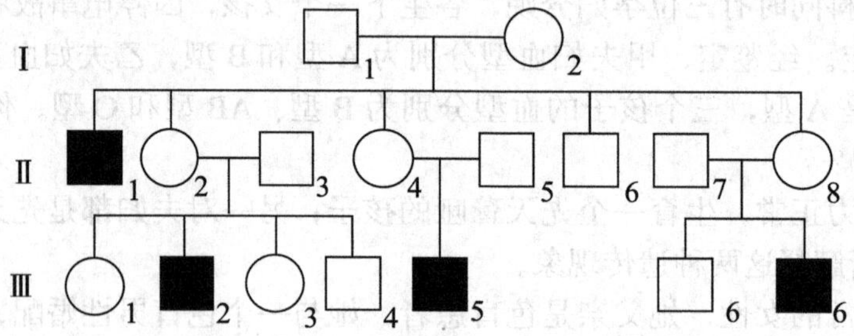

图 4-41 一个假性肥大型肌营养不良的系谱

（王 琦）

第五章　多基因病

学习目标

掌握：

1．多基因病易患性变异的分布与阈值、遗传度的概念。

2．多基因病的特征。

熟悉：

1．多基因遗传特点

2．影响多基因遗传的因素。

了解：

1．多基因病发病风险的估计。

2．常见的多基因遗传病的主要临床表现。

单基因病如白化病、红绿色盲和苯丙酮尿症等，都是受一对等位基因控制，属于单基因性状，其遗传可用孟德尔定律进行分析。人类许多遗传性状或疾病，其所具有的性状是在正常数量的基础上有所增加或减少，如高血压主要表现为血压增高，糖尿病表现为血糖增高等。这些疾病是以多对基因为遗传基础的，称为多基因病（polygenic disease）。多基因性状或多基因病的遗传方式称为多基因遗传（polygenic inheritance）。多基因病除受多对基因的影响外，环境因素对其的作用也十分明显，因此也称多因子病（multifactorial disease）。

第一节　多基因遗传

一、质量性状和数量性状

生物的遗传性状可以分为两大类：质量性状和数量性状。

质量性状（qualitative character）是指相对性状之间存在明显的差别，一般表现为有或无的变异，中间没有过渡类型，性状变异在群体中是不连续分布的，具有质的差异。在完全显性下，性状在群体中变异的个体分 2 个群，变异分布是不连续的，在分布曲线图中可看到两个峰。如遗传性垂体性侏儒症，患者的身高平均为 130cm，决定于基因型 aa，正常人的身高平均为 165cm，决定于基因型 Aa 或 AA，分布曲线图（图 5-1）有两个峰。在不完全显性遗传的情况下，性状在群体中变异的个体分 3 个群，如正常人的苯丙氨酸羟化酶活性为 100%，决定于基因型 AA；

携带者的酶活性为正常人的45% ~ 50%，基因型是Aa；苯丙酮尿症患者的酶活性为正常人的0% ~ 5%，这决定于基因型aa（图5-1）。质量性状的遗传基础是受一对等位基因控制。

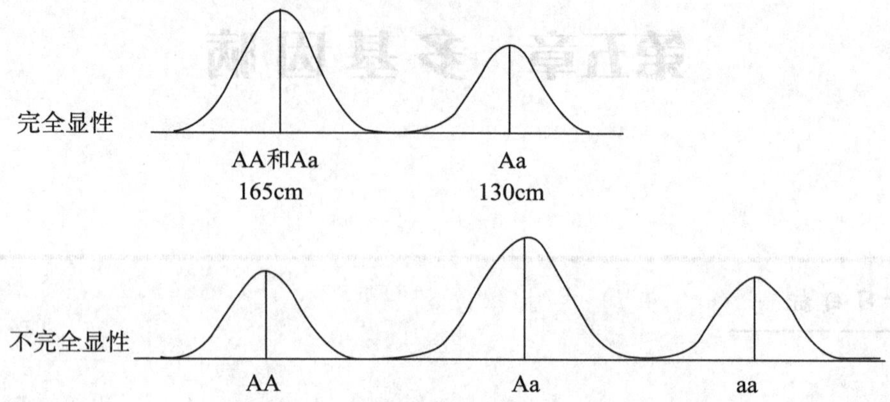

图5-1　质量性状变异分布图

数量性状（quantitative character）是指就某一性状而言，其变异在群体中呈连续分布，变异有一系列的过渡类型，彼此间没有明显界限，不同个体间只有量的差异。数量性状变异在群体中呈正态分布，分布曲线只有一个峰即群体平均值。如人的身高、血压和智力都属于数量性状。以正常人的身高为例，在一个随机取样的群体中，如果让许多人站在一起，按身高顺序排列起来，可以看到他们之间是由高到矮逐渐过渡的，人数越多，相邻两人之间差距就越小，甚至难于辨别高矮，因此这种变异是连续的。如果将这个随机取样的群体按低到高分组归类，并依每组的人数做出分布曲线，可以看出人身高呈正态分布，身高低于140cm或高于190cm的极端变异个体是极少数的，大部分人身高接近平均值（图5-2）。

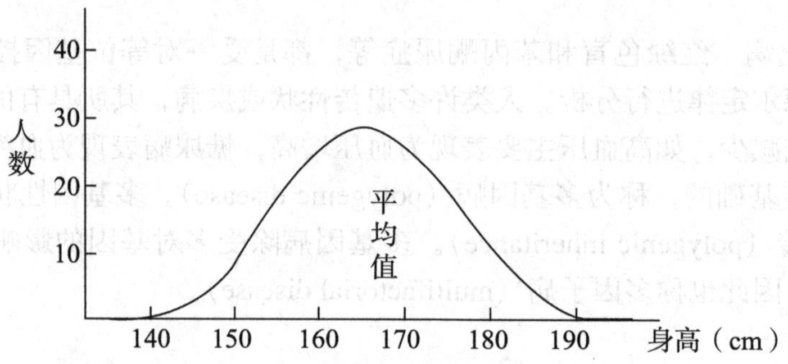

图5-2　正常人群身高的变异分布图

二、多基因假说和微效基因

1909年，瑞典的遗传学家尼尔逊爱尔（Nilsson-Ehle）以小麦为实验材料，对小麦种皮颜色进行了大量的研究，发现了数量性状的遗传机制，提出了多因子假说。其主要内容是：①数量性状遗传的基础是两对或两对以上的等位基因，每对等位基因之间无显性与隐性的区别，呈共显性；②每对等位基因在数量性状形成中的作用是微小的，这些基因被称为微效基因（minor gene），微效基因的作用可以累加，可形成一个明显的表型效应，称为累加效应（additive effect）；③这些微效基因也是按照孟德尔定律进行分离和自由组合；④数量性状的遗传除受微效基因的作用外，还受环境因素的影响。

人类多基因性状有身高、体重、肤色、智力等，为了较简便地说明问题，下面以人的身高为例。假设人的身高受三对基因控制，分别为A与A′、B与B′和C与C′，它们之间没有显、隐性关系，每个基因对身高的作用都是微效的，但它们的作用可以累加，最终共同决定人的身高。其中基因 A、B、C 可以分别使个体在平均身高（165cm）的基础上增加 5cm（定为增高基因），基因 A′、B′、C′ 可以分别使个体在平均身高的基础上减少 5cm（定为减高基因）。假如亲代为极高类型与极矮类型婚配：极高类型为 195cm，基因型是 AABBCC，极矮类型为 135cm，基因型为 A′A′B′B′C′C′。他们的子女（子一代）基因型为 AA′BB′CC′，如果不考虑环境因素的影响，从理论上都应该为平均身高（165cm）。再假设子一代不同个体之间婚配，不考虑环境因素，由于基因之间的分离与自由组合，子二代的大部分个体同样为平均身高，但会出现极端的个体（表 5-1）。

子一代三对基因的分离与组合决定了子二代身高的差异，子二代各类组合呈正态分布（图 5-3）。由于决定数量性状的基因远不止 3 对，加上环境因素的影响，数量性状在群体中的分布就更加复杂，形成一种连续的正态分布曲线。

表 5-1　子一代婚配产生子二代各基因型的比例

F_1 精子	F_1 卵子							
	ABC	**A′BC**	**AB′C**	**ABC′**	**A′B′C**	**AB′C′**	**A′BC′**	**A′B′C′**
ABC	AABBCC	AA′BBCC	AABB′CC	AABBCC′	AA′BB′CC	AABB′CC′	AA′BBCC′	AA′BB′CC′
A′BC	AA′BBCC	A′A′BBCC	AA′BB′CC	AA′BBCC′	A′A′BB′CC	AA′BB′CC′	A′A′BBCC′	A′A′BB′CC′
AB′C	AABB′CC	AA′BB′CC	AAB′B′CC	AABB′CC′	AA′B′B′CC	AAB′B′CC′	AA′BB′CC′	AA′B′B′CC′
ABC′	AABBCC′	AA′BBCC′	AABB′CC′	AABBC′C′	AA′BB′CC′	AABB′C′C′	AA′BBCC′	AA′BB′C′C′
A′B′C	AA′BB′CC	A′A′BB′CC	AA′B′B′CC	AA′BB′CC′	A′A′B′B′CC	AA′B′B′CC′	A′A′BB′CC′	A′A′B′B′CC′
AB′C′	AABB′CC′	AA′BB′CC′	AAB′B′CC′	AABB′C′C′	AA′B′B′CC′	AAB′B′C′C′	AA′BB′C′C′	AA′B′B′C′C′
A′BC′	AA′BBCC′	A′A′BBCC′	AA′BB′CC′	AA′BBC′C′	A′A′BB′CC′	AA′BB′C′C′	A′A′BBC′C′	A′A′B′BC′C′
A′B′C′	AA′BB′CC′	A′A′BB′CC′	AA′B′B′CC′	AA′BB′C′C′	A′A′B′B′CC′	AA′B′B′C′C′	A′A′BB′C′C′	A′A′B′B′C′C′

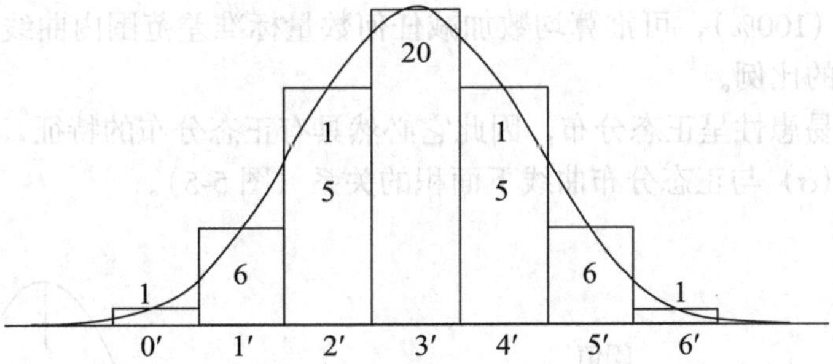

图 5-3　子二代身高变异分布图

从上述身高的遗传可以看出，多基因遗传具有如下特点：①两个极端变异的个体杂交后，子一代都是中间类型，但是也存在一定范围的变异，这是环境因素影响的结果。②两个中间类型的子一代个体杂交后，子二代大部分也是中间类型，但是由于多对基因的分离和自由组合以及环境因素的影响，子二代将形成更广泛的变异，有时会出现一些近于极端变异的个体。③在一个随机交配的群体中，变异范围广泛，大多数个体接近于中间类型，极端变异的个体很少。在数量性状遗传中，多基因遗传基础和环境因素都对变异产生作用。

第二节　多基因病

多基因病在群体中有着较高的发病率，大多超过0.1%。这些疾病可分为两大类：一类是遗传因素和环境因素共同影响形成的先天畸形，如唇裂、腭裂、脊柱裂、无脑儿等；另一类是多基因遗传的常见病和慢性病，如冠心病、哮喘、精神分裂症等。这些疾病无论是病因及发病机制的研究，还是疾病再发风险的评估，都要同时考虑遗传基础和环境因素两个方面。

一、易患性与阈值

在多基因遗传病中，遗传基础和环境因素的共同作用，决定了一个个体是否易于患病，称为易患性（1iability）。其中，由遗传基础决定一个个体患病的风险称为易感性（susceptibility）。易感性仅指个体的遗传基础，在一定环境条件下，易感性高低可代表易患性高低。易患性是多基因遗传病使用的一个特殊概念，易患性高，患病的可能性就大；易患性低，患病的可能性就小。易患性和多基因遗传性状一样在群体中呈正态分布，即群体中大多数个体的易患性都接近平均值，易患性很低和很高的个体数量都很少。当一个个体的易患性高达一定程度时，即达到一个限度时，这个个体就将患病，这个易患性的限度称为阈值（threshold）。阈值使连续分布的易患性变异被划分为两部分：低于阈值的部分为正常个体，而高于阈值的部分为患者。患者与群体总人数的比率即为群体发病率。在一定的环境条件下，阈值代表发病所必需的致病基因的最低数值（图 5-4）。

具体某个体的易患性高低无法测量，一般只能根据婚后所生子女的发病情况做出粗略估计，如果一个家庭发病人数多或病情较严重，就可以说这个家庭成员具有的易感性基因较多或易患性较高。而一个群体的易患性平均值的高低，则可以由该群体的发病率做出估计。衡量的尺度可以用正态分布平均值与标准差的已知关系，由发病率估计群体的阈值与易患性平均值之间的距离，这个距离即以正态分布的标准差作为衡量单位。根据正态分布曲线下的总面积（即曲线与横轴之间所包括面积）为 1（100%），可推算均数加减任何数量标准差范围内曲线与横轴之间所包括的面积占曲线下总面积的比例。

多基因病的群体易患性呈正态分布，因此它必然具有正态分布的特征，其正态分布数据包括均数（μ）和标准差（σ）与正态分布曲线下面积的关系（图 5-5）。

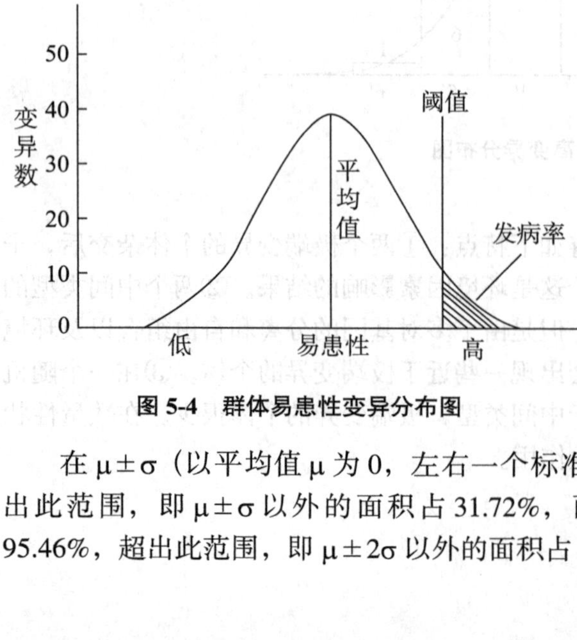

图 5-4　群体易患性变异分布图

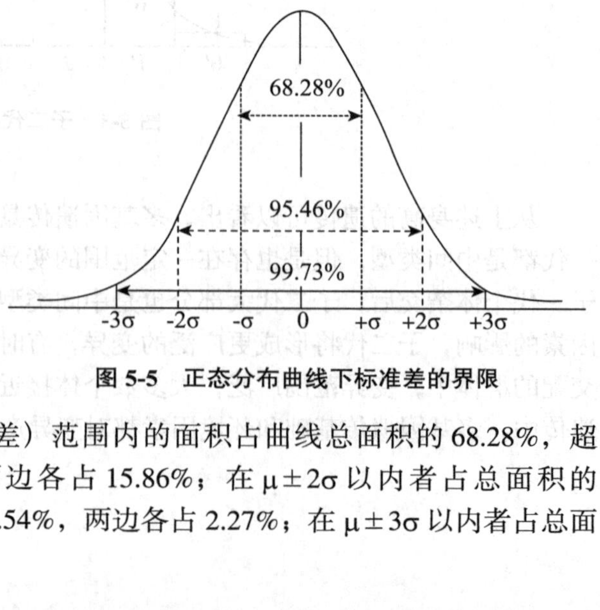

图 5-5　正态分布曲线下标准差的界限

在 μ±σ（以平均值 μ 为 0，左右一个标准差）范围内的面积占曲线总面积的 68.28%，超出此范围，即 μ±σ 以外的面积占 31.72%，两边各占 15.86%；在 μ±2σ 以内者占总面积的 95.46%，超出此范围，即 μ±2σ 以外的面积占 4.54%，两边各占 2.27%；在 μ±3σ 以内者占总面积的 99.74%，超出此范围，即 $\mu \pm 3\sigma$ 以外的面积占 0.26%，两边各占 0.13%。

多基因遗传病正态分布曲线下的面积代表人群总数（100%），其易患性超过阈值的那部分面积代表患者所占的百分数，即患病率。从群体发病率的高低可以推知发病阈值与易患性平均值的距离。例如，一个群体中某病发病率是 2.3%，群体易患性平均值应该位于与阈值相距 2 个标准差的位置；如果发病率是 0.13%，则群体易患性平均值应该位于与阈值相距 3 个标准差的位置（图 5-6）。可见，一种多基因遗传病的阈值与平均值相距愈近，表明该群体易患性的平均值愈高，阈值愈低，易患性超过阈值的个体愈多，即群体发病率也愈高。反之，两者距离越远，其群体易患性平均值越低，阈值越高，则群体发病率越低。也就是说，如果群体中患病率高，说明这个群体易患性高，这样，可从群体发病率的高低计算出阈值与平均值之间的距离，评估群体易患性的高低。

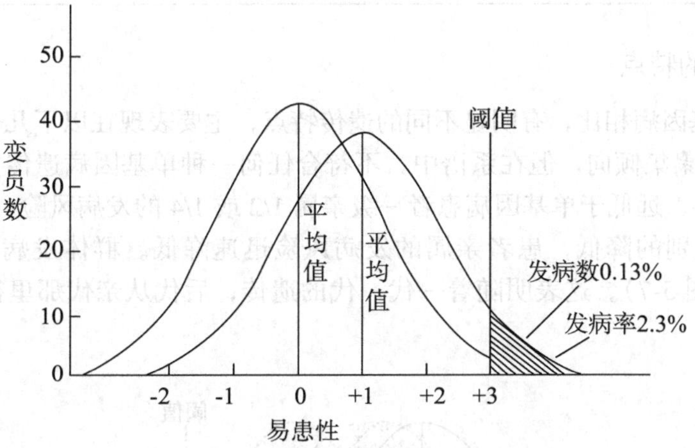

图 5-6 易患性阈值和平均值距离与发病率的关系

二、遗传度

在多基因遗传病中，易患性的高低受遗传基础和环境因素的双重影响，其中遗传基础所起作用的大小称为遗传度或遗传率（heritability），用百分率（%）表示。在多基因遗传病中，有些疾病的遗传度可高达 70% ~ 80%，这表明其遗传基础在决定易患性变异和发病上起着重要作用，而环境因素影响较小；反之，遗传率为 30% ~ 40% 或更低的疾病，则表明环境因素在决定易患性变异和发病上更为重要，而遗传因素是次要的。常见多基因遗传病的遗传度、群体发病率和患者一级亲属发病率列举于表 5-2。

表 5-2 一些常见多基因病和先天畸形的群体发病率、遗传度、先证者一级亲属患病率和男女性别比

疾病名称	群体发病率（%）	遗传度（%）	患者一级亲属发病率（%）	性别比（男 / 女）
精神分裂症	0.5 ~ 1.0	80	10 ~ 15	1
先天性巨结肠	0.02	80	男先证者 2；女先证者 8	4
哮喘	4	80	20	0.8
唇裂 ± 腭裂	0.17	76	4	1.6
腭裂	0.04	76	2	0.7
先天性幽门狭窄	0.3	75	男先证者 2；女先证者 10	5
糖尿病（青少年型）	0.2	75	2 ~ 5	1
先天性髋关节脱位	0.1 ~ 0.2	70	男先证者 4；女先证者 1	0.2
强直性脊椎炎	0.2	70	男先证者 7；女先证者 2	0.2

续表

疾病名称	群体发病率（%）	遗传度（%）	患者一级亲属发病率（%）	性别比（男/女）
先天性畸形足	0.1	68	3	2
冠心病	2.5	65	7	1.5
原发性高血压	4 ~ 10	62	15 ~ 30	1
脊柱裂	0.3	60	4	0.8
无脑儿	0.5	60	4	0.5
原发性癫痫	0.36	55	3.9	0.8
原发肝癌	0.05	52	5.45	3.5
消化性溃疡	4	37	8	1
先天性心脏病（各型）	0.5	35	2.8	–

三、多基因病的特点

多基因病与单基因病相比，有明显不同的遗传特点，主要表现在以下几个方面：

1．发病有家族聚集倾向，但在系谱中，不符合任何一种单基因病遗传方式。患者一级亲属发病率为 1% ~ 10%，远低于单基因病患者一级亲属 1/2 或 1/4 的发病风险。

2．随着亲属级别的降低，患者亲属的发病风险迅速降低。群体发病率愈低的多基因病，这种特征愈明显（图 5-7）。这表明随着一代一代的遗传，后代从亲代那里得到的致病基因越来越少。

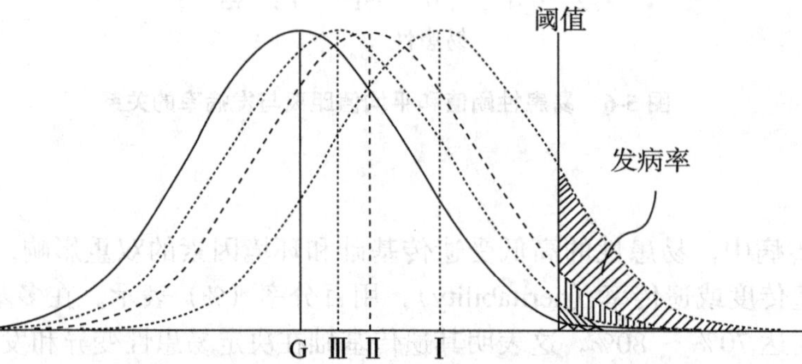

图 5-7 一般群体和患者一、二、三级亲属多基因病发病率的比较

G：一般群体易患性平均值；Ⅰ：一级亲属易患性平均值；

Ⅱ：二级亲属易患性平均值；Ⅲ：三级亲属易患性平均值。

3．近亲婚配时，子女的发病风险高于随机婚配，但不如常染色体隐性遗传显著，这可能与多因子的累加效应有关。

4．发病率有种族（民族）差异（表 5-3）。表明不同种族（民族）具有不同的基因库。

5．病情越重，再发风险就越大，说明遗传因素起着重要作用。

6．发病率大多超过 0.1%。

表 5-3　一些多基因病的种族差异

疾病名称	群体发病率	
	中国人	美国人
脊柱裂	0.003	0.002
无脑儿	0.006	0.005
唇 / 腭裂	0.0017	0.0013
先天性畸形足	0.008	0.055
先天性髋关节脱臼	0.015	0.007

四、多基因病的再发风险估计

当一个家庭中出现某种多基因病患者时，其他成员患这种多基因病的可能性就是多基因病的再发风险。由于多基因病涉及多种遗传因素和环境因素，发病机制复杂，故很难像分析单基因病那样，准确推算出发病风险。一般来说，估计多基因病的再发风险时，应综合考虑下列因素。

（一）群体发病率和遗传度

当某种多基因病的群体发病率为 0.1% ～ 1%，遗传率为 70% ～ 80% 时，患者一级亲属的患病率可用 Edward 公式来估算，即 $f=\sqrt{p}$。公式中 f 代表患者一级亲属发病率，P 代表一般群体发病率。例如，唇裂在中国人群中的发病率为 0.17%，其遗传率为 76%，则患者一级亲属的发病率为 $f=\sqrt{p}=\sqrt{0.17\%}\approx 4\ \%$。但需要注意的是，应用 Edward 公式计算患者一级亲属必须具备两个条件，即遗传度和群体发病率在前述范围，如果群体发病率和遗传度过高或过低，则 Edward 公式即不适用。图 5-8 是一般群体发病率、遗传度和患者一级亲属发病率关系的图解。当已知群体发病率和遗传度时，从此图即可查出患者一级亲属的发病风险。例如，原发性高血压的群体发病率约为 6%，遗传度为 62%，患者一级亲属发病率从图中查出约为 16%。如果按 Edward 公式计算，$f=\sqrt{0.06}=24.5\%$，与实际值有较大偏差。

（二）亲属级别

多基因病随着亲属级别的降低，患者亲属发病风险也迅速降低。在发病率低的疾病中，这个

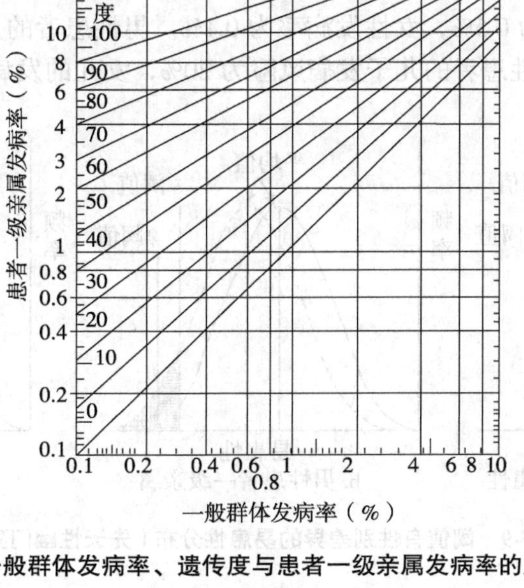

图 5-8　一般群体发病率、遗传度与患者一级亲属发病率的关系图解

特点更为明显。例如，先天性畸形足的群体发病率为 0.1%，一级亲属的发病率为 2.5%，二级亲属的发病率就降为 0.2%。表 5-4 说明一些多基因病患者不同级别亲属发病风险的比较。

表 5-4 某些多基因病患者不同级别亲属发病风险比较

疾病名称	群体发病率	发病风险			
		一卵双生	一级亲属	二级亲属	三级亲属
唇裂 ± 腭裂	0.001	×400	×40	×7	×3
足内翻	0.001	×300	×25	×5	×2
神经管缺损	0.002		×8		×2
先天性髋关节脱臼	0.002	×200	×25	×3	×2
先天性幽门狭窄	0.005	×80	×10	×5	×1.5

（三）家庭中患者人数和病情

多基因病的再发风险与家庭中患者人数以及病情呈正相关。一般来说，一个家庭中患病人数越多，意味着再发风险越高。如果一对夫妇已生过一个患儿，表明他们带有一定数量的该病致病基因。如果一对夫妇已生过两个患儿，则说明夫妇两人带有更多的该病致病基因，虽然他们本人并未发病，但他们的易患性必然更接近阈值，再次生育时的再发风险将增加 2 ~ 3 倍。例如，父母正常，第一胎唇裂、腭裂发病风险为群体发病率（0.17%）；如第一胎为患儿，第二胎再发风险为 4%；第一、第二胎均为患儿，第三胎再发风险为 10%。

病情严重的患者必然带有更多的易感性基因，其父母也相对带有较多的易感性基因，使易患性更接近阈值。所以患者父母再次生育时，其同胞的再发风险也增高。例如患儿为单侧唇裂，同胞发病风险为 2.46%；患儿为双侧唇裂，同胞发病风险为 5.6%。

（四）发病率的性别差异

某种多基因病发病率有性别差异时，高发病率性别的患者，其后代再发风险较低；反之，低发病率性别的患者，其后代发病风险反而高。这是因为当一种多基因病的群体发病率有性别差异时，表明不同性别的易患性阈值不同（图 5-9）。发病率低的性别其阈值高，发病率高的性别其阈值低。在发病率低的性别中，由于其阈值高，发病个体的易患性必然高（易患性已超过阈值），因此其子女发病风险较高（尤其是发病率高的性别）。相反，在发病率高的性别中，其阈值低，已发病的患者易患性也较低，所以其子女发病风险较低（尤其是发病率低的性别）。例如，先天性幽门狭窄的男性发病率为 0.5%，女性发病率为 0.1%。男性患者的儿子发病风险为 5.5%，女儿的发病风险为 1.4%；而女性患者的儿子发病风险为 20%，女儿的发病风险为 7%。

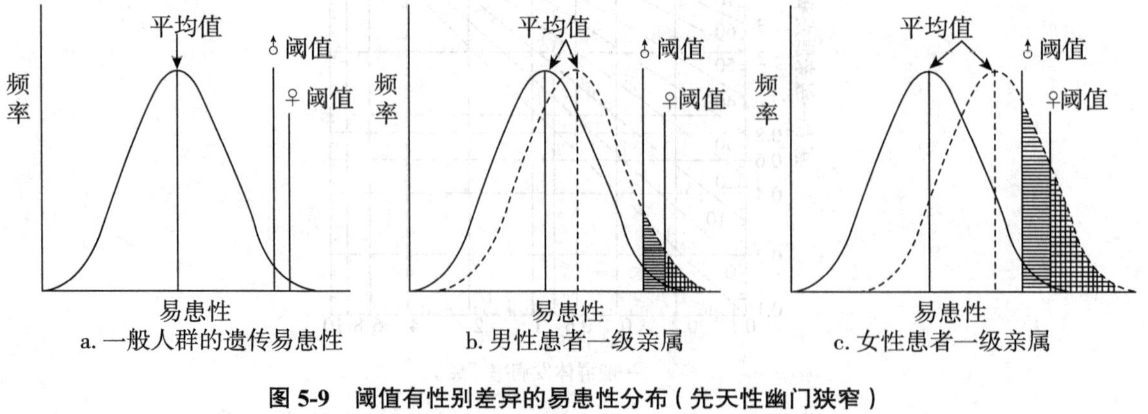

图 5-9 阈值有性别差异的易患性分布（先天性幽门狭窄）

第三节　多基因病的研究进展

多基因病是微效基因的累加效应与环境因素的相互作用所导致的，发病率较高，因此危害更加严重。由于多因素和多基因参与了此类疾病的发生发展过程，这类疾病常称为复杂性疾病（complex disease）。多因素是指内外环境因素，多基因是指多种遗传因素，它们之间产生复杂的相互作用，从而使得多基因病的病因难以确定。

长期以来，医学界做了很大努力来确定致病的环境因素，以便通过控制环境因素来减少这类疾病的发生。20 世纪 90 年代以后，特别是随着人类基因组计划的开展，人们的研究重点开始向复杂的遗传因素转移，主要集中在对引发多基因病的易感基因的研究。为了达到以上目标，研究工作经历了三个阶段。第一阶段，候选基因研究（candidate gene research）；第二阶段，基因组连锁扫描（whole-genome linkage scanning）；第三阶段，基因组关联研究（genome-wide association studies，GWAS）。近年来，国内外在 GWAS 研究方面已经取得了很大进展，对一些常见的复杂性疾病的研究已经进入了基因水平，如肿瘤、心血管疾病、高血压、糖尿病、肥胖症、骨质疏松症、呼吸系统疾病、消化系统疾病、精神神经疾病等。下面以高血压和糖尿病为例，就多基因病的研究进展做简要介绍。

一、原发性高血压

高血压（hypertension）以动脉压升高为主要特征，是卒中和心脏病的主要风险因素，可并发心脏、血管、脑与肾等靶器官损害以及代谢改变的临床综合征。高血压具有明显的家族聚集倾向，遗传率为 60%，遗传因素与高血压发病密切相关，尤其是原发性高血压的遗传因素较环境因素具有更重要的作用。识别和克隆原发性高血压的易感基因可阐明原发性高血压的遗传本质和发病机制，对该病的临床治疗、预后判断、早期检出和预防有重大意义。目前已研究过的原发性高血压候选基因超过 150 个，研究主要集中于以下几个方面。

（一）血管紧张素原（AGT）基因

AGT 基因位于 lq42-q43，编码区由 5 个外显子和 4 个内含子组成。*AGT* 基因核心启动区域位于 TATA 框与转录起始位点之间，对 *AGT* 基因转录表达起重要调控作用。目前发现 *AGT* 基因存在 15 种多态性，尤其是 M235T 变异体（基因突变导致第 235 号氨基酸由甲硫氨酸转变为苏氨酸）与高血压相关联。在原发性高血压同胞群中，M235T 纯合子个体血清 AGT 水平较野生型纯合子个体约高出 270 ng/ml。但是也有不少报道无法证实 *AGT* 基因 M235T 多态性与高血压的发病有关，因此，导致高血压的 *AGT* 基因缺陷还有待进一步的研究。

（二）血管紧张素转化酶（ACE）基因

ACE 基因定位于 17q23，共由 26 个外显子组成，基因全长 21 kb。第 16 位内含子中有一段 287 bp 的缺失 / 插入（D/I）多态性，此多态性可影响这一基因的表达，从而参与了心血管功能和血压的调节。D 等位基因使血管的 ACE 水平增加，使局部血管紧张素Ⅱ活性增加，引起血管收缩而升高血压，血管长期或暂时痉挛，使心肌梗死发生，故 *ACE* 基因可能与局部循环密切相关，而对全身循环影响不大，同时血管紧张素Ⅱ还刺激肾上腺分泌醛固酮，从而调控肾对盐和水分的分泌。在有家族史的高血压患者中，*ACE*-D 等位基因突变频率高于正常对照组，可能与有家族史的患者遗传易感性增高有关。*ACE* 基因 DD 型分布明显高于正常对照组和单纯高血压组。可见，*ACE* 基因 DD 型和 D 等位基因可能是高血压的危险因子。

（三）血管紧张素Ⅱ受体多态性与原发性高血压的相关性

血管紧张素Ⅱ（Ang Ⅱ）在高血压的发病中起着重要作用，Ang Ⅱ绝大多数生物作用是由Ⅰ

型受体（AT_1R）介导的。AT_1R 基因位于染色体 3q21-q25。人类 AT_1R 基因的 DNA 顺序由 2268 kb 组成，编码一个由 359 个氨基酸组成的受体蛋白分子，受体蛋白是具有 7 个跨膜区域的 G 蛋白结合受体，在其 3′- 端未翻译区第 1166 位核苷酸存在 A → C 碱基突变，从而构成了 AT_1R 基因的 A1166/C 多态性。1994 年，Bonnardeaux 等发现在高血压患者中，AT_1R 基因 C1166 等位基因突变频率高于正常者。

二、糖尿病

糖尿病（diabetes）是一类严重危害人类健康的内分泌代谢性疾病，已成为导致全球人口死亡的第四大疾病。最新统计，到 2014 年 11 月 14 日第 23 届“世界糖尿病日”，全球糖尿病患者为 3.87 亿人，我国糖尿病患者人数已达 1.14 亿，是世界“糖尿病第一大国”。据世界卫生组织估计，到 2035 年全球糖尿病患者将增至 5.92 亿，糖尿病的研究与防治已是刻不容缓。该病受到遗传、饮食、环境、运动、药物等多方面因素的影响。糖尿病分为胰岛素依赖性糖尿病（insulin-dependent diabetes mellitus，IDDM；又称为 1 型糖尿病或青年发病型糖尿病）和非胰岛素依赖性糖尿病（NIDDM；又称为 2 型糖尿病或成人发病型糖尿病）。糖尿病的特征是血糖升高、糖尿、糖耐量降低和胰岛素释放反应异常。临床上患者多食、多饮、饥饿、消瘦，随病程进展可出现心血管、肾、眼和周围神经等病变。近年研究已发现了一些糖尿病 1 型和 2 型的易感基因。

（一）1 型糖尿病的易感基因研究

1 型糖尿病是由于机体免疫系统破坏胰岛 β 细胞，导致胰岛素产生受阻所引起的一种疾病。免疫遗传学研究发现，定位于 6p21.3 的人类白细胞抗原（HLA）系统与 1 型糖尿病易感基因相关。研究表明，单倍体型 HLA-A1、HLA-C1、HLA-B56、HLA-DR4、HLA-DQ8 有非常高的绝对危险性，而近 50% 的遗传危险性可归于 HLA- Ⅱ类基因 9DR、DQ、DP；当 HLA-DQBl 链 57 位为非天冬氨酸、HLA-DQAl 链 52 位为精氨酸时易感 1 型糖尿病。目前，利用 PCR 从人类基因组中筛选出的第二代 IDDM 易感基因有 *IDDM2*（11p15）、*IDDM3*（15q26）、*IDDM4*（11q13）、*IDDM5*（6q25）、*IDDM7*（2q31）、*IDDM8*（6q27）、*IDDM11*（14q24.3-q31）、*CTLA4*（2q33）、*IDDMl3*（2q34）和 *GCK3*（7p）。

（二）2 型糖尿病的易感基因研究

2 型糖尿病的发病机制涉及胰岛 β 细胞数目减少、胰岛素分泌缺陷和（或）终末器官对胰岛素产生抗性。相关的基因有胰岛素基因、胰岛素受体基因、胰岛 β 细胞葡萄糖转运蛋白 2 基因、糖原合成酶基因、胰高血糖素受体基因和黄脲受体基因等。

由于受多因素和多基因的复杂影响，致使各种遗传分析的效率不够高，易感基因的确定还存在很多困难和局限性。一是分析方法的局限性：首先，目前的遗传分析广泛采用的方法是高频单核苷酸多态性（single nucleotide polymorphism，SNP），从而忽略了低频 SNP 对人群中有害变异的重要作用，造成基因位点的遗漏；其次，各种变异的独立统计检验，使得检验次数越多，误差越大，增加了假阳性风险；再者，目前的遗传分析基本都缺少环境作用的加入，全面性病因分析明显不足。二是表型划分标准不一：目前，多基因疾病的遗传分析与临床结合不够紧密，有待于基础与临床的紧密结合，从而制订细致和严格的表型划分标准。三是需要建立单基因作用与多基因作用的相互验证。随着越来越多的疾病动物模型建立，包括基因表达芯片、蛋白质组学分析在内的研究技术的发展，多基因病的易感基因会得到更明确的鉴定，这将对临床多基因病患儿的风险预测和产前诊断带来福音。

知识链接

肥　胖

肥胖已成为全球范围的流行性疾病，全世界有6.71亿肥胖人群，中国肥胖人群总数位居世界第二（3.25亿人）。中国疾病预防控制中心肥胖检测数据显示在2004、2007、2010年我国成人（18～64岁）的超重率分别为23.8%、26.6%和30.6%（男性23.0%、27.4%和32.1%，女性24.7%、25.7%和29.1%），2004—2010年我国成人超重率平均每年增长速度为4.3%。2004、2007、2010年成人肥胖率分别为7.2%、7.7%和12.1%(男性6.3%、6.7%和12.5%，女性8.1%、8.7%和11.7%)，2004—2010年平均增长速度为9%。因超重和肥胖引发的一系列慢性病也逐渐凸现，例如超重人群和肥胖人群中心血管代谢性疾病的发生率分别为31.1%和47.6%。我国人群死亡原因中心血管疾病已占首位!

超重和肥胖的发生与生活习惯的相关性不言而喻，但是肥胖发生中遗传因素的作用也很明显。研究显示40%～70%的人群体质指数（body mass index，BMI）差异可以归因于遗传因素。2015年，Nyholt在*Nature*杂志发表的文章报道了97个遗传标记与影响BMI值显著相关，其中56个基因标记是新发现的遗传标记。该报道指出了影响BMI的特定基因和生物通路，包括与突触功能相关的基因、谷氨酸信号通路、胰岛素分泌活动、能量代谢、脂质物质和脂肪生成等。研究结果指出肥胖发生的原因不尽相同，肥胖人群的代谢也各有差异，这可以解释为什么一部分肥胖人群并不会出现代谢性疾病，而一些并不肥胖的人群会患代谢性疾病。在不久的将来，这些研究结果可能帮助医生对不同的肥胖患者制订更为科学、合理的治疗方案。

参考文献：

[1] 姜勇. 我国成人超重肥胖流行现状、变化趋势及健康危害研究. 北京：中国疾病预防控制中心，2013.

[2] Zaitlen N1，Kraft P，Patterson N，et al. Using extended genealogy to estimate components of heritability for 23 quantitative and dichotomous traits. PLoS Genet. 2013，9(5)：e1003520.

[3] Locke AE，Kahali B，Berndt SI，et al. Genetic studies of body mass index yield new insights for obesity biology. Nature. 2015，518（7538）：197-206.

本章小结

1．多基因病常常表现出家族聚集的现象和发病率种族的差异。

2．多基因性状为数量性状，由两对以上的等位基因控制。等位基因存在共显性。每个基因对性状形成的作用微小，不同基因之间的作用可以累加，表型还受到环境的影响，故性状变异在群体中呈正态分布。

3．阈值是使个体发病的易患性的最低限度。遗传度用来衡量多基因病中遗传因素所起作用的大小。

4．多基因病的发病率、家系中患者人数、患者病情严重程度、发病率性别差异以及遗传度是在估计多基因病再发风险时应综合考虑的各种因素。

自 测 题

一、名词解释

1．质量性状　2．数量性状　3．微效基因　4．多基因病　5．易感性
6．易患性　7．阈值　8．遗传度

二、简答题

1．数量性状与质量性状有什么区别？
2．举例说明多基因遗传的特点。
3．多基因遗传病有哪些特点？
4．怎样估计多基因病的发病风险？

第六章　染色体病

学习目标

掌握：

1．染色体畸变的概念、类型和形成机制。

2．嵌合体的概念和形成原因。

3．异常核型的描述方法。

4．临床上常见染色体病的主要核型及临床表现。

熟悉：

染色体畸变的原因。

了解：

两性畸形及其他染色体异常综合征。

染色体是遗传物质的载体，人类体细胞中有46条染色体，各条染色体上的基因有严格的排列顺序，并且各基因间比邻关系也是恒定的。当染色体发生数目异常甚至是极微小的结构畸变，都会导致大量基因的增加或丢失，从而造成许多基因表达以及代谢的紊乱，继而影响机体多方面的功能，表现出病理表型，即染色体病（chromosome disease）。迄今为止，已发现的人类染色体数目异常和结构畸变有10 000余种，已确定或已描述过的染色体病有100余种。目前大多数染色体病尚无有效的治疗措施，这给家庭和社会带来严重的精神和经济负担，因此，对染色体病进行群体筛查并做出早期诊断（尤其是产前诊断）有非常重要的意义。

第一节　染色体畸变

染色体畸变（chromosomal aberration）是指体细胞或生殖细胞内染色体发生异常的改变，可分为数目异常和结构畸变两大类。畸变的类型和可能引起的后果在细胞不同周期和个体发育不同阶段不尽相同。在精子、卵子中存在的畸变或在卵裂早期发生的染色体畸变均可导致流产、死胎或染色体病的发生；而体细胞中发生的某些染色体畸变与肿瘤的发生有关。

一、染色体畸变发生的原因

染色体畸变可以自发产生，称为自发畸变（spontaneous aberration）；也可通过外界因素的诱变作用而产生，称为诱发畸变（induced aberration）；还可由亲代遗传而来。引起染色体畸变的可能原因有物理因素、化学因素、生物因素、年龄因素和遗传因素等。

（一）物理因素

自然界中存在的各种各样的射线对人体有一定影响，但其剂量极微而影响不大。当人体受到大剂量的辐射后，可引起细胞内染色体发生畸变。畸变的频率和严重程度随辐射剂量的增高而增高，并可能使个体发生疾患。曾有人报道，受到过电离辐射的母亲生育 Down 综合征患儿的风险明显增高。

（二）化学因素

许多化学物质可以导致染色体畸变，例如除草剂、美曲膦酯（敌百虫）、有机磷杀虫剂等农药，苯、甲苯、砷等工业毒物，各种食品添加剂、防腐剂、保鲜剂以及抗肿瘤药物等，均可使染色体发生变化，诱发基因突变。

（三）生物因素

导致染色体畸变的生物因素包括两个方面：一是生物体产生的生物类毒素所致，二是某些生物体如病毒本身可引起染色体畸变。真菌毒素具有一定的致癌作用，同时也可引起细胞内染色体畸变。病毒也可诱发宿主细胞染色体畸变，如麻疹病毒感染后可导致患者淋巴细胞染色体重排和粉碎化，或染色体丢失。

（四）年龄因素

染色体畸变的发生率随年龄增长而增加，其结构畸变在老年人中更常见。当母亲年龄增大（大于 35 岁）时，生育 Down 综合征患儿的危险性就越高。这与生殖细胞老化及合子早期所处的宫内环境有关。一般认为，初级卵母细胞在母体内停留的时间越长，受到各种因素影响的机会越多，在以后的减数分裂过程中，容易产生染色体不分离而导致染色体数目异常。

（五）遗传因素

某些遗传因素与染色体畸变有关。例如，父母的结构畸变染色体通过减数分裂形成另一种畸变染色体的生殖细胞传递给后代；一些常染色体隐性遗传病患者的染色体更容易发生自发断裂，造成染色体不稳定综合征，染色体断裂易发生于遗传型染色体脆性部位；不同遗传背景的个体对辐射和化学诱变剂的敏感性存在差异。近来一些研究表明，可能存在染色体不分离易感基因，使某些个体更容易生育染色体数目异常的后代。

二、染色体数目异常

正常生殖细胞（精子和卵细胞）中所含的全套染色体称为一个染色体组（chromosome set），含有 22 条常染色体和 1 条性染色体，此为单倍体（haploid），以 n 表示。正常体细胞具有两个染色体组，包括 22 对常染色体和 1 对性染色体，则为二倍体（diploid），以 2n 表示。以人二倍体染色体数目为标准，如果体细胞的染色体数目整组或整条的增加或减少，称为染色体数目畸变，包括整倍性改变和非整倍性改变两种形式。

（一）整倍性改变

如果染色体的数目变化是单倍体（n）的整倍数，即以 n 为基数，整倍地增加或减少，则形成整倍体（euploid）。超过二倍体的整倍体称为多倍体（polyploid）。在人类流产儿中可见到三倍体（3n）和四倍体（4n）。

1．三倍体（triploid） 指体细胞中含有三个染色体组（3n），即在二倍体（2n）的基础上增加了一个染色体组。人类的全身性三倍体是致死性的，所以，能活到出生的三倍体患儿极为罕见，存活者都是二倍体/三倍体的嵌合体。但是，在流产儿中三倍体是比较常见的类型。一般认为三倍体胎儿易于流产的原因，是胎儿在胚胎发育过程的细胞有丝分裂中会形成三极纺锤体，因而造成染色体在细胞分裂中期、后期的分布和分配紊乱，最终导致子细胞中染色体数目异常，从而严重干扰了胚胎的正常发育而导致自发流产。

已报道的三倍体病例的核型有69, XXX、69, XXY、69, XYY及二倍体/三倍体嵌合体。其主要症状为智力与身体发育障碍、畸形。在男性合并有尿道下裂、分叉阴囊等性别模糊的外生殖器。

三倍体形成的机制一般认为是双雄受精（dispermy）或双雌受精（digyny）。

（1）双雄受精：即一个正常的卵子同时与两个正常的精子发生受精（图6-1）。由于每个精子具有一个染色体组，所以当两个精子同时进入一个卵细胞或一个异常的二倍体精子进入一个卵细胞时，就将两个染色体组同时带入了这一卵细胞，所形成的合子含有三个染色体组（三倍体），可形成69, XXX、69, XXY和69, XYY三种核型的受精卵。

（2）双雌受精：即一个二倍体的异常卵子与一个正常的精子发生受精，从而产生一个三倍体的合子（图6-1）。在卵子发生的第二次减数分裂过程中，次级卵母细胞由于某种原因未形成第二极体，因此应分给第二极体的染色体组仍留在卵细胞内，这样的卵细胞与一个正常精子受精后，就会形成含有3个染色体组的合子（三倍体），即可形成核型69, XXX或69, XXY的受精卵。

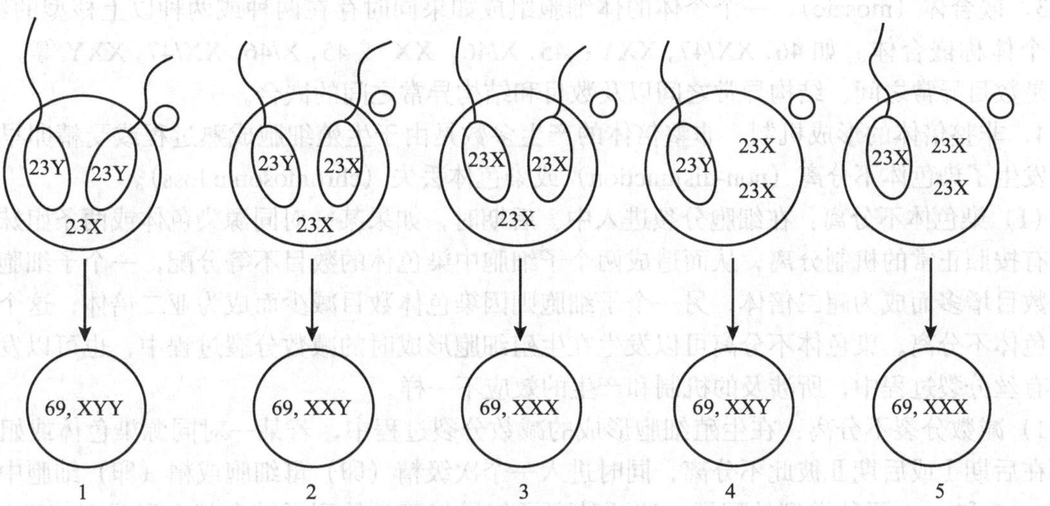

图6-1　双雄受精和双雌受精
（1、2、3．双雄受精；4、5．双雌受精）

2．四倍体（tetraploid）　指体细胞含有四个染色体组（4n），即在二倍体（2n）的基础上，增加了两个染色体组。临床上只见到92, XXXX和92, XXYY两种核型，以及它们和正常二倍体核型的嵌合体，说明它们来源于染色体的异常加倍。四倍体较三倍体更罕见，同样表现为智力与身体发育障碍、畸形，并且也是造成自然流产的重要原因。

四倍体形成的机制主要是核内复制（endoreduplication）或核内有丝分裂（endomitosis）。

（1）核内复制：是指在一次有丝分裂过程中，染色体不是复制一次，而是复制了两次，而细胞只分裂了一次，这样形成的两个子细胞都为四倍体，这是肿瘤细胞常见的染色体异常特征之一。

（2）核内有丝分裂：是在进行细胞分裂时，染色体正常复制一次，但到分裂中期时，核膜不消失，也无纺锤体形成。因此，细胞分裂未能进入后期和末期，没有细胞质分裂，结果细胞内含有4个染色体组，形成四倍体细胞。

（二）非整倍性改变

一个体细胞的染色体数目比正常二倍体（2n）增加或减少了一条或数条，称非整倍体（aneuploid）。这是临床上最常见的染色体异常。非整倍体分为亚二倍体（hypodiploid）和超二倍体（hyperdiploid）。

1．亚二倍体　当体细胞中染色体数目少了一条或数条时，称为亚二倍体。若某对染色体少了一条（2n－1），细胞内染色体数目为45，即构成单体型（monosomy）。临床上常见的有21号、22号和X染色体的单体型，其核型分别为45，XX（XY），-21、45，XX（XY），-22和45，X。核型为45，X的个体因丢失一条X染色体，多在胚胎期流产，只有少数存活的个体，由于缺少一条X染色体，具有性腺发育不全等临床症状。

2．超二倍体　当体细胞中染色体数目多了一条或数条时，称为超二倍体。若某对染色体多了一条（2n+1），细胞内染色体数目为47，即构成三体型（trisomy），如Down综合征为21三体型，核型为47，XX（XY），+21。由于染色体的增加而造成基因组的严重失衡，破坏或干扰了胚胎的正常发育，所以绝大部分常染色体三体核型只见于早期流产的胚胎。少数三体型病例可以存活至出生，但多数寿命不长，并伴有各种严重畸形。

在超二倍体中，如果某号染色体增加两条以及两条以上，称为多体型（polysomy）。目前，在临床上只见到性染色体多体型的个体，例如48，XXXX（四体型）、49，XXXXX（五体型）。性染色体增加越多，临床症状越严重。

3．嵌合体（mosaic）　一个个体的体细胞组成如果同时存在两种或两种以上核型的细胞系，这种个体称嵌合体。如46，XX/47，XXY；45，X/46，XX或45，X/46，XX/47，XXY等。嵌合体可以是数目异常之间、结构异常之间以及数目和结构异常之间的嵌合。

4．非整倍体的形成机制　非整倍体的产生多数是由于生殖细胞成熟过程或受精卵早期卵裂中，发生了染色体不分离（non-disjunction）或染色体丢失（chromosome loss）。

（1）染色体不分离：在细胞分裂进入中、后期时，如果某一对同源染色体或两条姐妹染色单体没有按照正常的机制分离，从而造成两个子细胞中染色体的数目不等分配，一个子细胞将因染色体数目增多而成为超二倍体，另一个子细胞则因染色体数目减少而成为亚二倍体，这个过程称为染色体不分离。染色体不分离可以发生在生殖细胞形成时的减数分裂过程中，也可以发生在细胞的有丝分裂过程中，所涉及的机制和产生的效应不一样。

1）减数分裂不分离：在生殖细胞形成的减数分裂过程中，若某一对同源染色体或姐妹染色单体在后期Ⅰ或后期Ⅱ彼此不分离，同时进入一个次级精（卵）母细胞或精（卵）细胞中，就会产生n+1和n－1两种类型的配子。这两种配子如果与正常的配子结合就会形成三体型（2n+1）和单体型（2n－1）（图6-2）。据有关研究表明，染色体不分离多发生在减数第一次分裂过程中的同源染色体不分离。

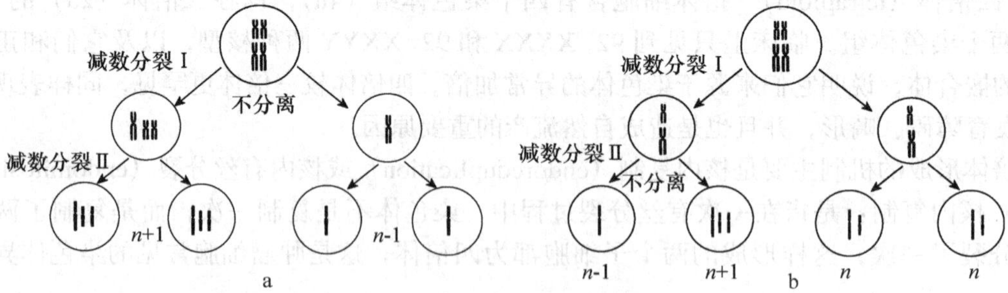

图6-2　减数分裂中染色体不分离

a．减数分裂Ⅰ同源染色体不分离；b．减数分裂Ⅱ姐妹染色单体不分离

2）有丝分裂不分离：是受精卵卵裂或体细胞增殖过程中发生的姐妹染色单体的不分离。如果受精卵卵裂早期某一对姐妹染色单体不分离，可造成其中一个子细胞有47条染色体，即三体型，另一个子细胞只有45条染色体，形成单体型。这两种染色体数目异常的细胞各自继续分裂，则在体内分别形成三体型和单体型的细胞系，即为嵌合体。不分离发生在第一次卵裂，则会形成含有45/47两种不同核型细胞系的嵌合体；不分离发生在第二次卵裂或以后，则形成45/46/47三

种不同核型的嵌合体（图 6-3）。嵌合体各细胞系的类型及所占比例，取决于染色体不分离发生时间的早晚。不分离发生得越晚，正常二倍体细胞系的比例越大，临床症状也相对较轻。

（2）染色体丢失：又称染色体分裂后期迟滞（anaphase lag）。染色体丢失发生在细胞分裂的中期至后期阶段。原因是某一染色体的着丝粒未与纺锤丝相连，不能够移向两极参与新细胞的形成；或者在移向两极时行动迟缓，滞留在细胞质中，造成该条染色体的丢失而形成亚二倍体（图 6-4）。

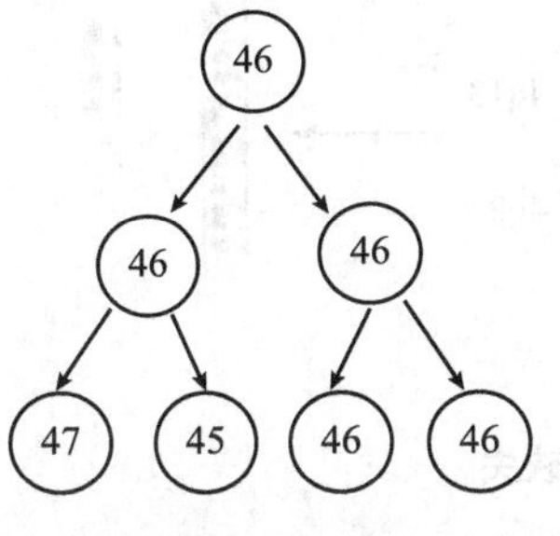

图 6-3　有丝分裂不分离与嵌合体形成图解

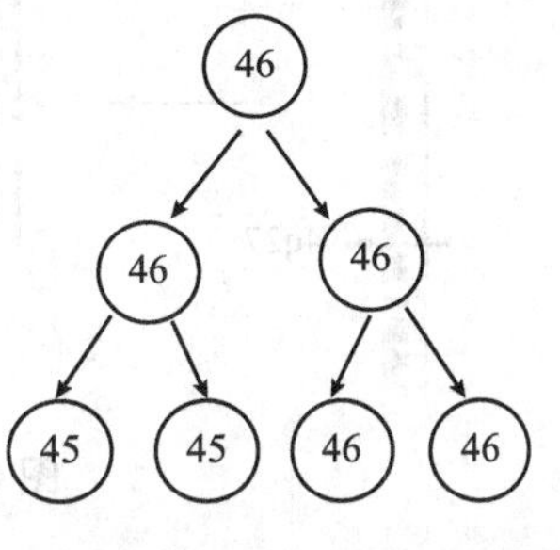

图 6-4　染色体丢失与嵌合体形成图解

染色体丢失也是嵌合体形成的一种方式。特别是临床上所见的只有 46, XY/45, X 和 46, XX/45, X 两种细胞系而无三体型细胞系的嵌合体病例，一般可用染色体丢失来解释。

5．非整倍体核型描述方法　按照人类细胞遗传学的国际命名体制（ISCN，2013）规定，其描述方法为：染色体总数，性染色体组成，+（−）畸变染色体序号。例如，某一核型中 21 号染色体多了一条，可描述为：47, XX（XY），+21；少了一条 21 号染色体则描述为：45, XX（XY），−21。性染色体数目的畸变，核型描述时写出染色体总数和性染色体组成，如少了一条 X 染色体，可描述为：45, X 或 45, X0。

三、染色体结构畸变

在物理、化学和生物等因素作用下可使染色体发生断裂。由于断裂端有“黏性”，易与其他断端接合。如果断裂的片段在原来的位置上重新接合，称为愈合或重合（reunion），即染色体恢复正常，不引起有害的遗传效应。如果染色体断裂后未在原位重接，而是与其他片段相接或者断片丢失，则可引起染色体结构畸变，又称染色体重排（chromosome rearrangement）。

（一）染色体结构畸变的描述方法

根据 ISCN 规定，染色体结构畸变的描述方法有简式和详式两种。

1．简式　简式描述内容包括：①染色体总数；②性染色体组成；③畸变类型符号；④受累染色体序号；⑤受累染色体断裂点的区带号。

2．详式　在详式中，除了保留简式中应写明的内容外，还需在最后描述重排染色体带的组成。

（二）染色体结构畸变的类型及其产生机制

染色体断裂是各种结构畸变产生的基础。由于染色体发生断裂的部位及重接方式的不同，可以形成以下类型的结构畸变。

1．缺失（deletion，del）　是指染色体片段的丢失，导致保留下来的染色体丢失了相应节段的遗传物质。根据染色体缺失的部位可分为末端缺失和中间缺失。

（1）末端缺失（terminal deletion）：染色体的长臂或短臂发生一处断裂后，未能愈合，没有着丝粒的片段在细胞分裂中不能在纺锤丝牵引下定向移动，一般被遗失在细胞质中，称为末端缺失。如图 6-5a 所示，4 号染色体长臂的 2 区 7 带发生断裂，其远侧段（q27 → qter）丢失。这种结构畸变简式描述为：46, XX（XY），del（4）（q27）；详式描述为：46, XX（XY），del（4） (pter → q27:)。

(2) 中间缺失 (interstitial deletion)：染色体同一臂上发生两处断裂，两个断裂点之间的无着丝粒片段丢失，其余的两个断片重接，称为中间缺失。如图 6-5b 所示，4 号染色体长臂的 q13 和 q25 发生断裂和重接，这两点之间的片段丢失。这种结构畸变简式描述为：46,XX (XY),del (4)(q13q25)；详式描述为：46, XX (XY), del (4)(pter → q13∷q25 → qter)。

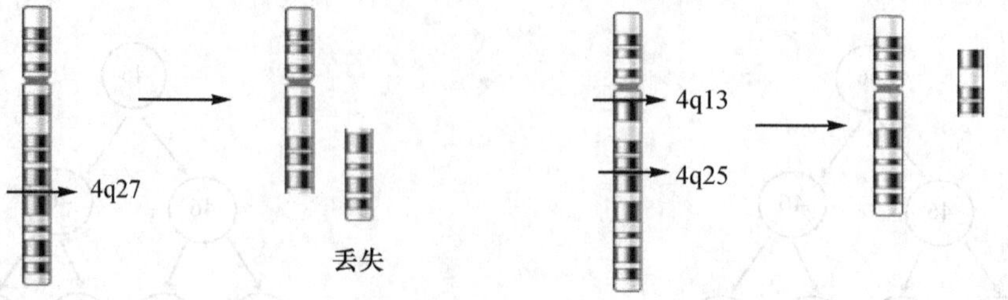

图 6-5 a. 末端缺失；b. 中间缺失

2. 重复 (duplication, dup) 是指一条染色体的某一节段有两份或两份以上，使此片段的基因多了一份或几份。若重复片段的方向与原片段的方向一致，称正位重复；反之则称倒位重复。重复常起源于同源染色体之间或姐妹染色单体之间的不等交换以及染色体片段的插入等。

3. 倒位 (inversion, inv) 是指一条染色体上同时发生两处断裂，形成三个断片，中间的断片倒转 180° 后重接。倒位一般只是造成基因排列顺序的改变，没有遗传物质的丢失，其个体不表现任何疾患，这样的个体称为倒位携带者。但这种个体在减数分裂时常常会形成带有异常染色体的配子，受精后合子的发育会受到影响，临床上表现出婚后不育、早期流产或生出染色体病患儿。倒位可分为臂内倒位和臂间倒位。

(1) 臂内倒位 (paracentric inversion)：一条染色体长臂或短臂内发生两处断裂后，中间片段倒转 180° 后重接。例如 4 号染色体 4q13 和 4q24 同时发生了断裂，两断点之间的片段倒转后重接，形成了一条臂内倒位的染色体 (图 6-6a)。这种结构畸变简式描述为：46, XX (XY), inv (4)(q13q24)；详式描述为：46, XX (XY), inv (4)(pter → q13∷q24 → q13∷q24 → qter)。

(2) 臂间倒位 (pericentric inversion)：一条染色体长臂和短臂各发生一处断裂后，中间片段倒转 180° 后重接。例如 4 号染色体 p14 和 q21 同时发生了断裂，两断点之间的片段倒转后重接，形成了一条臂间倒位染色体 (图 6-6b)。这种结构畸变简式描述为：46, XX (XY), inv (4)(p14q21)；详式描述为：46, XX (XY), inv (4)(pter → p14∷q21 → p14∷q21 → qter)。

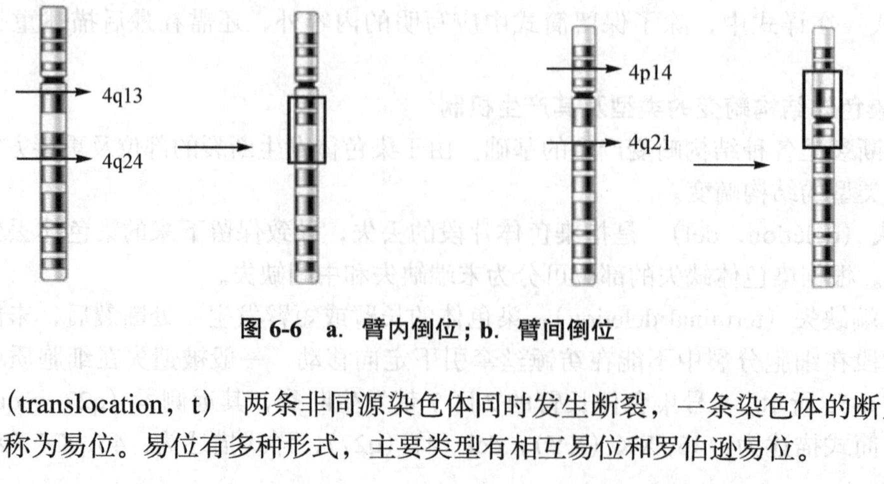

图 6-6 a. 臂内倒位；b. 臂间倒位

4. 易位 (translocation, t) 两条非同源染色体同时发生断裂，一条染色体的断片接到另一条染色体上，称为易位。易位有多种形式，主要类型有相互易位和罗伯逊易位。

（1）相互易位（reciprocal translocation）：是指两条非同源染色体同时各发生一处断裂，其断片相互交换位置后重接，形成两条衍生染色体（derivation chromosome）。由于相互易位一般无遗传物质丢失，仅涉及基因位置的改变，故一般情况下个体表型正常，这种个体称为平衡易位携带者。平衡易位携带者虽然表型正常，但在配子发生过程中，产生的异常配子受精后形成异常的合子，导致流产、死胎或畸形儿。如 4 号染色体长臂 2 区 5 带和 20 号染色体长臂 1 区 2 带同时发生了断裂，两断片交换位置后重接，形成两条衍生染色体（图 6-7a）。这种结构畸变简式描述为：46,XX（XY）,t（4；20）（q25；q12）；详式描述为：46,XX（XY）,t（4；20）（4pter → 4q25 :: 20q12 → 20qter；20pter → 20q12 :: 4q25 → 4qter）。

（2）罗伯逊易位（Robertsonian translocation，rob）：是一种特殊形式的相互易位，只发生在近端着丝粒染色体之间。两条近端着丝粒染色体在着丝粒或其附近部位断裂后，两者的长臂在着丝粒处重接形成一条较大的衍生染色体，两短臂也可重接形成一条很小的染色体，但因结构不稳定往往在第二次细胞分裂时丢失，这种易位称为罗伯逊易位，又称罗氏易位或着丝粒融合（centric fusion）。由于丢失的小染色体几乎全是异染色质，而由两条长臂构成的大染色体则几乎包括了两条染色体的全部基因，因此，虽然易位发生后细胞中只有 45 条染色体，但个体表型基本正常，称为罗氏易位携带者。罗氏易位携带者在形成配子的时候会出现异常，造成胚胎死亡而流产或生出先天畸形患儿。如 14 号染色体在 q10 和 21 号染色体在 q10 带同时发生了断裂，两条染色体带有长臂的断片相互连接，即在着丝粒融合，形成的衍生染色体包含了 21 号染色体的 21q10 → qter 和 14 号染色体的 14q10 → qter 节段，其余部分丢失（图 6-7b）。这种结构畸变简式描述为：45, XX（XY），rob（14；21）（q10；q10）；详式描述为：45, XX（XY），rob（14；21）（14qter → 14q10 :: 21q10 → 21qter）。

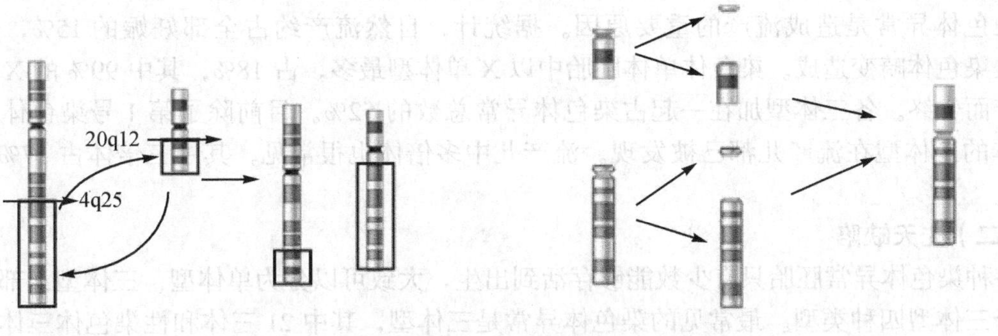

图 6-7 a. 相互易位；b. 罗伯逊易位

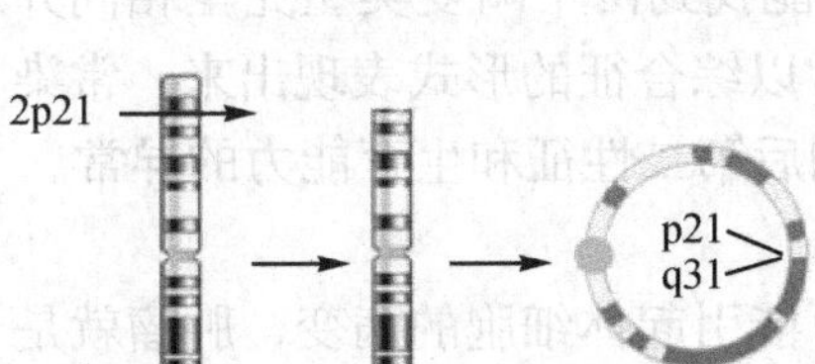

图 6-8 环状染色体

5．插入（insertion，ins） 两条非同源染色体同时发生三处断裂，其中一条染色体发生两处断裂，其中间的片段转移到另一条染色体的一个断裂处重接，称为插入。

6．环状染色体（ring chromosome） 一条染色体的长短臂各发生一次断裂后，含有着丝粒的片段首尾相接，即形成环状染色体。如 2 号染色体的 p 21 和 q 31 两处发生断裂，有着丝粒的片段在断点处重接成为闭环结构（图 6-8）。这种结构畸变的简式描述为：46，XX（XY），r（2）（p21q31）；详式描述为：46，XX（XY），r（2）（p21 → q31）。

7．等臂染色体（isochromosome）是指染色体的着丝粒发生横裂，形成两条只有染色体长臂或短臂的染色体，复制后，一条染色体的两个臂在形态和遗传组成上完全相同。最常见的等臂染色体是 X 染色体长臂等臂染色体，如图 6-9 所示。具有两个长臂的等臂染色体的简式描述为：46, X，i（Xq）；详式描述为：46, X，i（X）（qter → cen → qter）。具有两个短臂的等臂染色体

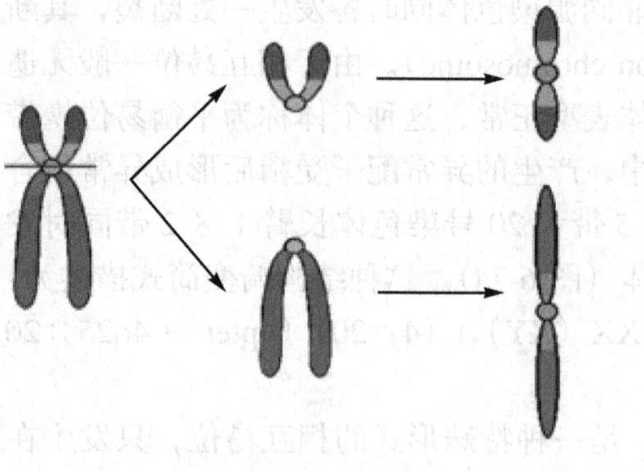

图 6-9 等臂染色体

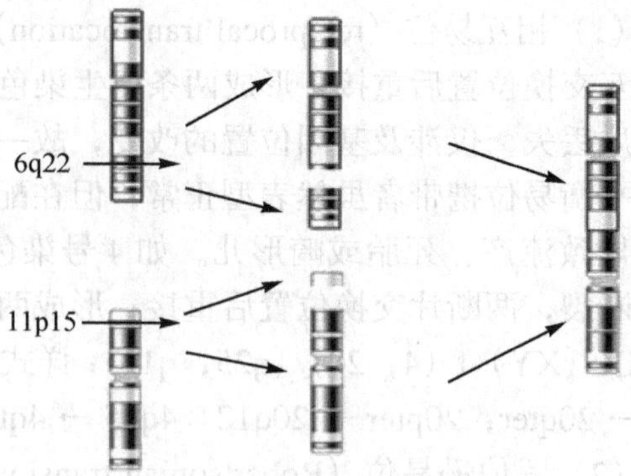

图 6-10 双着丝粒染色体

的简式描述为：46，X，i（Xp）；详式描述为：46，X，i（X）（pter → cen → pter）。

8．双着丝粒染色体（dicentric chromosome）是指具有两个着丝粒的染色体。来源于两条染色体同时发生一次断裂后，有着丝粒的两个染色体片段连接在一起，无着丝粒的片段丢失。双着丝粒染色体在细胞分裂时容易断裂，因此它是一种不稳定的结构。如图 6-10 所示，6 号染色体的 q22 和 11 号染色体的 p15 分别发生了断裂，有着丝粒的两个染色体断片相互连接。这种结构畸变的简式描述为：46，XX（XY），dic（6；11）（q22；p15）；详式描述为：46，XX（XY），dic（6；11）（6pter → 6q22 :: 11p15 → 11qter）。

四、染色体畸变的后果

（一）自然流产

染色体异常是造成流产的重要原因。据统计，自然流产约占全部妊娠的 15%，其中约有 50% 是染色体畸变造成。染色体单体胚胎中以 X 单体型最多，占 18%，其中 99% 的 X 单体以自然流产而告终。各三体型加在一起占染色体异常总数的 52%。目前除了第 1 号染色体外，所有染色体的三体型在流产儿都已被发现。流产儿中多倍体也很常见，其中三倍体占 17%，四倍体占 6%。

（二）先天缺陷

各种染色体异常胚胎只有少数能够存活到出生，大致可以分为单体型、三体型、部分单体型和部分三体型四种类型。最常见的染色体异常是三体型，其中 21 三体和性染色体三体最多；单体型主要是 X 单体型。而染色体结构畸变的变化非常多，很少能找到两个畸变类型完全相同并且表型相同的病例。染色体异常患者的临床症状多种多样，并常以综合征的形式表现出来。常染色体病主要临床表现为先天缺陷，性染色体病主要表现为青春期后第二性征和生育能力的异常。

（三）体细胞病变

由于内外因素的影响导致体细胞的染色体发生畸变，则有可能引起体细胞的病变，肿瘤就是典型的例子。现有研究表明，肿瘤细胞中存在多种畸变的染色体，有的还是含有特异性标记的染色体，也就是在该肿瘤中广泛存在的畸变染色体。染色体畸变是肿瘤产生的原因，还是肿瘤发生后的结果，尽管还存在争论，但至少在部分肿瘤研究中已经证实染色体畸变是肿瘤产生的原因，如 Burkitt 淋巴瘤、慢性粒细胞白血病（CML）等。

（四）携带者

携带者个体细胞中的染色体畸变没有导致细胞内遗传物质的增减，只造成染色体片段的重排，故不出现疾病症状。这类个体带有的染色体结构畸变可以是新突变，也可以是遗传而来，后者是因为携带者个体的双亲之一是携带者所致。这些携带者在进行减数分裂形成生殖细胞时，可产生不平衡的配子，因此他们在婚后常有较高的流产、死胎和新生儿死亡率，并可生育各种畸形儿。

第二节　临床上常见的染色体病

染色体病是人类染色体数目异常或结构畸变而引起的遗传性疾病。由于染色体畸变所涉及的基因较多，所以机体的异常状况会累及多个器官、系统，表现出多种临床症状，故又称为染色体异常综合征。染色体病一般具有如下临床表现：生长发育迟缓、多发畸形、智力障碍和皮纹改变；性染色体异常患者，除了上述临床表型外，还会出现内、外生殖器异常或畸形；严重的染色体畸变可导致胎儿死产或流产。染色体病按染色体种类可分为常染色体病和性染色体病两大类。

一、常染色体病

常染色体病（autosomal disease）是指由常染色体的数目或结构异常所引起的疾病。常染色体病约占染色体病的 2/3，基本临床特点是多发性先天畸形、智力低下和生长发育迟缓，并常伴有特殊的皮纹。临床上常见的有 21 三体综合征、18 三体综合征和 13 三体综合征等。

（一）21 三体综合征

21 三体综合征（trisomy 21 syndrome）即先天愚型。1866 年英国医生 Langdon Down 首先描述报道，故又称 Down 综合征（Down syndrome）。1959 年法国细胞学家 Lejeune 证实此病是因多了一条 G 组染色体（后被确定为 21 号）所致。21 三体是目前最常见、也是研究最多的一种染色体病，在新生儿中的发病率约为 1/800。

1．临床特点　生长发育迟缓、智力低下是本病最突出、最严重的表现。另一重要特征是具有特殊的呆滞面容：眼裂小、外侧上倾，眼间距宽，鼻根低平，颌小，腭狭，口常半开，舌大外伸，流涎，故又称伸舌样痴呆（图 6-11a）。同时，几乎所有患者伴多发畸形：约 50% 的患者有先天性心脏病，也有胃肠道畸形。此外，患儿常有通贯手，小指短而内弯、小指仅一条褶纹，趾间距宽（图 6-11b 和 c）。男性患者常有隐睾，无生育能力；女性患者少数有生育能力，但将此病传给后代的风险较高。实际上，仅有 20% ～ 25% 的 21 三体妊娠胚胎能最终成活出生，过了新生儿期，罹患白血病的风险为正常个体的 15 倍，Alzheimer（阿尔茨海默）病也可见于几乎所有的 21 三体患者。

2．遗传机制　21 三体综合征主要的发病原因是 21 号染色体多了一条，患者的核型可分为如下三种类型：

（1）21 三体型：核型为 47, XX（XY），+21（图 6-11d），患者全身所有体细胞均多 1 条 21 号染色体。这种类型的患者临床症状典型，约占全部病例的 95%。产生的主要原因是父亲或母亲在形成配子时发生了 21 号染色体不分离，产生了含有两条 21 号染色体的异常生殖细胞，其中 90% 是由于卵子形成过程中发生染色体不分离所致。随着母亲年龄的增长，染色体发生不分离的机会也相应增大。40 岁以上的母亲生出 21 三体患儿的概率比 25 ～ 34 岁的母亲要高 10 倍以上。

（2）嵌合型：核型为 46, XX（XY）/47, XX（XY），+21，占全部病例的 1% ～ 2%。嵌合型患者其临床症状有轻有重，主要取决于正常细胞与异常细胞之间的比例。嵌合型是由于胚胎发育早期在卵裂过程中 21 号染色体不分离造成的。

（3）易位型：约占本病的 4%，最常见的易位型为 rob（14；21）。易位型患儿细胞中虽有 46 条染色体，但增加了 21q，其上几乎含有 21 号染色体的全部基因，所以患者有典型的本病临床表现。以 14/21 染色体罗伯逊易位为例：患者核型可为 46, XX（XY），rob（14；21）（q10；q10），+21，即患者核型中少了一条 14 号染色体，多了一条由 14q 和 21q 融合形成的易位染色

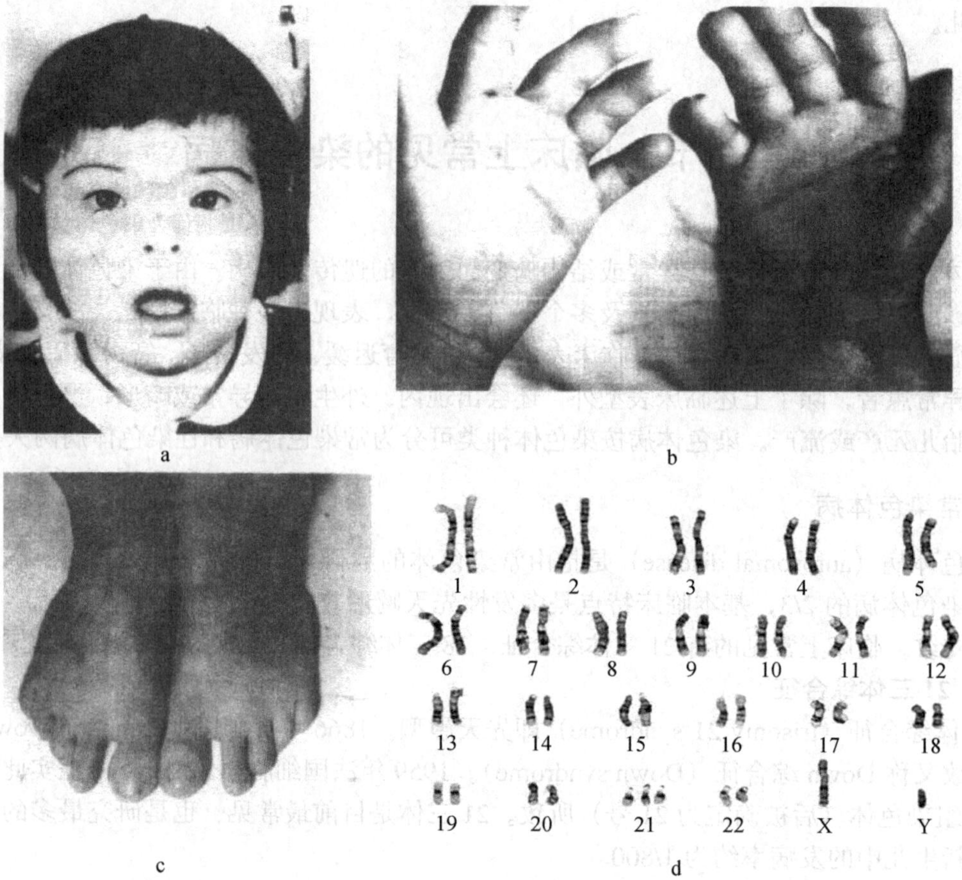

图 6-11 21 三体综合征

a. 特殊面容；b. 掌褶纹和指褶纹；c. 足趾间距；d. 21 三体核型

体。患者核型中缺失了部分 14 号染色体的短臂，如前所述，它不会引起表型异常；多出部分 21 号染色体的长臂是造成 Down 综合征症状的真正原因。这一条易位染色体约半数来源于父亲或母亲生殖细胞在减数分裂之前新发生的罗伯逊易位；半数来源于罗伯逊易位携带者的亲代传递，通常是通过表型正常的携带者母亲遗传而来。该母亲的核型为 45，XX（XY），rob（14；21）（q10；q10），这虽是平衡的核型，但在第一次减数分裂过程中，14 号、21 号以及 14/21 易位染色体分离的结果可形成 6 种不同的配子，在与正常的个体婚配后，将产生 6 种核型的受精卵：①正常的二倍体；②与母亲核型相同的平衡易位；③易位型 21 三体；④ 21 单体；⑤易位型 14 三体；⑥ 14 单体。后 3 种核型的胚胎活力低下，造成自然流产或死胎。所以，此携带者母亲所生子女约 1/3 正常，1/3 为平衡易位携带者，1/3 为易位型 21 三体，即在活产新生儿中，患病风险为 1/3（图 6-12）。

3. 诊断与防治　根据患儿特殊的面容、智力低下及其他临床表现进行初步诊断，确诊需进行染色体检查，即核型分析。目前对本病无有效的治疗方法，应对其采取积极的预防措施。预防的主要措施有：保护环境，避免接触致畸、致突变物质，进行婚前检查、生育指导、遗传咨询和产前诊断等。

（二）18 三体综合征

18 三体综合征（trisomy 18 syndrome）由 Edwards 等于 1960 年首先报道，故又称 Edwards 综合征（Edwards syndrome）。新生儿的发病率为 1/8000 ～ 1/3500。本病患儿畸形严重，多数于出生后 2 ～ 3 个月内死亡，仅少数嵌合体可存活数年。

1. 临床特点　患者生长发育迟缓，出生时体重低，有明显智力障碍。头面部和手足有严重

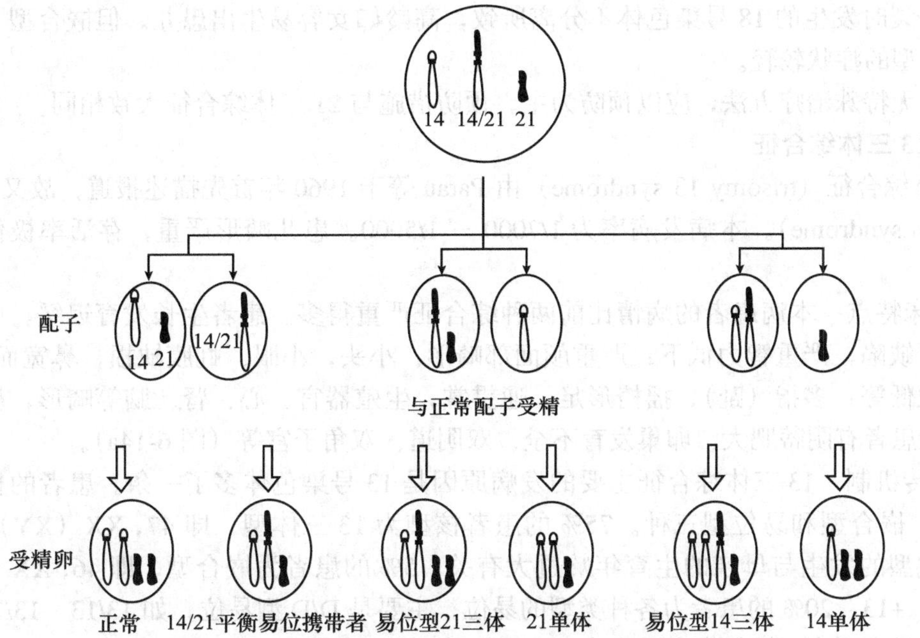

图 6-12　14/21 染色体平衡易位携带者和后代核型图解

畸形：面小，眼小、眼睑下垂，小颌，耳低位畸形，手呈特殊握拳状（第 2、5 指压在第 3、4 指上），摇椅形足底，足内翻（图 6-13a 和 b）。此外，还可见外生殖器畸形、隐睾、女性大阴唇和阴蒂发育不良；95% 的患者伴有先天性心脏病、肾畸形等；患者的指端弓形纹显著增多，约 1/3 的患者有通贯手。

2．遗传机制　18 三体综合征主要的发病原因是 18 号染色体多了一条（图 6-13c）。患者的核型可分为 18 三体型、嵌合型和易位型三种。80% 患者核型为 18 三体型，即 47, XX（XY），+18；10% 患者为嵌合型，即 46, XX（XY）/ 47, XX（XY），+18；10% 患者为各种类型的易位，主要是 18 号染色体与 D 组染色体之间的易位，如 13/18、14/18。18 三体型的产生多由母亲卵母

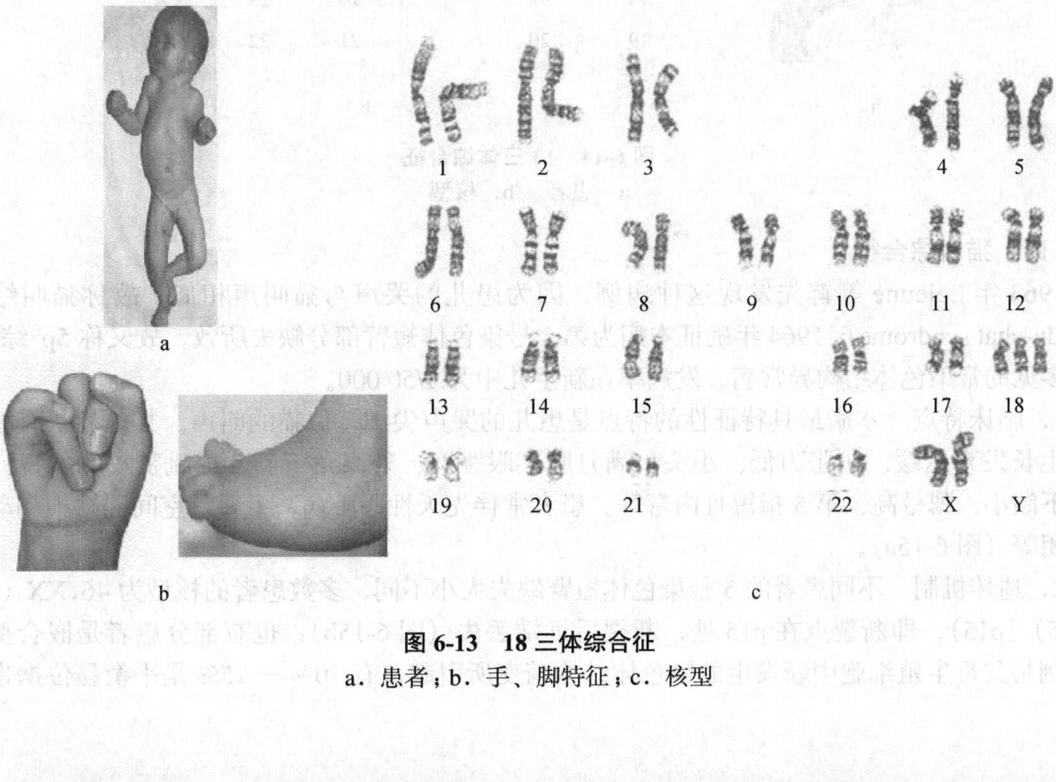

图 6-13　18 三体综合征

a．患者；b．手、脚特征；c．核型

细胞减数分裂时发生的18号染色体不分离所致，高龄妇女容易生出患儿。但嵌合型与母亲年龄无关。嵌合型的症状较轻。

本病尚无特殊治疗方法，应以预防为主。预防措施与21三体综合征大致相同。

（三）13三体综合征

13三体综合征（trisomy 13 syndrome）由Patau等于1960年首先描述报道，故又称Patau综合征（Patau syndrome）。本病发病率为1/7000～1/5000。患儿畸形严重，存活率极低，多在婴儿期夭折。

1．临床特点　本病患者的病情比前两种综合征严重得多。患者生长发育迟缓，中枢神经系统严重发育缺陷，严重智力低下；严重颅面部畸形：小头，小眼、虹膜缺损，鼻宽而扁，唇裂、腭裂，耳位低等；多指（趾），摇椅形足，通贯掌，生殖器官、心、肾、脑等畸形；男性患者多隐睾，女性患者有阴蒂肥大、卵巢发育不全、双阴道、双角子宫等（图6-14a）。

2．遗传机制　13三体综合征主要的发病原因是13号染色体多了一条。患者的核型可分为13三体型、嵌合型和易位型三种。75%的患者核型为13三体型，即47，XX（XY），+13（图6-14b），此型的发生与母亲的生育年龄过大有关；5%的患者为嵌合型，即46，XX（XY）/47，XX（XY），+13；20%的患者为各种类型的易位，主要是D/D型易位，如13/13、13/14，而易位型多为年轻母亲所生，她们常有流产史。

本病尚无特殊治疗方法，应以预防为主。预防措施与21三体综合征大致相同。

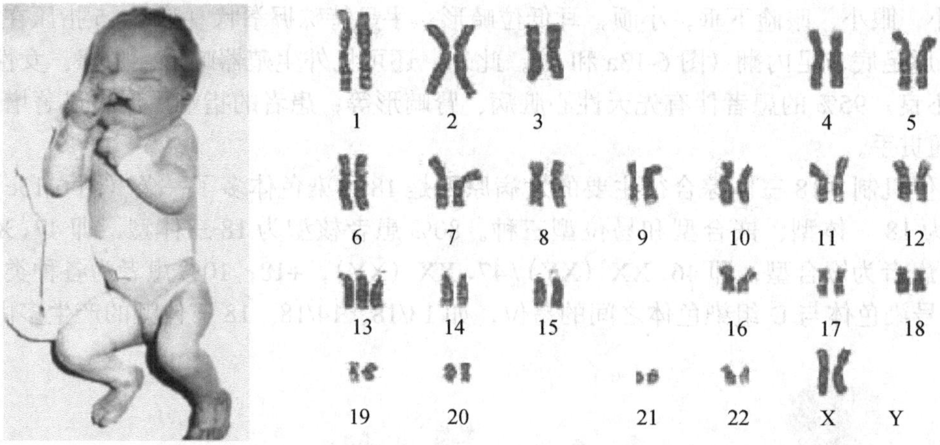

a　　b

图6-14　13三体综合征

a．患者　b．核型

（四）猫叫综合征

1963年Lejeune等首先发现这种病例，因为患儿的哭声与猫叫声相似，故称猫叫综合征（Cri-du-chat syndrome）。1964年确证本病为第5号染色体短臂部分缺失所致，故又称$5p^-$综合征，是最多见的常染色体结构异常病。发病率在新生儿中为1/50 000。

1．临床特点　本病最具特征性的特点是患儿的哭声尖细，似猫的叫声。其他症状有智力低下、生长发育迟缓、肌张力低、小头、满月脸、眼距宽、外眼角下斜、内眦赘皮、斜视、耳位低、下颌小、腭弓高、第5指短且内弯等。患者常伴先天性心脏病，主要是室间隔缺损和动脉导管未闭等（图6-15a）。

2．遗传机制　不同患者的5号染色体短臂缺失大小不同，多数患者的核型为46，XX（XY），del（5）（p15），即断裂点在p15处，断裂后远端丢失（图6-15b）；也有部分患者是嵌合型。多数病例是父母生殖细胞中新发生的染色体结构畸变所引起，有10%～15%是平衡易位携带者产

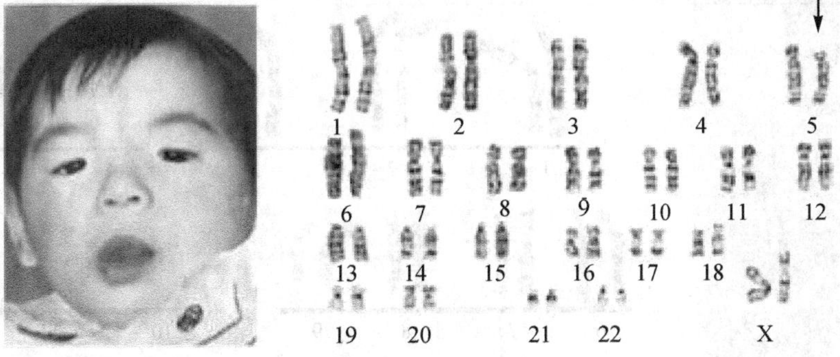

a　　b

图 6-15　猫叫综合征

a．患者　b．核型（箭头表示缺失）

生不平衡配子所引起。

二、性染色体病

性染色体病（sex-chromosomal disease）是指性染色体（X 或 Y）的数目异常或结构畸变而引起的疾病，又称性染色体异常综合征。这类疾病的主要临床特点是性发育不全或造成两性畸形，有些也产生智力低下、各种畸形和行为异常等。

（一）先天性睾丸发育不全综合征

该综合征是 1942 年由 Klinfelter 等首先描述，所以又称 Klinfelter 综合征（Klinfelter syndrome），简称克氏征。1956 年 Bradbury 等发现此类患者在间期细胞核内有一个 X 小体。1959 年 Jacobs 和 Strong 证实了此类患者比正常男性多出一条 X 染色体，因此又称 XXY 综合征。在新生男婴中，发病率为 1/800，在男性不育患者中占 1/10。

1．临床特点　本病主要特征为睾丸发育障碍和不育。患者表型男性，儿童期一般无症状。青春期开始后症状逐渐明显，体型高大而不匀称，四肢长，睾丸小且发育不全，不能产生精子而无生育能力。第二性征发育差，无胡须，体毛稀少，阴毛分布似女性，稀少或无，乳房发育，皮肤细嫩（图 6-16a）。部分患者智力低下，某些患者有精神异常。

2．遗传机制　患者的主要核型为 47, XXY，占 80% 以上（图 6-16b）；约 15% 患者为嵌合体，常见核型为 46, XY/47, XXY 或 46, XY/48, XXXY 等。此外少数患者核型为 48, XXXY 或 49, XXXXY 等。一般来讲，核型中 X 染色体数量越多，表现的症状越严重。而嵌合型的症状相对较轻，当正常细胞比例较大时，可有一侧睾丸发育，并有生育能力。47, XXY 产生于减数分裂时性染色体的不分离，其中 60% 是母亲的染色体不分离。

3．诊断与防治　根据典型的临床表现结合 X 染色质检查，对克氏征诊断不难，但确诊需进行核型分析。在染色体确诊后，于青春期用雄激素替代治疗，可促进副性征发育，结合采取一定的教育和训练，以改善患者心理状态。有乳房发育者，可手术切除。

（二）先天性卵巢发育不全综合征

1938 年由 Turner 首先描述，又称 Turner 综合征（Turner syndrome）。1954 年 Polani 发现多数患者细胞核的 X 染色质阴性，1959 年 Ford 证实了该病患者缺少一条 X 染色体。本病在新生儿中的发病率约为 1/2500。

1．临床特点　本病主要特征为患者性发育幼稚、成年体矮（多在 140cm 以下）、后发际低、肘外翻。特殊面容：上睑下垂、内眦赘皮、鲤鱼样嘴。50% 的患者有蹼颈，性腺呈条索状，原发性闭经，子宫发育不全而不育，外生殖器发育不良。第二性征发育不良，成年外阴幼稚、阴毛稀少、乳间距宽、乳房不发育（图 6-17a）。新生儿期脚背有淋巴水肿，约 1/2 患者常伴发先天性心

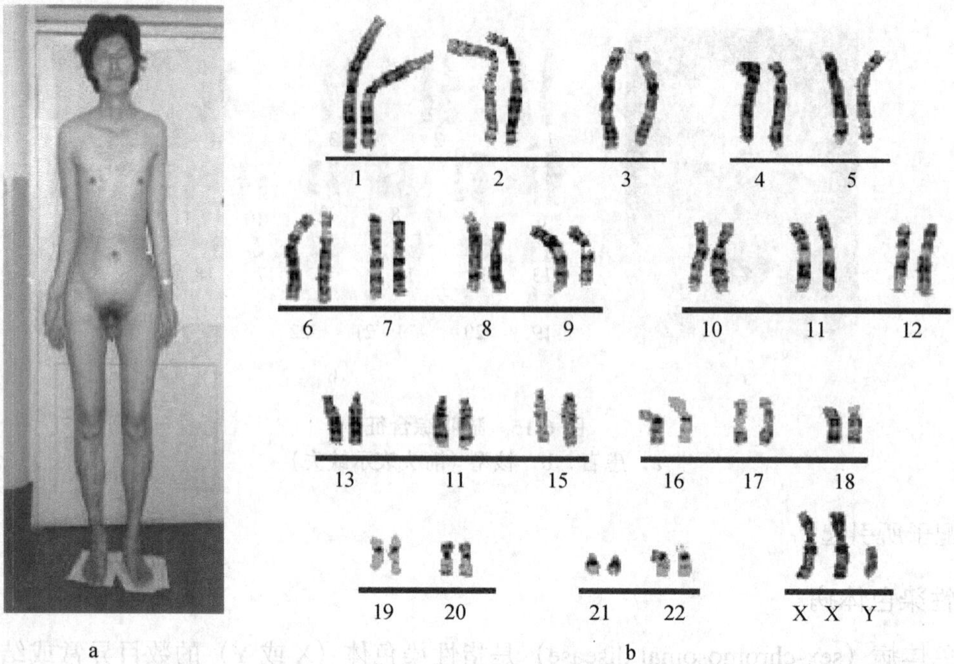

图 6-16　先天性睾丸发育不全综合征

a．患者；b．核型

脏病等。

2．遗传机制　患者主要核型为45，X（图6-17b），这种患者体细胞内只有一条X染色体，X染色质阴性。还有各种嵌合型和结构异常的核型，最常见的嵌合型为45，X/46，XX；结构异常有X等臂染色体，其核型为46，X，i（Xq）。一般来说，嵌合型的临床表现较轻，轻者能孕，但生育能力较低。本病的发生是双亲之一在生殖细胞形成时染色体不分离或是受精卵早期卵裂时发生染色体丢失所致。

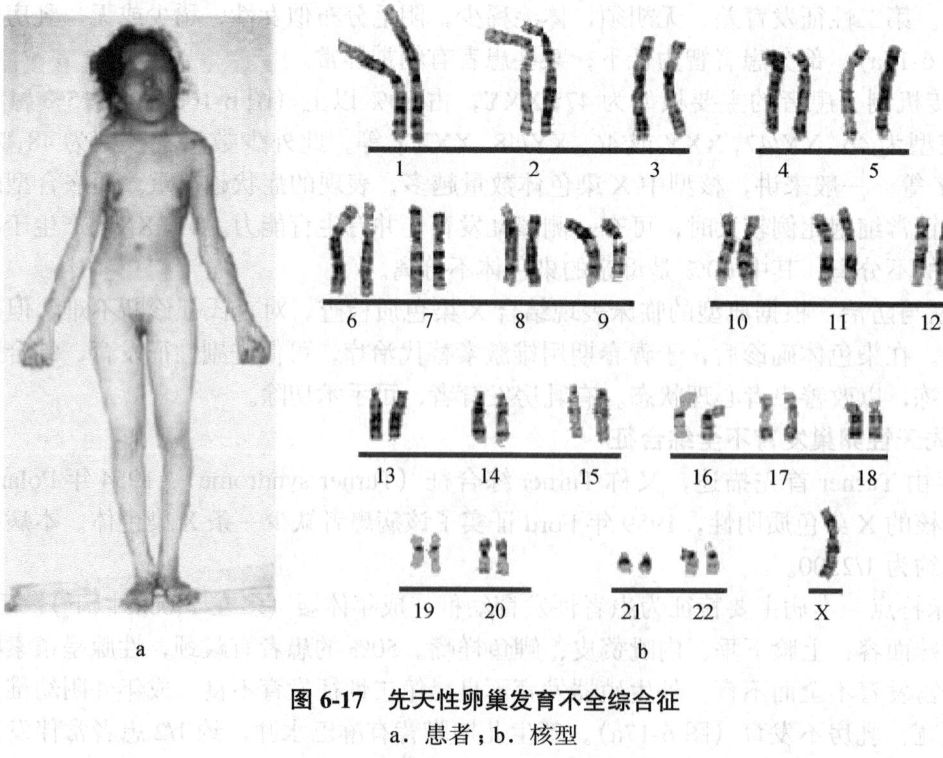

图 6-17　先天性卵巢发育不全综合征

a．患者；b．核型

3．诊断与防治　根据典型的临床表现和核型分析可对 Turner 综合征明确诊断。确诊后，于青春期用雌激素治疗，可促进第二性征和生殖器官的发育及月经来潮，改善患者心理状态，也可使身高有所增加，但不能解决生育问题。

（三）XYY 综合征

1961 年由 Sandburg 等首次报道。发生率约占男性新生儿的 1/900。

1．临床特点　大多数患者表型为正常男性，有生育能力，少数外生殖器官发育不良。患者身材高大，因而在高身材人群中的发生率明显较高。患者智力正常，但性格和行为异常，易于兴奋，自我控制能力差，常发生攻击性犯罪行为。

2．遗传机制　患者的主要核型为 47, XYY，也有少数为 48, XYYY 或 46, XY/47, XYY 等。一般来说，核型中 Y 染色体越多，智力发育障碍和各种畸形的程度就越严重。47, XYY 核型的产生原因，主要是患者父亲的精子发生中 Y 染色体不分离，而形成 24, YY 精子的结果。

（四）XXX 综合征

该综合征又称 X 三体综合征（trisomy X syndrome）。1959 年由 Jacobs 等首先报道，并称之为超雌综合征。在女性新生儿中，XXX 综合征发病率为 1/1000，在女性精神病患者中，发生率为 4/1000。

1．临床特点　大多数患者表型为正常的女性，其内外生殖器、性功能及生育能力都表现正常。但约 25% 的患者卵巢功能障碍，间歇性闭经，乳腺发育不良，可不育。约 2/3 有轻度智力低下、人际关系不良并有精神病的倾向。

2．遗传机制　患者的核型主要为 47, XXX。此外，还有 48, XXXX 或 49, XXXXX 等核型的患者。一般来讲，核型中 X 染色体越多，病情越严重，可有严重的智力低下并伴发多种发育畸形。47, XXX 核型的产生原因主要是患者母亲的卵子发生过程中 X 染色体不分离，而形成 24, XX 卵子的结果。

（五）脆性 X 染色体综合征

脆性 X 染色体（fragile X）是指在 Xq27 ~ Xq28 之间的染色体区域呈细丝样，导致其相连的末端呈随体样结构（图 6-18），由于这一细丝样部位容易发生断裂，故称脆性部位（fragile site），现已确定脆性部位位于 Xq27.3。脆性 X 综合征（fragile X syndrome，FXS）是一种表现为智力低下、发病率仅次于 Down 综合征的 X 连锁遗传病。男性患者较女性患者常见，男性发病率为 1/1250，女性发病率为 1/2000。

1．临床特点　本病以智力低下、行为异常、语言障碍和变异的体征为主要临床特征，但不同年龄和性别的 FXS 患者临床表现不同，而且同一症状的严重程度也可不同。受累男性表现为中度至重度智力低下、语言障碍和算术能力差，还可表现为多动症、性情孤僻、精神病倾向，各

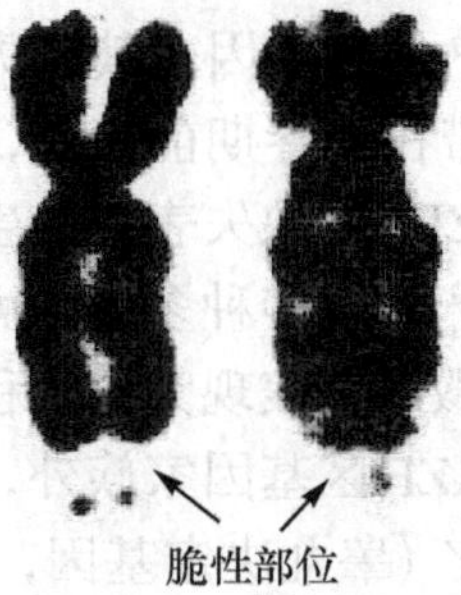

图 6-18　脆性 X 染色体的特征

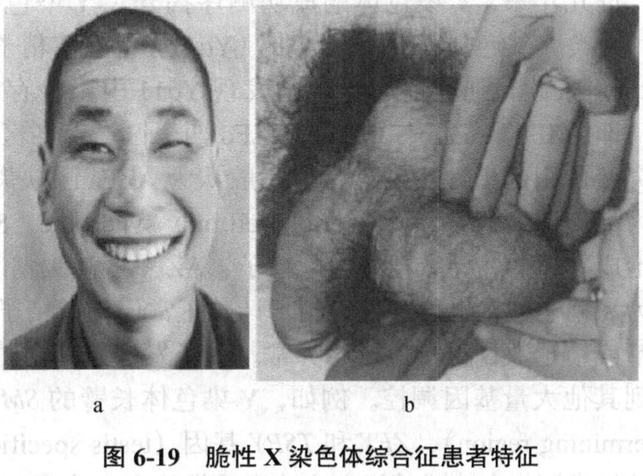

图 6-19　脆性 X 染色体综合征患者特征
a．示外貌　b．示大睾丸

种体征包括大睾丸、大耳朵、长方形面容、前额和下颌突出（图 6-19a），其中巨大的睾丸是青春期以后出现的典型体征（图 6-19b）。但患者的睾丸功能正常，可有正常的生育能力。受累女性的临床表现通常较轻，1/3 的女性杂合子有轻度智力发育障碍。但女性只有遗传自母亲携带者时才发病。正常男性携带者的女儿不发病，但外孙（女）可能发病。该病在连续遗传中有早现现象，即发病年龄有一代代提前并有加重的倾向。

2．分子机制　近年来，对脆性 X 染色体的脆性部位 q27.3 的研究表明，此处存在 *FMR*-1（fragile X mental retardation 1）基因，即脆性 X 染色体智力低下基因。现已知道 *FMR*-1 基因有 17 个外显子，长度 38 kb，主要在脑中表达，编码脆性 X 智力低下蛋白（FMR1P），该蛋白质对转录体的剪切、RNA 转运、mRNA 稳定性及翻译水平有重要调节作用。患者 *FMR*-1 基因的 5′- 端非编码区有遗传不稳定的 CGG 三核苷酸重复序列的扩增，有邻近的 CpG 岛的异常甲基化，几乎所有患者 *FMR*-1 的 mRNA 及其蛋白质产物不表达或低表达。

FMR-1 基因 5′- 端的（CGG）$_n$ 在人群中存在多态性，正常人可具有 6 ~ 50 个 CGG 重复序列。脆性 X 染色体智力低下患者具有 230 ~ 1000 个 CGG 重复序列。当重复次数达到约 230 次后，*FMR*-1 基因 5′- 端发生异常甲基化，导致基因转录失活而发病。当一个个体 CGG 的重复次数达到 52 次后，这一区域在减数分裂过程中即显现不稳定状态，其重复次数可继续增加。重复次数在 52 ~ 200 次之间称为前突变（premutation），带有前突变的个体称为携带者，无临床表现，其 *FMR*-1 基因的 CGG 重复序列无 CpG 岛甲基化，各种体细胞中基因改变一致。前突变在遗传过程中不稳定，携带者在减数分裂过程中 CGG 串联重复继续增加至 200 次以上，并使相邻区域高度甲基化，称为全突变（full mutation）。具有全突变的所有男性和约半数女性在临床上发病。但全突变只产生于前突变，不能由正常重复的 CGG 形成。而且携带者父亲在生女儿时并不发生全突变。前突变携带者女性不表现症状，但在传给子代时重复次数进一步增加，达到全突变的长度，其子代出现症状。此外，CGG 发生前突变后在有丝分裂时也表现不稳定，因此受累个体的体细胞中可继续发生 CGG 不同次数的扩增，形成体细胞的“嵌合”性，即不同体细胞 CGG 的重复次数不同。总之，FXS 是 CGG 重复过度增加和相邻区异常甲基化的结果。

3．治疗和预防　目前对 FXS 没有治愈的方法。有人采用大剂量叶酸或中枢神经兴奋剂治疗，能改善患者行为和运动能力、语言质量等，但效果不太明显。所以目前以进行遗传咨询和产前诊断的预防为主。

（六）Y 染色体微缺失与男性不育

全世界大约有 15% 的育龄夫妇不能生育，其中男性不育约占 40% ~ 50%，最常见的表现是无精子和严重少精子。精子发生障碍可由多方面因素引起，例如疾病、内分泌紊乱、遗传因素、环境因素等。其中 Y 染色体微缺失是导致男性不育的重要遗传原因。

近几年来，Y 染色体的成功测序揭开了 Y 染色体的真实结构和 Y 染色体微缺失的分子基础。人类 Y 染色体长臂 1 区 1 带（Yq11）存在着精子生成基因或基因家族——AZF（azoospermia factor）家族。到目前为止，已发现 Yq11 内至少存在 4 个互不重叠区域与男性生殖和发育相关，即 AZFa、AZFb、AZFc、AZFd 四个区域，各区域内又包括若干 AZF 侯选基因，其缺失或点突变可引起男性生精异常。一般认为 AZFa 区缺失的患者精子发生阻滞在青春期前阶段，表现为唯支持细胞综合征（sertoli cell only syndrome，SCOS）和小睾丸；AZFb 区缺失表现为生殖细胞成熟障碍，导致精液中无精子；AZFc 区缺失情况比较复杂，患者临床表现多种多样，可表现为无精子症，也可表现为精子计数正常但伴有精子形态异常；AFZd 区微缺失表现为中等程度少精或精子数目正常但形态异常。精子发生是一个复杂的生理过程，除 AZF 区基因家族外，还受到其他大量基因调控。例如，Y 染色体长臂的 *SMCY* 基因、短臂的 *SRY*（睾丸决定基因，sex determining region）、*ZFY* 和 *TSPY* 基因（testis specific protein Y）等，如果上述基因发生缺失或表达异常同样会造成精子发生障碍或性腺发育障碍。

目前，在临床上对于无精子症和严重少精子症患者不仅要用细胞遗传学方法检查染色体核型，而且要用分子生物学方法检测Y染色体AZF微缺失，给患者提出明确的遗传学诊断，找到精子生成障碍的真正原因，从而避免不必要的药物治疗和手术治疗。例如，有研究表明，AZFc缺失的患者可能出现精子数量随时间进行性减少的现象，对这样的患者应该指导尽早接受治疗促其配偶怀孕，或采取冻存精子的方法以备将来的不育治疗。

（七）两性畸形

两性畸形（hermaphroditism）指患者的性腺或内、外生殖器、副性征具有不同程度的两性特征，可根据患者体内是否有两性性腺分为真两性畸形和假两性畸形。造成两性畸形的原因很复杂，其中性染色体畸变、性激素分泌或代谢紊乱是其主要原因。所以，即使某一个体具有正常的核型，如46,XX或46,XY等，也可能由于其他原因而导致其出现生殖系统的形态异常。

1．真两性畸形（true hermaphroditism）　指患者体内兼有两种不同的性腺，既有睾丸，又有卵巢，或者彼此融合形成卵巢睾。多数患者外生殖器及副性征不同程度地介于两性之间。根据核型的不同，真两性畸形可分为以下各型。

（1）46,XX型：此型最多见，约占真两性畸形的一半以上。患者的外观为男性或女性，青春期后均表现为女性特征。患者一侧有卵巢、输卵管和子宫；另一侧有睾丸或卵巢睾及发育不良的输精管。外生殖器为阴茎而无阴囊，但有尿道下裂，阴毛呈女性分布。有些男性外貌者青春期后有乳房发育。可进行激素及手术治疗。

（2）46,XY型：患者外观为男性，但第二性征为女性。患者一侧有睾丸，另一侧为卵巢睾。体内有输卵管、输精管和子宫，均发育不良。外生殖器为男性，但阴囊中无睾丸，有尿道下裂，阴毛呈女性分布。可进行激素及手术治疗。

（3）嵌合型：此型患者的核型不同，包括以下三种类型：① 46,XY/46,XX。根据嵌合体的46,XY与46,XX细胞比例不同，患者外观可为男性，也可为女性。本病起源于双受精，即分别带有X染色体和Y染色体的正常精子各自与一个卵子受精；或一个与卵子、另一个与极体受精。形成的两个合子合并发育成异源嵌合体。患者内外生殖器均呈现不同程度的两性特征。② 46,XX/47,XXY。在这一类型中，一般以46,XX细胞占优势，患者一般有发育异常的男性外生殖器，但第二性征呈女性特点。③ 45,X/46,XY。在这一类型中以46,XY占优势，患者内外生殖器均呈现不同程度的两性特征。外观多为女性，但有男性第二性征。

2．假两性畸形（pseudohermaphroditism）　与真两性畸形不同，在假两性畸形患者体内只存在一种性腺，或为睾丸，或为卵巢，但外生殖器和第二性征兼有两性特征，或者倾向于相反的性别。根据性腺的类型，分为男性假两性畸形和女性假两性畸形。

（1）男性假两性畸形：又称为男性女性化，患者核型为46,XY，体内有睾丸组织，内外生殖器和第二性征发育异常，部分有女性化表型。此型患者体内雄激素水平正常，但由于基因突变导致靶细胞雄激素受体缺陷，靶细胞对雄激素的反应不敏感或无反应，因而外生殖器和副性征趋向女性，常因无月经或不孕就诊。

（2）女性假两性畸形：又称为女性男性化，患者核型为46,XX，体内有卵巢，内外生殖器和第二性征发育有不同程度的男性化。此型的发生多数是由于患者肾上腺皮质激素合成过程中特定步骤的阻断，导致促肾上腺皮质激素（ACTH）分泌增多和肾上腺皮质过度增生，造成雄激素合成过多，引起女性男性化。少数患者是由于妊娠期间不适当地使用孕激素或雄激素，或者母亲肾上腺皮质功能异常活跃，导致女性胎儿出现男性化。一般进行手术治疗并配合激素治疗。

知识链接

奥运会女运动员性别鉴定

在1979年全英网球锦标赛上，所有女选手都反对美国佐治亚州女子网球冠军蕾妮参加比赛，她们不承认蕾妮的女性身份。主办单位要求蕾妮进行染色体检查，以判定他的真正性别，蕾妮拒绝检查选择放弃比赛。身高1.8米的蕾妮确实是男性，核型为47, XXY，是一个Klinfelter综合征患者。由于先天睾丸发育不全，女性第二特征逐渐显露，之后他通过手术把自己变成了一个女性。但他能改变的仅仅是外观，而不能改变决定其性别的染色体，这就是女运动员蕾妮被拒绝参赛的原因。

无独有偶，早在1964年东京奥运会田径赛场上，身材健硕的波兰运动员埃瓦克洛布克斯嘉先在女子百米短跑中夺得铜牌，之后她又和队友打破4×100米接力的世界纪录。但在三年后她被查出性别染色体不合格，她们的世界纪录被取消。为了维护奥运原则，防止男性运动员混入女子项目利用其生理优势窃取荣耀，国际奥委会决定，从1968年第19届奥运会开始，对女性运动员进行性别检查。

国际体坛关于性别的纷争已经延续80余年，奥运会的性别检测也走过崎岖的弯路。因为染色体检查鉴定性别费时费力，从1976年起，国际奥委会决定用“Barr”试验的方法对女选手进行染色质检查。但是这种方法并不可靠，1988年在卡尔加里冬季奥运会，一名女运动员因性别检查不合格，被组委会请出赛场，进一步的染色体检查却表明她确实为女性，因为她没有Y染色体。鉴于染色体检查全部运动员太不现实，从2000年悉尼奥运会开始，放弃对所有运动员进行性别检查，而只对个别存在性别疑问的运动员进行鉴定。

（参考文献：http：// blog. sina.com.cn/bingmenghudieyuan）

本章小结

1．染色体畸变包括数目畸变和结构畸变。其中数目畸变有整倍性和非整倍性改变两类。整倍性改变主要是形成多倍体，双雄受精和双雌受精是三倍体产生的原因，而核内复制和核内有丝分裂是四倍体产生的原因。非整倍性改变有超二倍体和亚二倍体，其发生机制主要有染色体不分离和染色体丢失。当在卵裂过程中发生染色体不分离和染色体丢失时，则有可能产生嵌合体，嵌合体是指在一个个体内含有两种或两种以上不同核型的细胞系。

2．染色体发生断裂以及断裂后的重接将导致染色体结构畸变，其类型包括缺失、重复、倒位、易位、插入等。

3．染色体的数目或结构畸变会引起遗传物质的严重不平衡，导致个体发育产生一系列的病理性改变，即染色体异常综合征，也称为染色体病。按染色体种类不同，可将染色体病分为常染色体病和性染色体病两类。临床上常见的常染色体病有21三体综合征、18三体综合征、13三体综合征等；常见的性染色体病有Klinfelter综合征、Turner综合征、脆性X染色体综合征以及两性畸形等。

自 测 题

一、名词解释

1．染色体畸变　2．染色体组　3．整倍性改变　4．非整倍性改变　5．亚二倍体　6．超二倍体　7．单体型　8．三体型　9．嵌合体　10．易位　11．相互易位　12．罗伯逊易位　13．倒位　14．插入　15．缺失　16．重复　17．等臂染色体　18．双着丝粒染色体　19．环状染色体　20．染色体病

二、简答题

1．21 三体综合征的核型有哪些？主要临床表现是什么？

2．请写出先天性睾丸发育不全综合征的核型及主要临床表现。

3．请写出先天性卵巢发育不全综合征的核型及主要临床表现。

4．什么是脆性 X 染色体综合征？其主要临床表现是什么？

（姜海鸥）

第七章　线粒体遗传病

学习目标

掌握：

线粒体母系遗传、阈值效应和线粒体遗传病的概念。

熟悉：

1．线粒体 DNA 的结构特征和遗传特性。

2．线粒体基因组的突变类型。

了解：

常见线粒体遗传病的遗传基础。

除成熟红细胞外，几乎每个人体细胞中都含有线粒体。线粒体是一个敏感而多变的细胞器，是细胞物质氧化的主要场所和能量供给中心。此外，线粒体是细胞核外唯一含有 DNA 分子的细胞器，因此，线粒体 DNA（mtDNA）被称为第“25”号染色体。一个细胞内通常有数百个线粒体，每个线粒体内含 2 ~ 10 个拷贝的 mtDNA 分子，因此每个细胞有数千个 mtDNA 分子。1981 年 Anderson 等人完成了人类线粒体 DNA 全部核苷酸序列（称剑桥序列）的测定。近年来，人们发现 mtDNA 突变与多种疾病有关，因而，mtDNA 已成为分子遗传学和临床医学所关注的一个热点。

第一节　mtDNA 的结构与遗传特性

一、mtDNA 的结构特点

人的 mtDNA 是由 2 条 DNA 单链组成的环状闭合分子，全长为 16 569bp，不与组蛋白结合，呈裸露闭环双链状。外环富含鸟嘌呤（G），称重链（H 链），内环富含胞嘧啶（C），称轻链（L 链）。mtDNA 结构紧凑，没有内含子，唯一的非编码区是约 1000bp 的 D 环区，内含 mtDNA 重链复制的起始点、重链和轻链转录的启动子、四个高度保守序列。线粒体基因组共含 37 个基因，编码 13 种多肽、22 种 tRNA 和 2 种 rRNA。与核 DNA 不同的是，线粒体 DNA 的 2 条链是单独参与转录、翻译的，其中 H 链编码 12 种多肽、2 种 rRNA（12S rRNA 和 16S rRNA）和 14 种 tRNA；而 L 链仅编码 1 种多肽、8 种 tRNA。mtDNA 具有两个复制起始点，分别起始复制 H、L 链。它的转录则是由位于 D 环区的两个启动子同时开始的（图 7-1）。

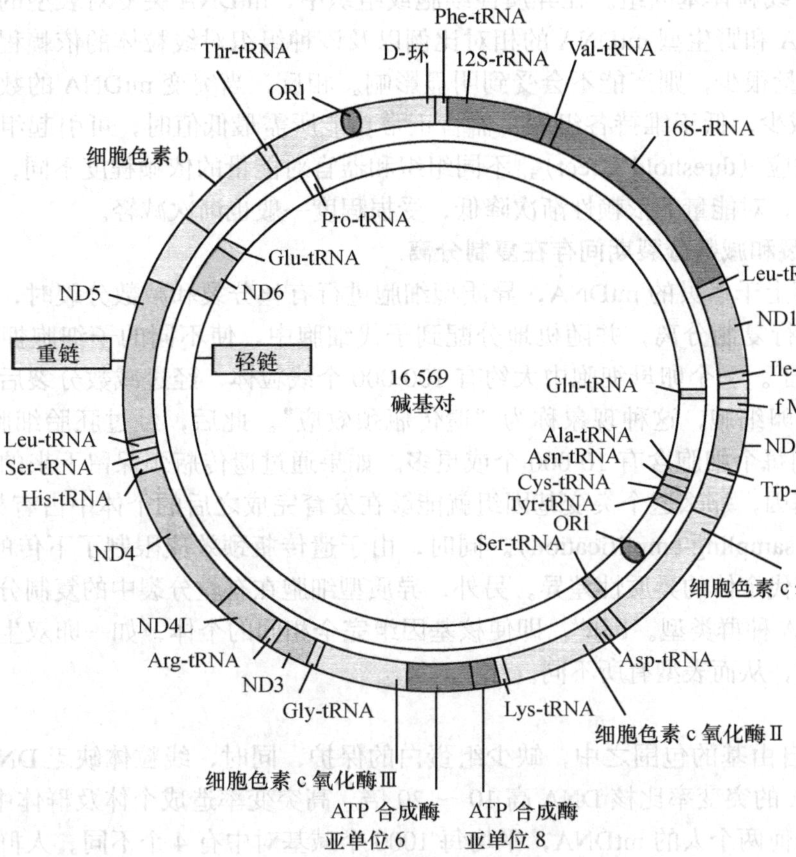

图 7-1　人类 mtDNA 结构示意图

二、mtDNA 的遗传特性

（一）半自主性

mtDNA 编码线粒体中部分蛋白质和全部的 tRNA、rRNA，能够独立自主地复制、转录和翻译，但维持线粒体结构和功能的大量大分子复合物及大多数氧化磷酸化酶的蛋白质亚单位是由核 DNA 编码的，故其功能又受核基因的影响。因此线粒体是一种半自主细胞器，受线粒体基因组和核基因组两套遗传系统共同控制。

（二）遗传密码与通用密码不同

在线粒体遗传密码中，有 4 个密码子与核基因的通用密码不同：① UGA 不是终止密码子，而是色氨酸的密码；② AUA 不是异亮氨酸的密码，而是甲硫氨酸的密码和起始密码子；③ AGA、AGG 不是精氨酸的密码子，而是终止密码子。tRNA 兼用性较强，仅用 22 种 tRNA 来识别多达 48 种密码子。

（三）母系遗传

线粒体存在于细胞质中，在精卵结合时，受精卵的细胞质几乎完全来自卵子，所以只有女性能将其 mtDNA 传递给下一代，这种遗传方式称为母系遗传（maternal inheritance）。因此，如果家族中发现一些成员具有相同的临床症状，而且是从受累的女性传递下来，就应考虑可能是由于 mtDNA 突变造成的。

（四）异质性与阈值效应

纯质性（homoplasmy）是指同一组织或细胞中所有的线粒体具有相同线粒体基因组，或者都是野生型，或者都是携带突变型。异质性（heteroplasmy）是指同一细胞或同一组织既含有突变型，又含有野生型线粒体基因组。在异质性细胞或组织中，mtDNA 突变对表型的影响取决于细胞中突变型 mtDNA 和野生型 mtDNA 的相对比例以及该种组织对线粒体的依赖程度。如果携带突变型 mtDNA 数量很少，则产能不会受到明显影响。相反，当突变 mtDNA 的数目达到某种程度时，ATP 产生减少，低于维持各组织、器官正常功能所需最低值时，可引起组织器官的功能异常，称为阈值效应（threshold effect）。不同组织和器官对能量的依赖程度不同，如脑、骨骼肌、心脏、肾、肝等，对能量的依赖性渐次降低，受损程度一般也渐次减轻。

（五）在有丝分裂和减数分裂期间存在复制分离

人的体细胞中有上千拷贝的 mtDNA，异质型细胞进行有丝分裂和减数分裂时，突变型和野生型 mtDNA 都要进行复制分离，并随机地分配到子代细胞中，使不同的子细胞拥有不同比例的突变型 mtDNA 分子。一个卵母细胞中大约有 100 000 个线粒体，经过减数分裂后只有随机的 2 ～ 100 个进入成熟卵细胞，这种现象称为"遗传瓶颈效应"。此后，经过胚胎细胞早期分裂，繁殖的线粒体会达到每个细胞含有 10 000 个或更多。如果通过遗传瓶颈保留下来的一个线粒体碰巧携带一种突变基因，那么这个突变基因组就能够在发育完成之后的个体中占有相当的比例，这称为抽样 - 扩增（sampling-amplification）。同时，由于遗传瓶颈效应限制了下传的 mtDNA 的数量及种类，造成子代个体的异质性差异。另外，异质型细胞在有丝分裂中的复制分离可构成子代细胞的不同 mtDNA 种群类型。因此，即使核基因组完全相同的个体，如一卵双生，也可具有不同的细胞质基因型，从而表型有所不同。

（六）高突变率

mtDNA 处于氧自由基的包围之中，缺少组蛋白的保护，同时，线粒体缺乏 DNA 损伤修复系统，因而，mtDNA 的突变率比核 DNA 高 10 ～ 20 倍。高突变率造成个体及群体中 mtDNA 序列有极大的差异，任何两个人的 mtDNA，平均每 1000 个碱基对中有 4 个不同。人群中存在多种中性到中度有害的 mtDNA 突变，且高度有害的 mtDNA 突变不断增多。但有害的突变会通过选择而消除，故尽管线粒体遗传病并不常见，突变的 mtDNA 却很普遍。

第二节　线粒体基因突变与疾病

一、线粒体基因突变类型

（一）碱基突变

1．结构基因突变　指编码 13 种多肽的基因发生置换突变，导致编码的氨基酸发生改变。主要与脑脊髓性疾病及神经性疾病有关，如 Leber 遗传性视神经病和神经肌病等。

2．tRNA 基因突变　突变导致 tRNA 携带氨基酸的功能改变，使全部多肽链的翻译过程受到影响，导致呼吸链中多种酶合成障碍。与结构基因突变引起的疾病相比，这类突变所致的疾病更具系统性的临床特征，常与线粒体肌病相关。典型疾病包括肌阵挛性癫痫伴碎红纤维病（MERRF 综合征）、线粒体脑肌病伴乳酸中毒及卒中样发作（MELAS 综合征）、母系遗传的肌病及心肌病等。

（二）缺失、插入突变

缺失突变更为多见，这类疾病多为散发而无家族史。mtDNA 缺失发生的原因往往由于 mtDNA 的异常重组或在复制过程中异常滑动所致，存在于许多神经性疾病及一些退化性疾病中，如 KSS 综合征。绝大多数的眼肌病是由缺失突变引起。

（三）mtDNA 拷贝数目突变

mtDNA 拷贝数目突变指 mtDNA 拷贝数太少引起呼吸障碍或乳酸中毒等，仅见于一些致死性婴儿呼吸障碍、乳酸中毒或肝、肾衰竭的病例。

无论上述哪种类型的突变，实际上都会削弱线粒体产生能量的功能，进而影响这些组织器官的功能。还必须注意的是，氧化磷酸化过程中的 5 种酶复合物是由 mtDNA 和核 DNA 共同编码的，因此，编码这些酶的核基因突变也可以产生类似线粒体遗传病的症状。因此，有些线粒体遗传病是核 DNA 与线粒体 DNA 共同作用的结果。

二、线粒体病

（一）Leber 遗传性视神经病（MIM535000）

Leber 遗传性视神经病（Leber hereditary optic neuropathy，LHON）是被证实的第一种母系遗传的疾病，至今尚未发现一个男性患者将此病传给后代。LHON 是一种双侧视神经严重萎缩引起的急性或亚急性双侧中央视力丧失，可伴有神经、心血管、骨骼肌等系统异常，如头痛、癫痫及心律失常等。男女患者比例为 5∶1，好发年龄为 18 ～ 30 岁。

诱发 LHON 的 mtDNA 突变均为点突变。1988 年，Wallace 最先发现 mtDNA 的 11778G → A 的点突变导致编码 NADH 脱氢酶亚单位 4（ND4）中第 340 位的 Arg → His，从而影响线粒体能量的产生，大约 50% 的 LHON 病例由该位点突变引起。除此之外还发现 10 多个点突变可导致该病的发生，它们分布于 ND1、ND2、ND3、ND4、ND6、Cytc 基因位点内。利用 mtDNA 的 11778 点突变可对 50% 的 LHON 家系进行基因诊断。

（二）线粒体心肌病（MIM510000）

线粒体心肌病（mitochondrial cardiomyopathy）累及心脏和骨骼肌，患者常有严重的心力衰竭，临床表现为劳动性呼吸困难、心动过速、全身肌无力伴全身严重水肿、心脏增大和肝大等症状。

mtDNA 的突变和缺失与某些心肌病有关。例如，位于 ATP 酶 6 和 D 环区之间长达 7.5kb 的缺失、3260 位点的 A → G 突变可引起母系遗传的线粒体疾病和心肌病；4977 位点的缺失多见于缺血性心脏病、冠心病等；扩张型心肌病和肥厚型心肌病均可见 7436 位点的缺失等。

心肌细胞内 mtDNA 突变发生率将随年龄增大而升高，这种趋势在 35 岁以后更明显。这是由于年龄增大使冠状动脉逐渐发生硬化，使心肌缺血缺氧，mtDNA 易发生突变，突变后线粒体功能受到影响，从而反过来加重心肌缺氧，呈恶性循环趋势。

（三）肌阵挛性癫痫伴碎红纤维病（MIM545000）

肌阵挛性癫痫伴碎红纤维病（myoclonus epilepsy and ragged-red fibers，MERRF）是一种异质性母系遗传病。临床症状表现为：骨骼肌不自主阵挛，全身性的强直 - 阵挛发作与失神发作，轻度痴呆、耳聋，晚期出现精神异常。该病 90% 是由于 mtDNA 的 8344 A → G 点突变，突变位于赖氨酸 tRNA 基因内，使 tRNA 结构改变，导致线粒体蛋白质翻译障碍。

（四）线粒体脑肌病伴乳酸中毒及卒中样发作综合征（MIM540000）

线粒体脑肌病伴乳酸中毒及卒中样发作综合征（mitochondrial encephalomyopathy with lactic acidosis and stroke-like episodes，MELAS）是一种常见的母系遗传病。约 80% 患者的 mtDNA 中，亮氨酸 tRNA 基因 3243 位点存在 A → G 点突变，也有其他位点突变，使得 mtDNA 转录活性降低并影响线粒体功能。主要是丙酮酸代谢受影响，大量丙酮酸生成乳酸积累在血液与体液中，导致丙酮酸中毒。患者常在 40 岁以前出现如下异常：突发呕吐、复发性休克、肌肉组织病变等，少数患者伴痴呆、耳聋、偏头痛、肌无力等。MELAS 患者在脑和肌肉的小动脉和毛细血管壁中有大量形态异常的线粒体。

（五）KSS 综合征（MIM530000）

Kearns-Sayre 综合征（Kearns-Sayre syndrome，KSS）又称为慢性进行性眼外肌麻痹。常见

临床表现是进行性外部眼肌麻痹和视网膜色素变性。KSS 的表现还包括心脏传导功能障碍、听力丧失、共济失调、痴呆等症状，常在婴儿、儿童或青春期发病，大多数患者在确诊后几年内死亡。

KSS 主要是由于 mtDNA 缺失引起的，缺失类型多样，一般缺失长度为 0.5 ~ 8kb，最常见的类型是 5.0kb 的“普遍缺失”。缺失部位多发生在重链和轻链两个复制起始点之间，缺失区两侧有同向重复序列。缺失的 mtDNA 具有明显的复制优势，突变型 > 60%，可抑制线粒体翻译，酶活性下降。由于涉及多个基因的缺失，患者可出现不同程度的线粒体蛋白质合成缺陷，影响四种呼吸链复合体。KSS 病情严重程度取决于缺失型 mtDNA 的异质性水平和组织分布。异质性程度低时，仅表现为眼外肌麻痹，肌细胞中缺失型 mtDNA > 85% 时，表现为严重的 KSS。

（六）线粒体基因突变与衰老（MIM502000）

线粒体病的迟发和渐进过程提示线粒体功能随着年龄的增加而退化，在正常生理状态下，机体自身的防御系统可及时清除能量代谢过程中产生的氧自由基。在个体衰老进程中，抗氧化防御系统作用减弱，线粒体内自由基不能有效地清除而累积，从而导致线粒体的氧化性损伤，包括生物膜损伤、破坏核苷酸类辅酶及 mtDNA 损伤等。

大量研究证实，衰老与线粒体氧化磷酸化酶活性降低及分裂终末的组织中突变 mtDNA 积累密切相关。与衰老有关的突变类型主要是 mtDNA 的缺失。缺失常包括一个或几个 mRNA 基因和 rRNA 基因，可累及脑、心肌、肝、肾、肺、骨骼肌、皮肤、卵巢、精子等多种组织器官，积累到一定程度时，线粒体发生生物学变化，生成的能量低于维持正常细胞功能的阈值，致使细胞死亡，引起衰老和多种老年退化性疾病。

知识链接

线粒体 DNA 与考古

复旦大学现代人类学教育部重点实验室的科研人员，根据追溯西藏古老人群特定的线粒体 DNA 突变得出结论：西藏地区早在距今 2 万多年前的旧石器时代就有人类定居。这一研究成果有效地印证了考古学上关于西藏地区五千年前甚至更早就有人类生存和繁衍的发现。

2 万多年前的旧石器时代是如何推算出来的？线粒体 DNA 经由母亲遗传给后代，因此通过检测现代人的线粒体 DNA 及其突变，就可以推测到特定人群的母系祖先来自何方。在较长的时间内，人类的线粒体 DNA 突变速率是恒定不变的，大致几千年突变一次。根据这个恒定速率，已得出了现代人类学最基本的结论之一：人类在十万年前来自于同一祖先。在此基础上，随机选取了西藏 9 个不同地区的 11 个群体、600 多人的线粒体 DNA 标本为研究对象，发现其中大约 2% 的人线粒体 DNA 比较古老，且同属一种类型。然后根据他们线粒体 DNA 突变次数，测算出了携带这类古老的母系基因成分的西藏居民，至少存活在距今 2 万多年前的青藏高原上。而大多数样本人群的线粒体 DNA 突变还是比较接近现代人的。基因图谱揭示他们跟北亚人群的关系比较接近，这又与全球范围内的核 DNA 和体质人类学研究结果相吻合。

此前一些研究人员认为五千年前的西藏被冰川包裹，不适合人类居住。但复旦大学的此项科研，用基因科学的方法得出了全新结论。

（参考文献：http：//www. sh. xinhuanet. com/ 2010-09/01/content_20787807.htm）

本章小结

1．人类 mtDNA 全长 16 569bp，不与组蛋白结合，呈裸露闭环双链状。含 37 个基因，编码 13 条多肽链、22 种 tRNA 和 2 种 rRNA。

2．mtDNA 的遗传特性：①母系遗传；②半自主性；③有丝分裂和减数分裂期间都要经过复制分离；④异质性与阈值效应；⑤遗传密码与通用密码不同；⑥高突变率。

3．mtDNA 突变主要有：①碱基突变；②缺失、插入突变；③ mtDNA 拷贝数目突变。

4．线粒体遗传病是指 mtDNA 突变（自发或遗传）所致的线粒体功能异常，导致 ATP 合成障碍、能量产生不足而出现的一组多系统疾病，主要累及肌肉、中枢和外周神经等多个系统。

自 测 题

一、名词解释

1．母系遗传　2．异质性　3．纯质性　4．阈值效应

二、简答题

1．简述 mtDNA 的结构特点与遗传特性。

2．说出 mtDNA 的突变类型。

3．简述 LHON 的主要症状和遗传基础。

（古先祥）

第八章　分子病与酶蛋白病

学习目标

掌握：

1．分子病、酶蛋白病的概念。

2．血红蛋白病的概念及分类。

3．镰形细胞贫血症和苯丙酮尿症的发病机制。

熟悉：

1．血红蛋白病的分子机制。

2．酶蛋白病的发病机制。

了解：

地中海贫血、血友病、白化病、半乳糖血症等的主要临床表现及其遗传基础。

根据“中心法则”，人类DNA分子上的遗传信息首先转录到mRNA分子上，然后根据mRNA上的遗传密码翻译成特定的蛋白质（或酶），最后通过蛋白质（或酶）的功能活动表现为特定的生理、生化特征或性状。如果DNA分子的脱氧核苷酸组成或排列顺序发生变化，造成基因突变，则经转录和翻译而来的蛋白质或酶会发生相应的改变。若是轻微而无害的改变，会造成正常人体生理、生化特征的遗传差异，在群体中表现为蛋白质或酶的多态现象。严重的异常，可引起一系列病理变化，表现为分子病或酶蛋白病。

第一节　分子病

1949年美国化学家Pauling在研究镰形细胞贫血症时提出分子病（molecular disease）的概念。1956年，Ingram等应用“指纹法”进一步研究，证明这种异常血红蛋白分子的β珠蛋白链第6位氨基酸由正常的谷氨酸变成了缬氨酸，从分子水平揭示了该病的病因。

分子病是指由于基因突变导致蛋白质分子结构或合成量异常而引起机体功能障碍的一类疾病，主要包括血红蛋白病、血浆蛋白病、结构蛋白病、受体蛋白病、免疫蛋白病、胶原蛋白病和膜转运蛋白病等。

一、血红蛋白病

血红蛋白病（hemoglobinopathy）由珠蛋白分子结构或合成量异常所致，是人类最常见的单基因病。根据 WHO 统计，全世界血红蛋白病相关基因的携带者频率为 5% 以上。由于人类珠蛋白基因是首先被克隆的疾病基因，因此，血红蛋白病也是被了解得最深入的一组分子病。

（一）正常血红蛋白分子的结构及发育变化

血红蛋白（hemoglobin，Hb）是红细胞中具有重要生理功能的蛋白质，是血液中运输 O_2 和 CO_2 的载体。血红蛋白分子包括 4 个亚基，每个亚基由 1 条多肽链（珠蛋白）和 1 个辅基（血红素）组成（图 8-1）。4 条多肽链是成对的，即 2 条类 α 珠蛋白链（α 链或 ζ 链）和 2 条类 β 珠蛋白链（ε、β 或 δ 链）。类 α 链长 141 个氨基酸，类 β 链则由 146 个氨基酸组成。在人体发育的不同阶段，类 α 链和类 β 链的不同组合，构成了人类常见的几种血红蛋白（表 8-1）。

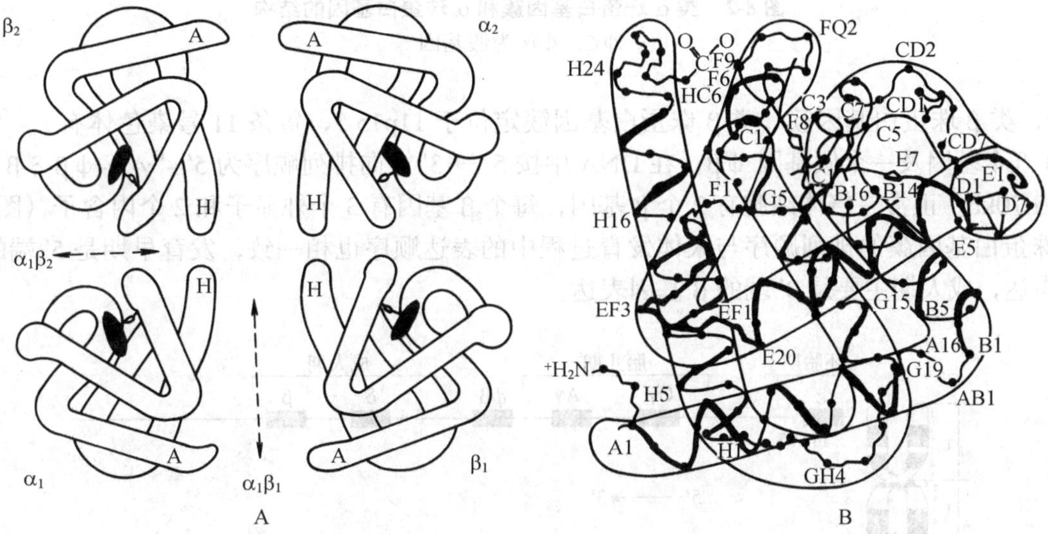

图 8-1　血红蛋白结构示意图

A．血红蛋白的四聚体（四级结构）；B．血红蛋白单体的三维空间结构

表 8-1　正常人体血红蛋白

发育阶段	血红蛋白种类	分子结构
胚胎	Hb Gower Ⅰ	$ζ_2ε_2$
	Hb Gower Ⅱ	$α_2ε_2$
	Hb Portland	$ζ_2{}^{G}γ_2$，$ζ_2{}^{A}γ_2$
胎儿（8 周至出生）	Hb F	$α_2{}^{G}γ_2$，$α_2{}^{A}γ_2$
成年人	Hb A（95%）	$α_2β_2$
	Hb A_2（3%）	$α_2δ_2$

（二）人类珠蛋白基因及其表达特点

人类珠蛋白基因包括类 α 珠蛋白基因簇（α globin gene cluster）和类 β 珠蛋白基因簇（β globin gene cluster）。在人类珠蛋白基因簇中存在一些假基因，它们与正常的珠蛋白基因结构相似，但没有正常功能，如 ψα、ψβ、ψζ。

1．类 α 珠蛋白基因簇　类 α 珠蛋白基因簇定位于 16p13.33-p13.11，每条 16 号染色体上有 2 个 α 基因、1 个 ζ 基因以及 2 个假基因 ψζ 和 ψα。在 DNA 中按 5′ → 3′ 方向排列顺序为 5′ζ-ψζ-ψα-$α_2$-$α_1$3′，总长度为 30kb。正常二倍体细胞有 4 个 α 基因，每个 α 基因有 3 个外显子和 2 个内含子（图 8-2）。类 α 珠蛋白基因簇的排列顺序与人体发育过程中表达顺序一致，即发育早期是 5′ 端的 ζ 表达，正常成人主要是 3′ 端的 α 基因表达。

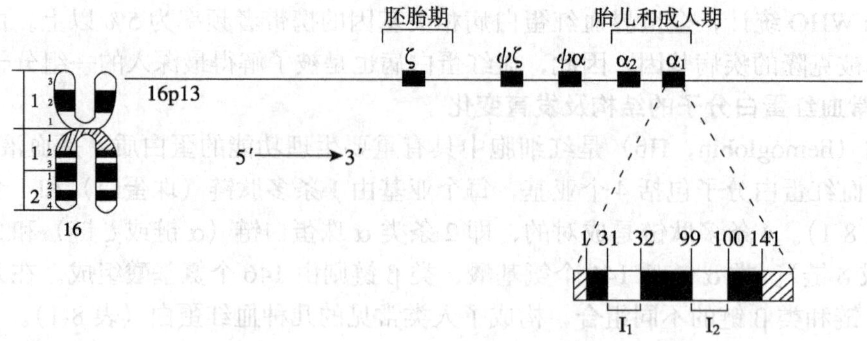

图 8-2 类 α 珠蛋白基因簇和 α 珠蛋白基因的结构

ψζ、ψα 为假基因

2．类 β 珠蛋白基因簇　类 β 珠蛋白基因簇定位于 11p15.5，每条 11 号染色体有 ε、$^{G}\gamma$、$^{A}\gamma$、δ 和 β 五个基因及一个假基因 ψβ。在 DNA 中按 5′ → 3′ 方向排列顺序为 5′ε-$^{G}\gamma$-$^{A}\gamma$-ψβ-δ-β 3′，总长度为 70kb。正常二倍体细胞有 2 个 β 基因，每个 β 基因有 3 个外显子和 2 个内含子（图 8-3）。类 β 珠蛋白基因簇的排列顺序与人体发育过程中的表达顺序也相一致，发育早期是 5′ 端的 ε、γ 基因表达，成人期主要是 3′ 端的 β 基因表达。

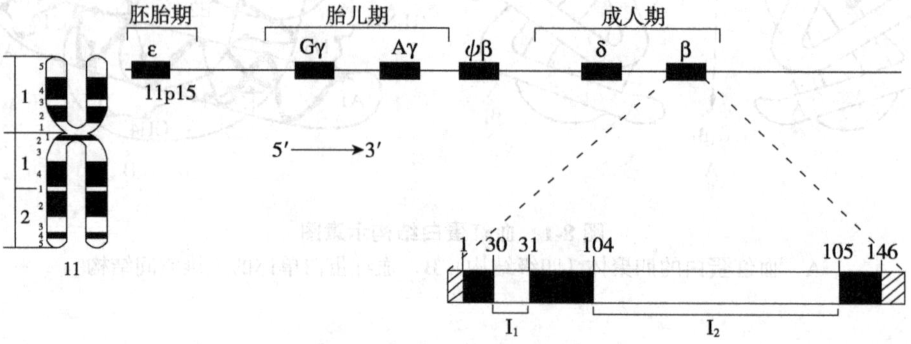

图 8-3 类 β 珠蛋白基因簇和 β 珠蛋白基因的结构

ψβ 为假基因

从类 α 和类 β 珠蛋白基因簇的组成可知，每个二倍体个体带有 4 个 α 基因和 2 个 β 基因。但通过特殊的调控机制，正常人体中 α 珠蛋白和 β 珠蛋白的分子数量相当，正好构成 $\alpha_2\beta_2$（HbA），表明 β 基因表达效率大约是 α 基因的 2 倍。类 α 和类 β 珠蛋白数量的平衡是保证人体血红蛋白正常生理功能的需要。

（三）血红蛋白病及其分子机制

血红蛋白病分为两类：一类是由于珠蛋白肽链结构异常引起的异常血红蛋白病；另一类是由于珠蛋白肽链合成数量异常引起的地中海贫血。全世界至少有 2 亿人携带异常血红蛋白病或地中海贫血的基因，他们主要分布于非洲、地中海地区和东南亚人群中。异常血红蛋白病在我国的总发生率为 0.24% ~ 0.33%，以云南、贵州、广东、广西和新疆等地发病率最高；而 α 地中海贫血和 β 地中海贫血的发生率分别为 2.64% 和 0.66%，它们多见于华南、西南和华东地区。

1．异常血红蛋白病　异常血红蛋白病又称异常血红蛋白综合征（abnormal hemoglobin syndrome），是一类由于珠蛋白基因突变导致珠蛋白结构异常而引起的血红蛋白分子病。珠蛋白结构异常可能发生在 α 链，也可能发生在 β 链，但以 β 珠蛋白链受累常见。

（1）异常血红蛋白病的类型：目前，全世界已发现异常血红蛋白近 1000 种，其中约一半可造成人体不同程度的功能障碍，导致异常血红蛋白病。临床上常见的有：镰形细胞贫血症、血红蛋白 M 病、不稳定血红蛋白病、氧亲和力异常血红蛋白病等。上述四种异常血红蛋白病的临床表现差异很大，其诊断均需依靠对血红蛋白化学结构的分析。下面主要介绍镰形细胞贫血症。

镰形细胞贫血症（sickle cell anemia）又称血红蛋白 S（HbS）病。本病是由于 β 珠蛋白基因发生突变引起的一种疾病，属常染色体隐性遗传。患者 β 珠蛋白基因的第 6 位密码子由正常的 GAG 变成了 GTG，使其编码的 β 珠蛋白 N 端第 6 位氨基酸由正常的谷氨酸变成了缬氨酸，形成 HbS（$\alpha_2\beta_2{}^{6\text{谷}\rightarrow\text{缬}}$）。这种血红蛋白分子表面电荷改变，出现一个疏水区域，导致溶解度降低，在氧分压低的毛细血管中，溶解度低的 HbS 聚合形成凝胶化的棒状结构，使红细胞变成镰刀状（图 8-4）。镰变细胞引起血液黏性增加，容易阻塞毛细血管，造成散发性的组织局部缺氧，甚至坏死，产生肌肉骨骼疼痛、腹痛等痛性危象。另一方面镰形细胞的变形能力降低，通过狭窄的毛细血管时，不易变形通过，挤压时易破裂，导致溶血性贫血（图 8-5）。HbS 纯合子（HbS/HbS）个体表现为镰形细胞溶血性贫血，患者出生后 3 ～ 4 个月即有黄疸、贫血及肝脾大等临床症状，发育较差。由镰形细胞阻塞微循环而引起的脏器功能障碍可表现为腹痛、气急、肾区痛和血尿。患者常因再生障碍危象、贫血加重，并发感染而死亡。杂合子（HbA/HbS）不表现临床症状，或仅偶有血尿、脾梗死等表现，但在氧分压低时可引起部分细胞镰变。

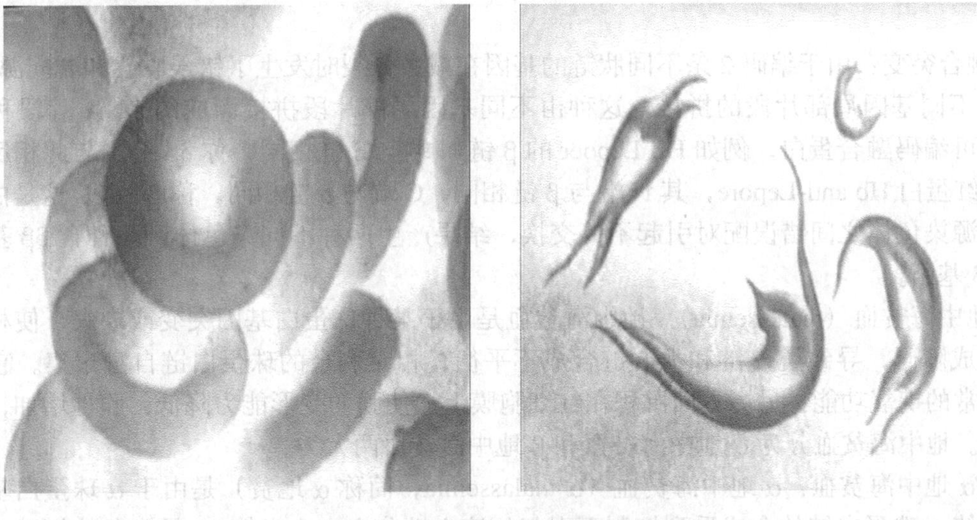

图 8-4 正常红细胞和镰形红细胞

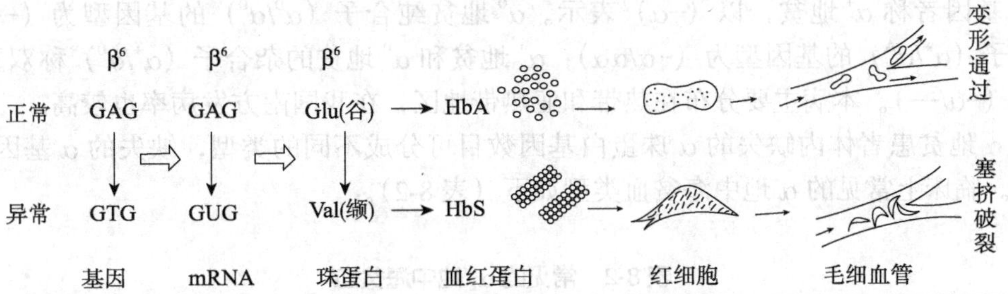

图 8-5 镰形细胞贫血症的发病机制

本病主要见于非洲及美洲黑人，也散发于地中海地区，在东非某些地区 HbS 基因频率高达 40%，因此，镰形细胞贫血症已经成为世界范围内最严重的血红蛋白病。应用分子诊断技术可以对该病进行基因诊断。

（2）异常血红蛋白病的分子机制：异常血红蛋白病以珠蛋白结构异常为特征，由珠蛋白基因突变所导致，包括置换突变、移码突变、整码突变、融合突变等常见类型。

1）置换突变：目前发现大多数的异常血红蛋白是由于珠蛋白基因的某个密码子发生单个碱基置换所致，其中错义突变最常见。如前面介绍的HbS的β链第6位上的谷氨酸被缬氨酸替代，是由于相应的密码子GAG变成了GUG。无义突变和终止密码突变也可导致异常血红蛋白病，例如，Hb Constant Spring病是由于α珠蛋白基因第142位终止密码UAA变成谷氨酰胺密码子CAA，结果α链合成到第141个氨基酸时并不停止，而是继续合成到下一个终止密码才终止，使α链延长为172个氨基酸。又如，血红蛋白β链终止密码在147位，当mRNA 145位的密码子UAU（酪氨酸）变成UAA（终止密码）时，则只合成144个氨基酸的β链，这种β链和正常的α链构成Hb Mckees-Rock病。

2）移码突变：例如Hb Wayne病，是由于α珠蛋白基因138位丝氨酸密码子TCC丢失一个C，导致其后的3′端碱基向5′端依次位移，重新组合及编码，结果使原来142位终止密码UAA变成可读密码AAG，翻译继续进行到下一个终止密码（147位）才停止，α链延长为146个氨基酸。

3）整码突变：例如Hb Gum Hiu的β链91～95位5个氨基酸缺失，而Hb Grady则是α链116位脯氨酸后嵌入了3个氨基酸。前者由于β基因丢失了5个相应密码子，后者则由于α基因插入了3个相应密码子所致。密码子的缺失或插入与减数分裂中同源染色体的错误配对和不等交换有关。

4）融合突变：由于编码2条不同肽链的基因在减数分裂时发生了错误联会和非同源性交换，形成两种不同基因局部片段的拼接，这种由不同基因局部片段拼接而成的DNA片段称融合基因，它们可编码融合蛋白。例如Hb Lepoer的β链N端与δ链相同，称δβ链。与此相反，另一种异常血红蛋白Hb anti-Lepore，其N端与β链相同，C端与δ链相同，称βδ链。这是由于减数分裂时同源染色体之间错误配对引起不等交换，结果产生两种不同染色体，一种含δβ基因，另一种含βδ基因。

2．地中海贫血（thalassemia） 地中海贫血是由于某种珠蛋白基因突变或缺失，使相应的珠蛋白链合成障碍，导致类α链和类β链合成不平衡，相对剩余的珠蛋白链自身聚集。它们一方面影响正常的携氧功能，另一方面沉积在红细胞膜上，使膜的变形能力降低、脆性增加，引起溶血性贫血。地中海贫血分为α地中海贫血和β地中海贫血两大类。

（1）α地中海贫血：α地中海贫血（α-thalassemia，简称α地贫）是由于α珠蛋白基因异常或缺失，使α珠蛋白链的合成受到抑制而引起的溶血性贫血。人类第16号染色体短臂上有2个连锁的α珠蛋白基因。一条16号染色体的两个α基因都缺失者为α^0地贫，以（--）表示；缺失一个α基因者称α^+地贫，以（-α）表示。α^0地贫纯合子（α^0/α^0）的基因型为（--/--），α^+地贫杂合子（α^+/α^A）的基因型为（-α/αα）；α^+地贫和α^0地贫的杂合子（α^+/α^0）称双重杂合子，基因型为（-α/--）。本病主要分布在热带和亚热带地区，在我国南方发病率也较高。

根据α地贫患者体内缺失的α珠蛋白基因数目可分成不同的类型，缺失的α基因越多，病情越严重。临床上常见的α地中海贫血类型如下（表8-2）。

表8-2 常见的α_2地中海贫血

临床类型	基因型	缺失或失活的α基因数目	临床表现
Hb Bart胎儿水肿综合征	--/--	4	胎儿缺氧，水肿致死
Hb H病	ααT/-- ααCS/--	3	中度溶血
标准型（轻型）	--/αα -α/-α	2	轻度溶血或溶血不明显
静止型	-α/αα	1	无溶血等临床症状

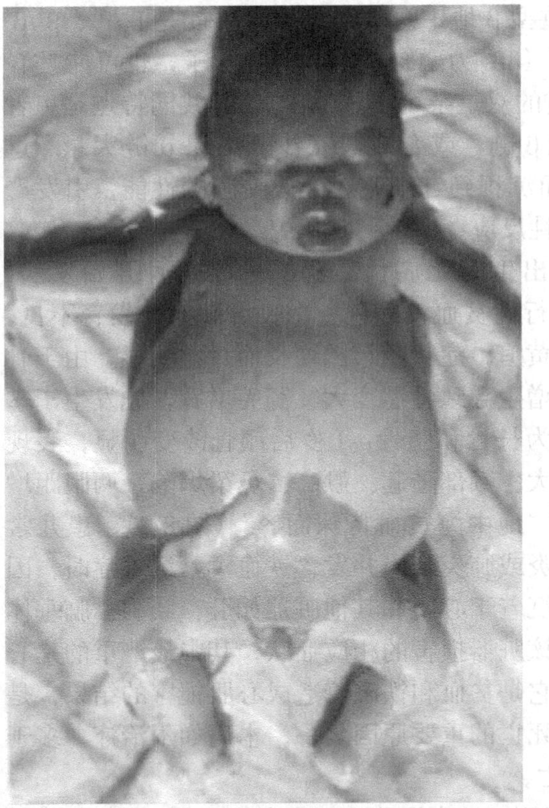

图 8-6　Hb Bart 胎儿水肿综合征胎儿

全身水肿伴脸部、四肢畸形（引产胎儿）

1）Hb Bart 胎儿水肿综合征：正常胎儿的血红蛋白为 HbF（$\alpha_2\gamma_2$）。患儿两条 16 号染色体上的 4 个 α 基因全部缺失，基因型为 α^0/α^0 的纯合子（--/--），不能合成 α 珠蛋白链，而 γ 链正常合成会自身形成四聚体 γ_4，γ_4 对氧的亲和力很高，在氧分压低的组织中，不易释放氧，造成组织严重缺氧。这种胎儿重度贫血，苍白，全身水肿，肝脾大，心脏扩大，四肢短小，腹部因有腹水而隆起，因此称为 Hb Bart 胎儿水肿综合征（图 8-6）。胎儿常于 30 ～ 40 周时流产、死产或娩出后半小时内死亡。

2）HbH 病（中间型）：正常成人的血红蛋白为 HbA（$\alpha_2\beta_2$）。患者两条 16 号染色体上的 4 个 α 基因缺失（或缺陷）3 个，为 α^0 地贫和 α^+ 地贫的双重杂合子 α^0/α^+，基因型为（--/-α）、$\alpha\alpha^T$/-- 或 $\alpha\alpha^{CS}$/--。只有少量 α 链合成，而 β 链合成正常，相对过量的 β 链聚合成 β_4，即 HbH。β_4 易氧化解离成 β 单链，沉积于红细胞膜上，使膜的变形能力下降，脆性增加，挤压时易破裂，导致中度溶血性贫血。该病患儿在出生时几乎无明显的症状，只有轻度贫血；可有肝脾大、黄疸、“地中海贫血”面容等。

3）标准型（轻型）：两条 16 号染色体上的 4 个 α 基因中缺失 2 个，可能为 α^+ 地贫的纯合子（-α/-α）或是 α^0 地贫的杂合子（--/αα）。由于该类个体能合成相当量的 α 链，所以仅表现轻度的溶血性贫血或无症状。但两个 α^0/α^A 个体结婚，后代子女中有 1/4 的 Hb Bart 胎儿水肿综合征发病风险。

4）静止型：两条 16 号染色体上的 4 个 α 基因中缺失 1 个，为 α^+ 地贫的杂合子（-α/αα）。该类个体无明显的临床表现，但其与标准型（--/αα）患者结婚，后代子女中有 1/4 可能为 Hb H 病患者。

（2）β 地中海贫血：β 地中海贫血（β-thalassemia，简称 β 地贫）是由于 β 珠蛋白基因突变或缺失，使 β 珠蛋白合成受到抑制而导致的溶血性贫血。患者 11 号染色体上的 β 基因缺失或失活，完全不能合成 β 珠蛋白链的为 β^0 地贫；能合成部分 β 珠蛋白链的为 β^+ 地贫。β^0、β^+ 和 β^A 的不同组合，能形成 β^0/β^0、β^0/β^+、β^+/β^+、β^0/β^A、β^A/β^A 等不同基因型的个体，表现为不同程度的 β 地中海贫血。根据临床表现的不同，β 地中海贫血主要分为重型、中间型和轻型三种（表 8-3）。

表 8-3　常见的 β 地中海贫血

临床类型	基因型	β 链	Hb	临床表现
重型	β^0/β^0，$\delta\beta^0/\delta\beta^0$ β^0/β^+，β^+/β^+	无或很少	无或很少 HbA HbF 增多	严重溶血性贫血 地中海贫血面容
中间型	β^+（高 F）/β^+（高 F）	少	少量 HbA，HbF 明显增多	中度溶血性贫血
	$\beta^+/\delta\beta^+$	较少	较少 HbA	
轻型	β^0/β^A，$\delta\beta^0/\delta\beta^A$ β^+/β^A	较多	较多 HbA	轻度溶血性贫血或贫血不明显

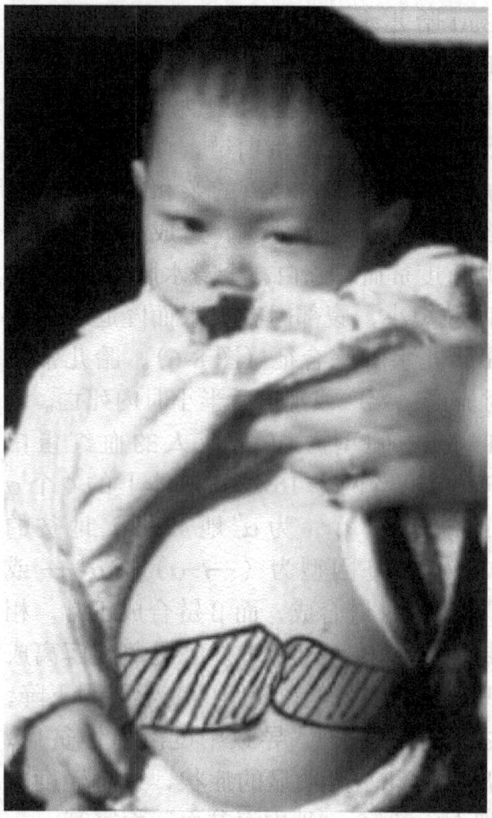

图 8-7 典型β地中海贫血患者

1）重型β地中海贫血：患者可能是β^0/β^0、β^+/β^+或$\delta\beta^0/\delta\beta^0$（$\delta\beta^0$为融合基因）等纯合子，也可能是$\beta^0$和$\beta^+$地贫的双重杂合子（$\beta^0/\beta^+$）。其共同特点是患者不能合成β链，或合成量很少，结果α链大量“过剩”，进而沉积到红细胞膜上改变膜的性能，引发严重的溶血性反应。

患儿出生时无症状，至3～12个月开始发病，呈慢性进行性贫血，面色苍白，肝脾大，发育不良，常有轻度黄疸，症状随年龄增长而日益明显。由于骨髓代偿性增生导致骨骼变大、髓腔增宽，先发生于掌骨，以后为长骨和肋骨；1岁后颅骨改变明显，表现为头颅变大、额部隆起、颧高、鼻梁塌陷，两眼距增宽，形成“地中海贫血特殊面容”（图8-7）。患儿常并发气管炎或肺炎。当并发含铁血黄素沉着症时，因过多的铁沉着于心肌和其他脏器如肝、胰腺、脑垂体等而引起该脏器损害的相应症状，其中最严重的是心力衰竭，它是贫血和铁沉着造成心肌损害的结果，是导致患儿死亡的重要原因之一。本病如不治疗，多于5岁前死亡。

2）轻型β地中海贫血：患者主要是β^+/β^A或β^0/β^A等杂合子，都带有一个正常的β基因β^A，所以可以合成相当量的β珠蛋白链，患者的HbA_2（$\alpha_2\delta_2$）、HbF（$\alpha_2\gamma_2$）可代偿性增高。患者无症状或轻度贫血，脾可轻度增大。本病病程经过良好，易被忽略，多在重型患者家族调查时被发现，能存活至老年。

3）中间型β地中海贫血：患者一般是β地贫变异型的纯合子，基因型通常为β^+（高F）/β^+（高F），患者能合成一定量的β珠蛋白链，伴有HbF（$\alpha_2\gamma_2$）的明显增高。患者多于幼童期出现症状，其临床表现介于轻型和重型之间，中度贫血，脾轻度或中度肿大，黄疸可有可无，骨骼改变较轻。

二、血浆蛋白病

血浆蛋白是存在于血液中的多功能蛋白质的总称，在体内起着凝血、止血、免疫防御和物质运输等重要作用。血浆蛋白病（plasma protein disease）是血浆蛋白遗传性缺陷所引起的一组疾病。

血友病（hemophilia）是一组凝血因子缺乏症，表现为遗传性的凝血障碍。根据缺乏的凝血因子不同可分A、B、C三类，其中以血友病A最常见。

（一）血友病A

血友病A（hemophilia A）又称抗血友病球蛋白（antihemophilic globin，AHG）缺乏症或凝血因子Ⅷ缺乏症，约占先天性出血性疾病的85%。根据世界卫生组织（WHO）和世界血友病联盟（WHF）1990年联合会议的报告，血友病A的发病率为15/100 000～20/100 000，欧美各国统计为5/100 000～10/100 000，中国血友病A的发病率为3/100 000～4/100 000。

血友病A是一种X连锁隐性遗传性疾病。其致病基因AHG定位于Xq28，长度为186kb，含有26个外显子，编码2351个氨基酸。血友病A多为男性发病，女性杂合子为携带者。出血是本病的主要临床表现，患者终身有自发的、轻微损伤或手术后长时间的出血倾向。患者出血部位广泛，可涉及皮肤、黏膜、肌肉、关节腔等各组织、器官，可形成血肿。血液淤积到患者的关节腔后，会使关节活动受限，功能暂时丧失，例如膝关节出血后患者常常不能正常站立行走。

目前，该病可通过测定 AHG 水平检出杂合子，应用分子生物学技术进行产前诊断，使用 AHG 制剂进行替代治疗，其基因治疗研究也正在进行中。

（二）血友病 B

血友病 B（hemophilia B）又称血浆凝血活酶成分（plasma thromboplastin component，PTC）缺乏症或Ⅸ因子缺乏症。临床症状与血友病 A 基本相同，但发病率较低，占血友病的 15% ~ 20%。血友病 B 也表现为 X 连锁隐性遗传，Ⅸ因子基因定位于 Xq27，长 34kb，含 8 个外显子，编码 415 个氨基酸。血友病 A、B 治疗相似，采用替代疗法。可选用血浆、凝血酶原复合体浓缩物（prothrombin complex concentrate，PCC）、Ⅸ因子浓缩物和重组Ⅸ因子制品等。

（三）血友病 C

血友病 C（hemophilia C）又称血浆凝血活酶前质（plasma thromboplastin antecedent，PTA）缺乏症或Ⅺ因子缺乏症。临床症状较 A、B 型血友病轻，发病率也较低。Ⅺ因子基因定位于 15q11，含 15 个外显子，编码 625 个氨基酸。本病遗传方式为常染色体隐性遗传。

三、结构蛋白病

结构蛋白是构成组织细胞结构和人体架构的一类功能蛋白。结构蛋白基因突变会导致结构蛋白病，如肌营养不良、成骨不全等。

肌营养不良症（muscular dystrophy，MD）是一组以进行性加重的肌无力和支配运动的肌肉变性为特征的遗传性疾病群。肌营养不良症有很多种类型，有些是在出生时就可以观察到的先天性肌营养不良症，而有些则是在青春期才能观察到。

假肥大性肌营养不良症，又称 Duchenne 型肌营养不良症（Duchenne muscular dystrophy，DMD），是儿童中最常见的一类肌病，属 X 连锁隐性遗传，患者多为男孩。该病由附着于肌膜上的抗肌萎缩蛋白（又称肌营养不良蛋白）遗传性缺陷所致，是一种严重致残致死性的遗传病。多于儿童期起病，常以骨盆带肌无力、肌张力低、走路缓慢、易跌为首发症状。病情进展较迅速，可逐渐累及肩胛带、四肢远端肌群及面肌。背部伸肌无力则站立时腰椎过度前凸，臀中肌无力则行走时骨盆向两侧摆动，呈典型的“鸭步”；患儿仰卧位站起时，先翻转为俯卧位，再用双手支持才能缓慢站起，称“Gowers 征”；由于肩胛带肌及前锯肌无力，可呈现“游离肩”和“翼状肩胛”，以上为 DMD 的特征性表现。约 90% 的患儿有肌肉的假性肥大，以腓肠肌最明显，三角肌、股四头肌、臀肌、冈下肌、肱三头肌及舌肌等也可受累。多半患儿还伴有心肌损害，约 30% 患儿伴有不同程度的智能障碍，病情多呈进行性加重，是进行性肌营养不良症中预后最差的一种类型，多数在 15 岁左右即不能行走，大部分患者在 25 ~ 30 岁以前因呼吸感染、心力衰竭或慢性消耗而死亡。

另外，尚有一种与 DMD 临床表现类似的疾病，称为良性假肥大型肌营养不良症（Becker muscular dystrophy，BMD）。该病由 Becker（1957 年）首先报道，常在 5 ~ 25 岁期间缓慢起病，病程较长，多在起病后 15 ~ 20 年才不能行走，心肌受累少见，智力多正常。

DMD 基因定位于 Xp21，至少含有 79 个外显子，编码 3685 个氨基酸，全长约 2300kb，是人类较大的一个基因。研究证实，*DMD* 基因缺陷主要表现为缺失型（约 60%），其中缺失关键片段或缺失引起移码突变者，会导致典型的 DMD；微小的缺失而无移码突变者，则引起 BMD。

四、受体蛋白病

受体是存在于细胞膜、细胞质或细胞核内的一类能接受和传递外界信息的特殊蛋白质。信号分子与相应的受体结合后，会引起细胞一系列反应，影响机体组织的生理过程。受体蛋白的基因突变会引起受体蛋白结构或数量的异常而导致受体蛋白病。

家族性高胆固醇血症（familial hypercholesterolemia，FH）是一种受体蛋白病，是常见的高脂蛋白血症的一种。发病率为1/500，50% 的患者 60 岁前发生心肌梗死。患者的血浆中胆固醇含量异常增高，其中以低密度脂蛋白胆固醇增高最为明显。增高的胆固醇沉积在血管壁上造成动脉粥样硬化，引起冠心病；沉积在皮肤、肌腱等组织，则形成黄色瘤。

FH 是由于患者低密度脂蛋白受体（low density lipoprotein receptor，LDLR）遗传性缺陷所致。正常情况下，细胞可从血浆中的低密度脂蛋白（LDL）获得胆固醇或自身合成胆固醇，以供生理需要。其中血浆中的 LDL 通过与细胞膜上的受体（LDLR）结合而运转到细胞内，被溶酶体酶水解，释放出游离的胆固醇。游离胆固醇抑制内质网 β- 羟基 -β- 甲基戊二酰辅酶 A（HMG-CoA）还原酶活性，使内源性胆固醇合成减少；同时，游离的胆固醇激活内质网脂酰辅酶 A- 胆固醇脂酰转移酶（ACAT）活性，促使胆固醇酯化成胆固醇酯而储存，以协调细胞内的胆固醇水平。FH 患者的 LDLR 缺陷，一方面使 LDL 不易进入细胞而在血浆中积累；另一方面使细胞内胆固醇减少，减弱了胆固醇合成的反馈抑制作用，细胞内胆固醇合成增加，结果使胆固醇在血浆及组织细胞中积累而致病（图 8-8）。

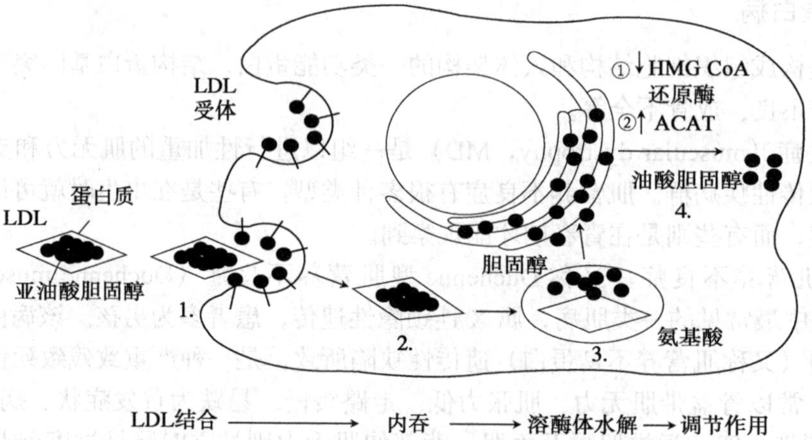

图 8-8　低密度脂蛋白受体的作用示意图

1．LDL 与受体结合；2．内吞；3．溶酶体水解；4．调节作用

LDLR 基因定位于 19p13，长 45kb，由 18 个外显子组成。本病为常染色体显性遗传病，表现为不完全显性。纯合子型家族性高胆固醇血症临床上极其罕见，发生率仅为百万分之一。这类患者由于 LDL 受体缺乏，出生后不久，血清总胆固醇水平很高，一般为 18.1 ~ 31.1mmol/L。随年龄的增长，可以在身体的许多部位发生皮肤黄色瘤和肌肉黄色瘤。大多数患者在 40 岁以前就有严重而广泛的动脉粥样硬化，冠状动脉、颈动脉、髂动脉、股动脉等都会受累，甚至有患儿 3 岁时就死于心肌梗死。杂合子型家族性高胆固醇血症临床上并不少见，这类患者 LDL 受体数目仅为正常数目的一半，故其血清总胆固醇水平较正常人明显升高，大部分患者血清总胆固醇水平最终可达 9.1 ~ 12.9mmol/L，伴有皮肤黄色瘤和肌肉黄色瘤的发生。患者常常过早发生冠心病，男性患者通常在 40 ~ 50 岁出现冠心病症状，而女性患者则大约比男性迟 10 年发生。

第二节　酶蛋白病

酶是机体内物质代谢的催化剂，基因通过合成特定的酶控制机体新陈代谢从而形成特定的遗传性状。由于编码酶蛋白的基因突变导致酶蛋白缺失或酶活性异常所引起的遗传性代谢紊乱，称酶蛋白病（enzymopathy）。酶的种类很多，因此酶蛋白病的种类也很多，至今已发现有数千种。遗传方式大多数为常染色体隐性遗传，少数为 X 连锁隐性遗传或常染色体显性遗传。酶蛋白病也可称为遗传性酶病（hereditary enzymopathy）或先天性代谢缺陷（inborn errors of metabolism）。

一、酶蛋白病的发病机制

人体正常代谢是由于许多代谢反应交织成网而形成的平衡体系，每一步反应都需要酶的参与调节。如果基因突变引起酶缺乏或活性异常，便会影响相应的生化过程，造成代谢紊乱而致病。

人体某物质正常代谢过程如图 8-9 所示，底物 A 在一系列酶（酶 $_{AB}$、酶 $_{BC}$、酶 $_{CD}$）的催化作用下经中间产物（B、C）转化为终产物 D。同时终产物 D 可能对相关酶（如酶 $_{AB}$）起反馈抑制作用。如果编码酶 $_{CD}$ 的基因突变，造成酶 $_{CD}$ 的活性降低或丧失，中间产物 C 不能或只能少量转化为 D，A、B、C 就会在体内积累。如果高浓度的 A、B、C 对人体有害，则会对组织器官产生毒性，引起疾病。其次，大量积累的 C 物质还可能进入旁路代谢，产生代谢副产物，引起不良后果。另外，D 物质缺乏或减少也可能会引起异常表型。如果基因突变导致酶活性升高，也会引起异常反应。酶基因突变导致酶活性异常可通过不同方式引起疾病。

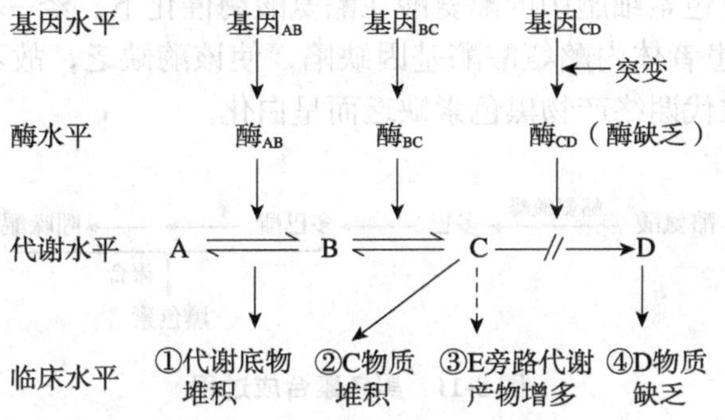

图 8-9　酶蛋白病发病机制

二、常见的酶蛋白病

（一）氨基酸代谢病

氨基酸代谢病是指由于氨基酸分解代谢过程中酶的先天性缺乏而导致的氨基酸代谢缺陷。

1．苯丙酮尿症　苯丙酮尿症（phenylketonuria，PKU）是一种以严重智力低下为特征的最常见的氨基酸代谢病，首次发现于 1934 年，因患者尿中排泄大量的苯丙酮酸而得名。国外发病率为 1/4500 ～ 1/100 000，我国的发病率为 1/16 500。本病是由于苯丙氨酸羟化酶（phenylalanine hydroxylase，PAH）遗传性缺失所引起。致病基因 *PAH* 定位于 12q24，约 90kb，含 13 个外显子。

苯丙氨酸是人体必需氨基酸，它一方面参与蛋白质的合成，另一方面可通过 PAH 的催化作用，转变为酪氨酸，进一步代谢生成黑色素（图 8-10）。

典型的苯丙酮尿症患者，由于体内 *PAH* 基因发生突变，导致肝内苯丙氨酸羟化酶缺乏或缺陷，苯丙氨酸不能有效地转化为酪氨酸，结果在血清中积累。过多的苯丙氨酸进入旁路代谢，经转氨酶催化生成苯丙酮酸，再经氧化、脱羧产生苯乳酸、苯乙酸等异常旁路代谢产物，随患儿的尿和汗排出，使患儿的尿、汗液呈鼠尿样腐臭味。上述旁路代谢产物还可抑制脑组织内 L- 谷氨酸脱羧酶，使谷氨酸不能有效地脱羧生成 γ- 氨基丁酸；同时旁路代谢产物也可抑制 5- 羟色胺酸脱羧酶，影响 5- 羟色胺的生成。γ- 氨基丁酸和 5- 羟色胺的缺乏会影响大脑的发育和功能，导致患儿智力低下。另外，旁路代谢产物可抑制酪氨酸酶的活性，使黑色素合成减少，导致患儿呈现一定程度的白化现象（图 8-10）。

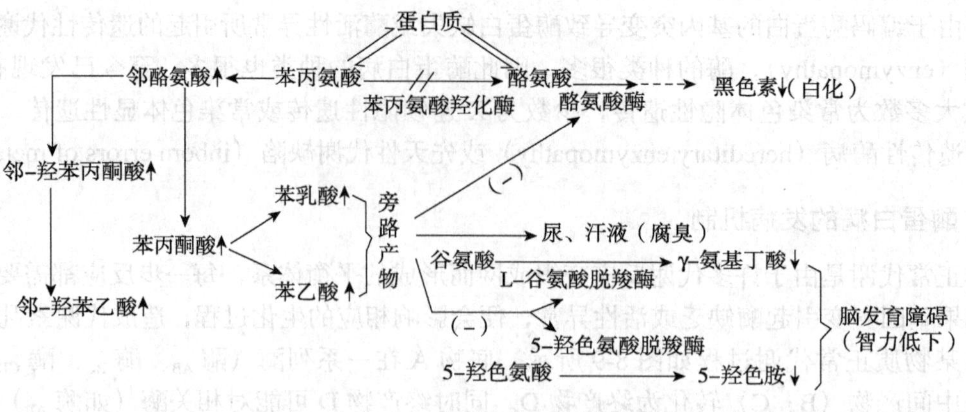

图 8-10 苯丙氨酸及酪氨酸代谢图解

本病为少数可治性遗传性代谢病之一，通过新生儿筛查早期诊断，给予患者低苯丙氨酸饮食能使其正常发育。

2．白化病 白化病（albinism）是一种较常见的皮肤及其附属器官黑色素缺乏所引起的疾病。完全不能合成黑色素者为白化病Ⅰ型，最为常见。能部分合成黑色素者为白化病Ⅱ型。

正常情况下，人体黑色素细胞中的酪氨酸在酪氨酸酶催化下，经一系列反应最终生成黑色素（图 8-11）。白化病Ⅰ型患者体内酪氨酸酶基因缺陷，使该酶缺乏，故不能有效地催化酪氨酸变成黑色素前体，最终导致代谢终产物黑色素缺乏而呈白化。

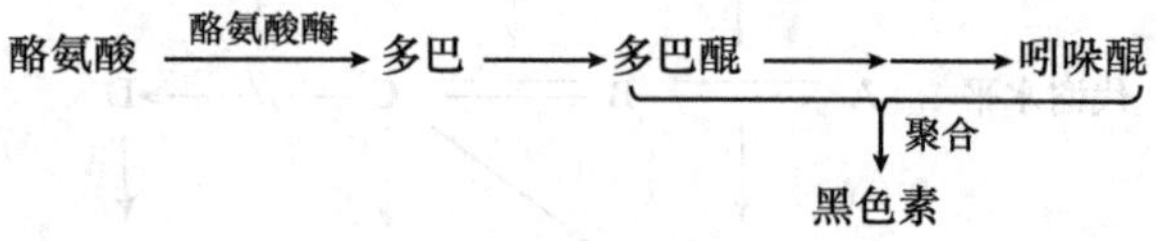

图 8-11 黑色素合成过程

这类患者通常是全身皮肤、毛发、眼睛缺乏黑色素，因此表现为眼睛视网膜无色素，虹膜和瞳孔呈现淡粉色或淡蓝色，羞明畏光、流泪、眼球震颤及视敏度下降等症状。皮肤、眉毛、头发及其他体毛都呈白色或淡黄色，患者皮肤对光线高度敏感，日晒后易发生晒斑和各种光感性皮炎。也常发生光照性唇炎、毛细血管扩张，有的发生日光性角化，并可发生基底细胞癌或鳞状细胞癌。大多数白化病患者体力及智力发育较差。

白化病存在遗传异质性，白化病Ⅰ型为酪氨酸酶缺乏所致，基因定位于 11q14-q21，为常染色体隐性遗传。白化病Ⅱ型患者本身酪氨酸酶基因正常，但缺乏透过酶，导致黑素细胞中的酪氨酸不易进入黑素体，影响黑色素的生成而呈白化，患者表现轻度白化，毛发呈赤黄或淡黄，黑色素合成随年龄增大而有所增加。

（二）糖代谢病

糖代谢病是由糖代谢过程中的酶遗传性缺陷所致。

1．半乳糖血症 半乳糖血症（galactosemia）分为Ⅰ型、Ⅱ型和Ⅲ型，各型由不同的基因缺陷所致。主要症状表现为对乳糖不耐受。婴儿哺乳后呕吐、腹泻，继而出现营养障碍、白内障、智力低下和肝脾大等。发病率为 1/50 000。这里主要介绍半乳糖血症Ⅰ型。半乳糖血症Ⅰ型系半乳糖 -1- 磷酸尿苷转移酶（galactose-1- phosphate uridyltransferase，GALT）缺乏所引起的先天性代谢紊乱性疾病。

乳类均含有乳糖，乳糖进入体内被分解为葡萄糖和半乳糖。半乳糖经半乳糖激酶催化生成 1- 磷酸半乳糖，后者经 GALT 催化生成 1- 磷酸葡萄糖，后者进一步代谢供组织利用。正常婴儿由于有必需的酶，半乳糖能被分解利用。若由于基因突变引起了 GALT 结构改变而失去功能，半乳糖代谢阻断，半乳糖积聚在血液及组织内，部分随尿排出。大量积累的中间产物 1- 磷酸半乳糖对细胞有害，主要侵犯肝、肾、脑和晶状体，故患儿哺乳后数日出现呕吐、腹泻、脱水等症状。一周后，肝大，出现黄疸、腹水和白内障。数月后出现智力发育障碍，常夭折（图 8-12）。

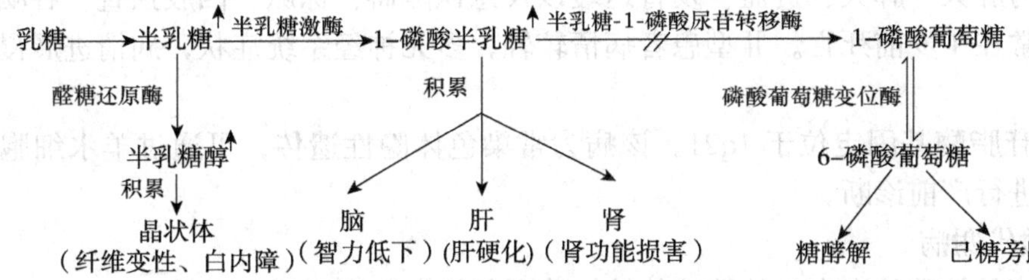

图 8-12　半乳糖代谢及半乳糖血症

本病属常染色体隐性遗传，致病基因 *GALT* 定位于 9p13。隐性纯合子（gg）为患者，杂合子（Gg）的酶活性约为正常人（GG）的 50%，表型正常，酶活性低于 10% 者可表现出典型症状。

患儿的预后取决于能否得到早期诊断和治疗。获得早期确诊，及时禁用乳类喂养的患儿生长发育大多正常，但多数在成年后可有学习障碍、语言困难或行为异常等问题。女性患儿在年长后几乎都发生性腺功能不足，原因尚不甚清楚。

2．糖原贮积症　糖原贮积症（glycogen storage disease，GSD）是由于酶的缺陷，使糖原在肝及肌肉中的代谢缺陷所致，是一类比较罕见的遗传代谢病。此病于 1928 年、1929 年由荷兰的几位医生最早发现，多数是糖原分解酶缺乏，糖原在组织中分解障碍而沉积过多；极少数则是由于糖原合成酶缺乏，表现为组织中糖原贮存过少。本病累及多器官组织，主要为肝、肾、心脏和肌肉，大多表现为低血糖。现已发现 13 种糖原贮积症，以 I 型最为常见。

糖原贮积症 I 型又称 von Gierke 病或肝肾型糖原贮积症，是 von Gierke 于 1929 年首次报告。患者肝、肾和肠组织完全缺乏葡萄糖 -6- 磷酸（glucose-6-phosphate，G6P）酶，该酶缺乏使葡萄糖 -6- 磷酸不能转变成葡萄糖供组织利用，糖原分解代谢受阻，通过可逆反应合成过多的肝糖原，肝糖原在肝细胞中积聚导致患儿肝大，发育迟滞；同时葡萄糖 -6- 磷酸可循酵解途径代谢，产生大量丙酮酸和乳酸，导致酸中毒；当患儿不进食时极易出现低血糖，由于动用脂肪提供能量，可出现酮血症。

本病为常染色体隐性遗传，男女均可发病。致病基因 *GSD1* 定位于 17q21，长 12.5kb，包含 5 个外显子，第 2 个外显子 88 位密码子由 CGC 突变为 TGC，使相应氨基酸由精氨酸变为半胱氨酸，即可导致糖原贮积症。

（三）脂代谢病

脂代谢病是脂类分解代谢过程的特异性酶缺陷，导致相应的脂类底物在血管、内脏和大脑累积而引起的疾病。

1．Tay-Sachs 病（Tay-Sachs disease，TSD）　即黑矇性家族性白痴，是一种与神经鞘脂代谢相关的隐性常染色体遗传病，因缺乏己糖脱氨酶 A（hexosaminidase A，HEXA）导致皮质和小脑的神经细胞及神经轴索内神经节苷脂 GM2 积聚、沉淀。视网膜神经纤维变性使黄斑区血管脉络暴露，眼底镜检查可见有诊断意义的桃红色斑点。在出生后 6 个月内还可有严重的智能及精神运动发育紊乱、易激惹、失明、强直性痉挛、惊厥，最终出现去大脑强直并在 3 岁左右死亡。

HEXA 由 α、β 两个亚基组成，主要分布于神经元溶酶体中，其功能是裂解用于组成神经元胞膜的神经节苷脂 GM2（ganglioside GM2）。位于 15 号染色体上 15q23-q24 位点的 *HEXA* 基因编码 α 亚基。当该基因发生突变时，患者各种组织中己糖脱氨酶 A 将缺失（婴儿期 TSD）或功能不全（迟发型 TSD），导致大脑皮质和小脑的神经元及轴索中神经节苷脂 GM2 在溶酶体内积聚、沉淀，使神经元肿胀并对其有毒性作用，最终产生进行性神经退化死亡，引起一系列临床症状，即 TSD 患者发病。

2．戈谢病（Gaucher's disease）又名脑苷脂病，是由于葡萄糖脑苷脂酶缺乏使葡萄糖脑苷脂蓄积于网状内皮系统细胞中，主要侵犯肝、脾、淋巴结及骨髓。可分为Ⅰ型和Ⅱ型。Ⅰ型患者主要临床表现为肝大、脾大、贫血、发育迟缓以及意识障碍、惊厥、四肢强直、吞咽困难等。病情进展快，通常在 1 岁前死亡。Ⅱ型患者病情较轻，多无神经系统症状，病情进展慢，可生存至中青年。

葡萄糖脑苷脂酶基因定位于 1q21。该病为常染色体隐性遗传，可通过羊水细胞酶活性检测或基因检测来进行产前诊断。

（四）核酸代谢病

核酸代谢病是核酸代谢有关的酶遗传性缺陷引起核酸代谢紊乱所导致。

1．自毁容貌综合征（self-mutilation syndrome） 1964 年由 Lesch 和 Nyhan 首次描述。本病是一种由于次黄嘌呤鸟嘌呤磷酸核糖转移酶缺陷所导致的疾病，呈 X 连锁隐性遗传，基因定位于 Xq26-q27.2。本病的临床特征表现为高尿酸血症、尿结石和尿道结石、痛风和痛风性关节炎，伴有智力障碍、舞蹈样动作和强迫性自残行为。

2．着色性干皮病（xeroderma pigmentosum，XP）是一种常染色体隐性遗传病，发病率为 1/250 000。患者体内缺乏核酸内切酶，本病在出生后到青少年期均可发病。其主要临床特征是患者皮肤对日光、特别是紫外线高度敏感，皮肤干燥脱屑，雀斑样色素沉着，皮肤易癌变等，是一种由 DNA 损伤修复缺陷而引起、直接与癌有关的遗传性疾病（图 8-13）。有些患者表现为智能落后、感音神经性聋及共济失调。患者易患基底细胞癌、鳞癌、恶性黑色素瘤等，均伴有免疫系统的异常。本病可分为 XPA ～ XPG7 型，其中 *XPA* 基因定位于 9q34.1。

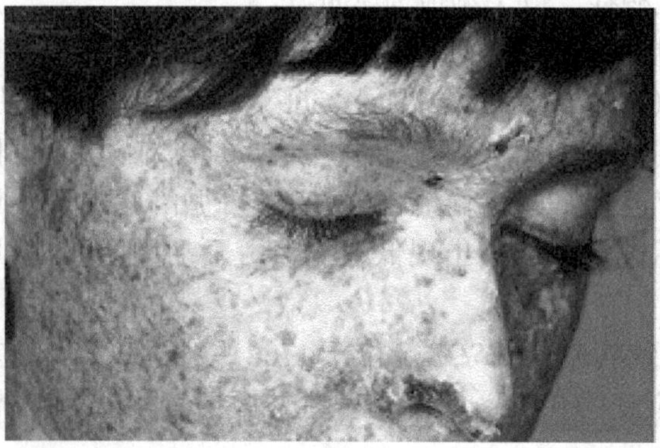

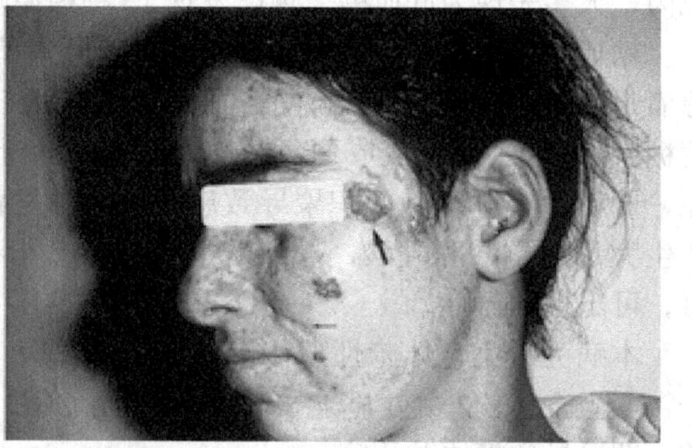

图 8-13 着色性干皮病患者

知识链接

朊蛋白病

朊蛋白病，又称传染性海绵状脑病，临床表现为进行性痴呆、共济失调、肌阵挛，即感染后使人神经萎缩、精神崩溃、丧失方向感、思维陷入极度混乱状态。朊蛋白病的“致病源”因其具有可滤过性、传染性、致病性、对宿主的特异性，曾经被称作“朊病毒”。经多年的研究发现，该致病源不具有核酸（DNA 或 RNA），因为放射处理破坏 DNA 和 RNA 后，被感染动物的组织仍具致病性。另外，“朊病毒”对多种因素灭活作用表现出超强抵抗力，因此传染性极强。现在科学家们一致认为它是一组分子量在 2.7 万～ 3 万的蛋白质颗粒，又称朊蛋白。

知识链接

正常组织中的朊蛋白（PrP^C）作为一种细胞膜表面糖蛋白，参与体内信号跨膜传导、细胞黏附、铜离子代谢、抗细胞凋亡、抗氧化应激等过程，还与人和动物的肿瘤、细菌及病毒性疾病等的发生及发展相关。致病朊蛋白（PrP^{SC}）与正常朊蛋白（PrP^C）两者的主要区别在于其空间构象上的差异。PrP^C 仅存在 α 螺旋，而 PrP^{SC} 有多个 β 折叠存在，后者溶解度低，且抗蛋白酶解。PrP^{SC} 进入正常细胞后，可胁迫 PrP^C 或其前体转化为致病的 PrP^{SC}，实现自我复制，并产生病理效应。即正常细胞表达 PrP^C，当外源 PrP^{SC} 到达此细胞时，可导致细胞正常的 PrP^C 中的 α 螺旋结构不稳定，至一定量时产生自发性转化，β 折叠增加，最终变为 PrP^{SC} 型，并通过多米诺效应倍增，使细胞表面的 PrP^C 耗尽，PrP^{SC} 聚集增多，从而对细胞造成损伤，并产生病理效应。人类的朊蛋白病已发现有 4 种：库鲁病（Kuru）、克 - 雅综合征（CJD）、格斯特曼综合征（GSS）及致死性家族性失眠症（FFI）。临床变化均局限于人和动物的中枢神经系统。

参考文献：

[1] 乔衫衫，李继梅．朊蛋白病研究进展．中国现代神经疾病杂志，2011，5：513-517.

[2] 何凤田．朊蛋白病研究现状．国外医学·生理、病理科学与临床分册，2002，22：239-241.

本章小结

1．由于基因突变导致蛋白质分子结构或合成量异常而引起机体功能障碍的一类疾病，称为分子病。血红蛋白病是由于珠蛋白分子结构或合成量异常所致，是人类分子病的典型代表。

人类珠蛋白基因包括类 α 珠蛋白基因簇和类 β 珠蛋白基因簇。类 α 珠蛋白基因簇定位于 16p13.33-p13.11，类 β 珠蛋白基因簇定位于 11p15.5，每个二倍体个体带有 4 个 α 基因和 2 个 β 基因。血红蛋白病可分为两大类：一类是由于珠蛋白肽链结构异常引起的异常血红蛋白病，临床上常见的如镰形细胞贫血症；另一类是由于珠蛋白肽链合成数量异常引起的地中海贫血。地中海贫血依据异常珠蛋白链的不同，可分为 α 地中海贫血和 β 地中海贫血两大类型。

2．血友病是一组凝血因子缺乏症，表现为遗传性的凝血障碍。根据缺乏的凝血因子不同可分 A、B、C 三类，其中以血友病 A 最常见。血友病 A、B 均为 X 连锁隐性遗传性疾病，血友病 C 为常染色体隐性遗传。

3．酶蛋白病又称先天性代谢缺陷，是由于编码酶蛋白的基因突变导致酶蛋白缺失或酶活性异常所引起的遗传性代谢紊乱。苯丙酮尿症（PKU）是由于苯丙氨酸羟化酶缺乏所致，致病基因 *PAH* 定位于 12q24，患者表现为尿臭、弱智、白化。白化病Ⅰ型为酪氨酸酶缺乏所致，基因定位于 11q14-q21。半乳糖血症Ⅰ型系半乳糖 -1- 磷酸尿苷转移酶（GALT）缺乏所引起，致病基因 *GALT* 定位于 9p13。上述三种酶蛋白病均为常染色体隐性遗传。

自 测 题

一、名词解释

1．分子病　2．酶蛋白病　3．异常血红蛋白病　4．地中海贫血

二、简答题

1．以镰形细胞贫血症为例，说明分子病发病机制。
2．简述苯丙酮尿症的主要临床特征及分子机制。
3．酶基因缺陷如何引起各种代谢紊乱并导致疾病？

（文　平）

第九章　遗传与肿瘤发生

学习目标

熟悉：

1．肿瘤发生的遗传基础。

2．癌基因、抑癌基因的概念。

了解：

肿瘤发生的多步骤损伤学说。

肿瘤（tumor）是由体细胞遗传物质突变而导致细胞分裂分化失控后所形成的新生物。肿瘤是一类常见病、多发病，其中恶性肿瘤是当前危害人类健康的最严重疾病之一。全球恶性肿瘤发病率每年约 900 万，死亡 500 万，我国恶性肿瘤发病率每年约 200 万，死亡 130 万。肿瘤的发生是多种致癌因素（物理、化学、生物等外部因素和遗传、机体免疫状态等内部因素）作用下引起癌基因和抑癌基因等多基因突变的一个逐渐演化过程。在临床病例中，遗传基础起了重要作用。

第一节　肿瘤发生的遗传基础

肿瘤的遗传基础十分复杂，目前，人类对肿瘤病因的了解仍然有限。多数肿瘤的发生并没有明显的遗传决定因素。但可以肯定的是，一些肿瘤表现出明显的遗传倾向，或者可检测到明确的遗传学改变；反过来，一些遗传学改变也可以引发肿瘤，并且肿瘤一旦引发，则会进一步引起 DNA 损伤修复和染色体形态稳定维持的基因突变，造成累积性遗传损伤，促进肿瘤的发展。

一、肿瘤发病率的种族差异和家族聚集现象

（一）肿瘤发病率的种族差异

某些肿瘤的发病率在不同种族中有显著差异。例如在新加坡的中国人、马来人和印度人中，鼻咽癌发病率的比例为 13.3：3：0.4，移居到美国的华人鼻咽癌发病率也比美国白人高 34 倍；黑人很少患 Ewing 骨瘤、睾丸癌、皮肤癌；日本妇女乳腺癌的发病率比欧美人低，但日本人松果体瘤的发病率比其他民族高 11 ~ 12 倍。肿瘤发病率种族差异的基础是种族间遗传因素的差异，这也证明肿瘤发病中遗传因素起着重要作用。

（二）肿瘤的家族聚集现象

1．癌家族（cancer family）　癌家族是指一个家系的几代中有多个成员患一种或多种癌症的

现象，在这样的家族中表现出恶性肿瘤的发病率高（约 20%）。癌家族的特征有：①发病年龄早；②某类肿瘤发病率高；③通常按常染色体显性方式遗传。例如 1895 年 Warthin 首次发现的 G 家族，经过 70 多年间的 5 次调查，这个家族的 10 个支系已有 842 名后裔，有些支系已传至第 7 代。此家族共发现 95 名癌症患者，其中 48 人患结肠腺癌，18 人患子宫内膜腺癌，其余患其他类型癌症。在这些癌症患者中，13 人为多发性肿瘤，19 人癌症发生于 40 岁前，72 人的双亲之一患癌症（约 76%），男性与女性各 47 和 48 人，接近 1∶1，符合常染色体显性遗传（图 9-1）。

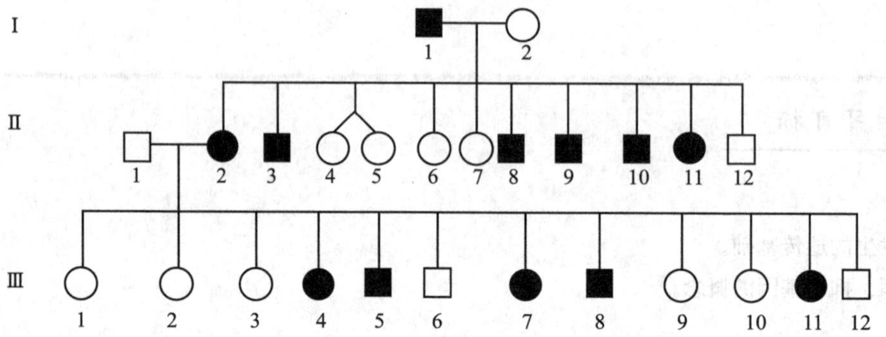

图 9-1　癌家族 G 部分系谱

2．家族性癌（familial carcinoma）　家族性癌是指一个家族内多个成员罹患同一类型的肿瘤。大多数肿瘤（如乳腺癌、胃癌等）是散发的，只有少数有家族聚集现象，表现为近亲发病率比一般人群高。结肠癌便是一种家族性癌，在临床病例中 12% ～ 25% 有结肠癌家族史。患者的一级亲属中发病率通常高于一般人群 3 ～ 4 倍。据报道，美国患乳腺癌、胃癌、结肠癌、子宫内膜癌、前列腺癌、黑色素瘤的成年病例中，其直系家属发生同一种癌症的可能性比一般人群高 3 倍。这类癌的遗传方式目前还不很清楚，但已经表明这些肿瘤有家族聚集现象，家族成员对这些肿瘤有易感性。

需要指出的是，遗传因素在绝大多数肿瘤发生中的作用并不像在单基因病或染色体病那样明显，它仅仅是一种遗传的倾向性。

二、遗传性癌前病变和遗传性恶性肿瘤

（一）遗传性癌前病变

有些遗传病易并发或转化为恶性肿瘤，这些易并发或转化为恶性肿瘤的遗传性疾病被称为遗传性癌前病变（precancerous lesion）。其遗传方式多为常染色体显性遗传（如家族性结肠息肉症、神经纤维瘤），少数为常染色体隐性遗传（如着色性干皮病）和 X 连锁隐性遗传。

家族性结肠息肉（familial polyposis coli，FPC）又称为家族性腺瘤样息肉症，是一种常染色体显性遗传病，在人群中的发病率为 1/100 000。该病表现为青少年时结肠和直肠已有多发性息肉，临床表现为血便（脓血便、黏液血便或鲜血便）或黏液便，腹泻，偶有腹痛，体重减轻，多在 40 岁恶变为结肠癌，90% 未经治疗的患者将死于结肠癌。因而患者应该尽早手术彻底切除，其家属成员应定期进行结肠镜检查。FPC 的致病基因 *APC* 现定位于 5q21。

（二）遗传性恶性肿瘤

少数恶性肿瘤按孟德尔方式遗传，即为单基因遗传的肿瘤。这些肿瘤通常以染色体显性方式遗传，发病较早，多双侧发病或多发，如视网膜母细胞瘤、肾母细胞瘤、神经母细胞瘤、皮肤鳞状细胞癌、嗜铬细胞瘤、多发性神经纤维瘤等。多数恶性肿瘤为多基因遗传，其发生是遗传因素和环境因素共同作用的结果，患者一级亲属的患病率明显高于群体患病率，如肺癌、胃癌、乳腺癌、宫颈癌、前列腺癌等。

1．视网膜母细胞瘤（retinoblastoma，RB）　视网膜母细胞瘤为一种眼的恶性肿瘤，发病率为 1/20 000。早期病变发生于眼底任何部位，眼底检查可见肿瘤呈灰白色圆形或椭圆形结节，边界不清，表面有新生血管或出血。若肿瘤发生于视网膜内层，易向玻璃体内生长，当肿瘤增殖突入到玻璃体或接近晶状体时，瞳孔区将出现黄光反射，故称“猫眼”。此肿瘤的恶性程度很高，随着生长可破坏角膜、巩膜，向后可长入眼眶并向颅内浸润，也可经血道全身转移。

视网膜母细胞瘤分为遗传型和散发型。遗传型约占 40% 的病例，即视网膜母细胞瘤突变基因 *RB1*（定位于 13q14）遗传自亲代，患者发病年龄多在 1 岁半以内，双侧相继发病，呈常染色体显性遗传，外显率为 20% ～ 80%。其余约 60% 属非遗传型（散发型），无家族史，患者单侧受累，发病年龄多在 2 岁以后。

2．肾母细胞瘤（nephroblastoma）　1899 年德国医师 Max Wilms 首先报告此病，故又称 Wilms 瘤。Wilms 瘤是一种婴幼儿肾的恶性胚胎瘤，发病率约为 1/10 000，约 3/4 的患者起病于 4 岁以前。Wilms 瘤的致病基因 *WT1* 定位于 11p13，也分为遗传型和非遗传型，前者双侧受累较多，发病年龄较早，呈常染色体显性遗传，患者可伴有无虹膜症、假两性畸形、智力低下等。

3．神经母细胞瘤（neuroblastoma）　神经母细胞瘤也是一种常见于儿童的恶性胚胎瘤，起源于神经嵴，发病率为 1/10 000。常以发热、疼痛、面色苍白为主要症状，其次有食欲缺乏、呕吐、腹泻、贫血等现象。也有遗传型和散发型之分，遗传型符合常染色体显性遗传，外显率 30%，发病早，有多发性瘤灶。

三、遗传缺陷和染色体不稳定综合征

遗传缺陷是指遗传物质发生异常。据资料表明，遗传缺陷者有易患肿瘤的倾向，肿瘤的发病率高于正常人。

有些疾病或综合征是由于遗传缺陷导致染色体不稳定，易发生断裂或重排，称为染色体不稳定综合征（chromosome instability syndrome），如 Bloom 综合征、Fanconi 贫血、着色性干皮病和共济失调毛细血管扩张症等。

Bloom 综合征（Bloom syndrome，BS）为常染色体隐性遗传，发病机制是由于 DNA 修复酶系统有缺陷，致病基因定位于 15q26.1。细胞遗传学研究显示，培养的 BS 细胞对紫外线和丝裂霉素 C 等 DNA 损伤性试剂具有高度敏感性。该病主要表现为生长迟缓，免疫功能缺陷，阳光诱发面部毛细血管扩张性红斑，面部红斑成蝶形分布，容易发生白血病和其他肿瘤。

四、肿瘤的遗传易感性

肿瘤发生的遗传基础可以认为是基因或染色体的异常。少数遗传性肿瘤按照经典的孟德尔方式传递，但大多数肿瘤遗传的只是对肿瘤的易感性（或易感基因），即肿瘤的遗传易感性（genetic susceptibility）。肿瘤的遗传易感性是指在一定内、外环境因素的影响下，由遗传基础决定的个体易患某种肿瘤的倾向。个体的肿瘤遗传易感性是由特定的基因 - 染色体组合决定的。癌变是多阶段、渐进的病理过程，易感基因（遗传因素）在致癌因子（环境因素）的作用下，经突变积累和克隆选择，最终使正常细胞转化成癌细胞。因此，影响这些基因突变速率和变异细胞选择的遗传与环境因素，共同决定了个体肿瘤的易感性。

吸烟是肺癌的重要诱因，但并非吸烟者都发生肺癌。研究发现，芳烃羟化酶（aryl hydrocarbon hydroxylase，AHH）的活性与肺癌的遗传易感性相关。在人群中 AHH 呈现诱导多态性，有 45% 呈低度诱导，46% 呈中度诱导，只有 9% 呈高度诱导。调查表明，AHH 高诱导组患肺癌的风险比低诱导组高 36 倍，所以，AHH 诱导活性高的人吸烟时易患肺癌，这反映了人群中肺癌遗传易感性的差异。

另外，酶的缺乏、遗传性癌前病变、遗传缺陷、染色体异常等均具有不同程度的肿瘤遗传易感性。

五、肿瘤的染色体异常

研究证明，人类的大多数恶性肿瘤中伴有染色体的异常。在一个肿瘤细胞群体中，染色体常有相同的畸变特点，这表明它们来源于一个共同的突变细胞，经过多次分裂形成单克隆。然而，在致癌、致突变因素作用下，肿瘤细胞的生长演化又处在不断变异之中，于是单克隆起源的肿瘤细胞核型就出现异质性，即单克隆构成可演化为多克隆性。因此，肿瘤细胞中染色体异常可以是不同的，其核型可呈多样性，具有不同的畸变特征。染色体畸变可能是肿瘤发生的原因，也可能是肿瘤发生的结果。

在肿瘤细胞生长演化的选择过程中，有的肿瘤细胞逐渐死亡而被淘汰，有的肿瘤细胞则形成增殖优势。多克隆肿瘤细胞中占主导地位的克隆称为干系（stem line），干系以外占非主导地位的克隆成为旁系（side line）。由于内外环境的变化，在肿瘤生长过程中，干系和旁系的地位是可以相互转化的。有的肿瘤没有明显的干系，有的则有两个或多个干系。

（一）肿瘤染色体的数目异常

在同一肿瘤内染色体数目变化幅度较大，大多数恶性肿瘤的染色体为非整倍体，有亚二倍体和超二倍体、亚三倍体和超三倍体以及亚四倍体和超四倍体，还有假二倍体、假三倍体、假四倍体等。此外，肿瘤细胞中也有三倍体、四倍体等整倍体的变化。许多实体肿瘤染色体数或者在二倍体数上下，或在三、四倍体数之间，而癌性胸腹水的染色体数变化更大。需要说明的是，染色体数目的多少并不意味着肿瘤细胞恶性程度的高低。

（二）肿瘤染色体的结构异常

肿瘤染色体的结构异常表现为缺失、倒位、易位、重复、环状染色体、双着丝粒染色体等。肿瘤细胞中由于部分染色体的断裂与重接，形成一些结构特殊的染色体，称为标记染色体（marker chromosome）。在标记染色体中，仅有一小部分能够在肿瘤细胞中稳定遗传下来，称为特异性标记染色体（special marker chromosome）。特异性标记染色体与某种肿瘤的恶性程度及转移能力密切相关，如慢性粒细胞性白血病的Ph染色体。

1960年，Nowell及Hungerford在慢性粒细胞性白血病（chronic myelocytic leukemia，CML）中发现有一个小于G组染色体的异常染色体，因在美国费城发现，故命名为Ph染色体（Philadelphia chromosome）。Ph染色体是9号和22号染色体长臂易位的结果，即t(9；22)（q34；q11），易位使9号染色体长臂（9q34）增长和22号染色体长臂缩短（22q11）（图9-2），9号染色体长臂（9q34）上的原癌基因*abl*与22号染色体（22q11）上的*bcr*（break point cluster region）基因融合，正常情况下*abl*编码的蛋白质无酪氨酸酶活性，融合之后的*abl*缺失了第一个外显子，*bcr-abl*编码的融合蛋白具有高度酪氨酸酶活性，这是慢性粒细胞性白血病的发病原因。Ph染色体的临床意义在于：约95%的CML病例都是Ph染色体阳性，因此它可作为CML的诊断依据。Ph染色体常常先于临床症状出现，故又可用于CML的早期诊断。此外，CML患者化疗后Ph染色体可消失，因此Ph染色体的减少和消失，也可作为判断治疗效果的一项指标。

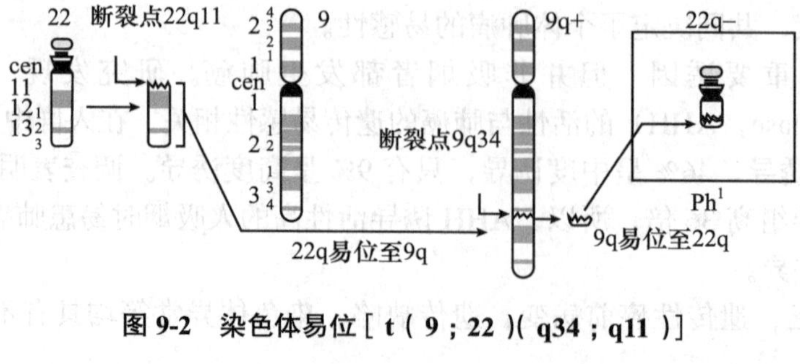

图9-2 染色体易位[t(9；22)(q34；q11)]

此外，在其他肿瘤中也发现一些非随机存在的特异性标记染色体，它们的特点是与特定肿瘤相关，但检出的频率不如 Ph 染色体高，如 Burkitt 淋巴瘤中的 t（8；14）、视网膜母细胞瘤中的 13q14⁻、脑膜瘤中的 22q⁻ 或 -22、Wilms 瘤中的 del（11p13 → 14）等。

第二节　癌基因和抑癌基因

基因的改变是肿瘤发生与发展的分子基础，能够引起细胞癌变的肿瘤相关基因主要包括癌基因和抑癌基因。癌基因的表达产物对细胞的增殖起正调节作用，抑癌基因的表达产物对细胞的增殖起抑制作用。当癌基因和（或）抑癌基因突变不断积累，造成细胞的异常增生、增殖，即导致肿瘤的发生。可见，肿瘤的发生可能是癌基因的激活与抑癌基因的失活共同作用的结果。

一、癌基因

癌基因（oncogene）是指能引起细胞癌变的基因。它们原是正常细胞中的一些基因，控制着细胞的生长发育，如果这些基因在表达时间、表达部位、表达数量及表达产物结构等方面发生了异常，就会导致细胞无限增殖并出现恶性转化。关于癌基因的研究源于病毒基因组。病毒中存在着癌基因，统称为病毒癌基因（v-onc），各种动物细胞基因组中普遍存在着与病毒癌基因相似的序列，统称为细胞癌基因（c-onc）。由于细胞癌基因在正常细胞中以非激活形式存在，故又称为原癌基因（proto-oncogene）。

目前，人们已经发现了 100 多种癌基因，同时确定了癌基因在染色体上的位置。癌基因用 3 个斜体小写英文字母表示，如 *ras*、*src*、*myc* 等。病毒癌基因在其名称前冠以前缀“v”，如 v-ras；细胞癌基因在其名称前冠以前缀“c”，如 *c-ras*。

（一）原癌基因的分类

原癌基因按其功能不同可分为四大类：蛋白激酶类、信号传导蛋白类、生长因子类和核内转录因子类（表 9-1）。主要的癌基因家族有：*sis* 家族、*erb* 家族、*src* 家族、*ras* 家族、*myc* 家族和 *Bcl*-2 基因家族等。

表 9-1　原癌基因的分类及作用

类别	原癌基因	同源的细胞基因
1．蛋白激酶类		
①跨膜生长因子受体	*Erb-B1*	EGF 受体
	neu（*erb-B2*、*her-2*）	EGF 受体相似物
	fms、*ros*、*kit*、*ret*、*sea*	M-CSF 受体
②膜结合的酪氨酸蛋白激酶	*src* 族（*src*、*fgr*、*yes*、*lck*、*nck*、*fym*、*fes*、*fps*、*lym*、*tkl*）、*abl*	
③可溶性酪氨酸蛋白激酶	*met*、*trk*	
④胞质丝氨酸 / 苏氨酸蛋白激酶	*raf*（*mil*、*mht*）、*mos*	
	cot、*pl-1*	
⑤非蛋白激酶受体	*mas*	血管紧张素受体
	erb	甲状腺激素受体
2．信息传导蛋白类		
与膜结合的 GTP 结合蛋白	*H-ras*、*K-ras*、*N-ras*	
3．生长因子类	*sis*	PDGF-2
	int-2	FGF 同类物
4．核内转录因子	*c-myc*、*N-myc*、*L-myc*	转录因子
	fos、*jun*	转录因子 AP-1

EGF：表皮生长因子；M-CSF：巨噬细胞集落刺激因子；PDGF-2：血小板源生长因子 -2；FGF：成纤维细胞生长因子

（二）原癌基因的激活机制

1．原癌基因的点突变　在某些致癌因素如放射线、化学致癌剂作用下，原癌基因编码顺序的特定位置上发生某一个碱基的替换即点突变，使其成为有活性的癌基因，使基因摆脱正常的调控而过度表达，导致细胞恶性转化。

2．原癌基因的扩增　基因扩增是某些癌基因在原来的染色体上复制多个拷贝，发生基因扩增，导致癌基因过量表达，使细胞正常功能紊乱，引起细胞恶化。扩增的DNA片段可以被检测到。

3．插入激活　一个强大的启动子插入到细胞原癌基因的上游或下游，成为该原癌基因的强启动子或增强子，从而增强其表达。

4．染色体易位　由于染色体断裂、重排发生易位，使原来无活性的原癌基因易位到某个强大的启动子、增强子附近被激活，导致肿瘤发生。

5．去甲基化　致癌物质的作用可降低甲基化酶的活性，使原癌基因的甲基化程度降低，导致癌症。

二、肿瘤抑制基因

存在于正常细胞基因组中的一类抑制肿瘤形成的基因，称为肿瘤抑制基因（tumor suppressing gene），又称抑癌基因（anti-oncogene）。肿瘤抑制基因的作用是抑制细胞过度生长而遏制肿瘤形成。在生物体内肿瘤抑制基因与癌基因相拮抗，共同保持体内正、负信号相互作用的相对稳定。肿瘤抑制基因一旦突变或丢失，细胞分裂的正常抑制就被解除，细胞就会过度生长而导致肿瘤发生。目前了解最多的两种肿瘤抑制基因是*Rb*基因和*p53*基因。遗传性视网膜母细胞瘤（Rb）基因是最早发现的肿瘤抑制基因，其他肿瘤抑制基因还有*NF-1*、*MLH1*、*MSH2*、*APC*、*WT1*基因等。

三、肿瘤转移相关基因

恶性肿瘤的转移包括肿瘤浸润、肿瘤细胞脱落、转移和继发性生长等，是一个多步骤、多因素参与的过程。近年研究发现，细胞中存在着促进肿瘤转移的基因和肿瘤转移抑制基因。肿瘤转移基因（metastatic gene）是指其表达能够促进肿瘤转移的基因。有人认为它是一些编码细胞表面受体的基因，与瘤细胞的转移有关。例如整合素是一类细胞表面黏合受体，能识别细胞基质中的黏附蛋白，起着固定细胞、抑制其迁移的作用，这些受体基因突变和功能丧失将有利于瘤细胞的转移。另一些基因编码的蛋白酶能够直接或间接地抑制转移，称为肿瘤转移抑制基因（metastasis suppressor gene）。例如金属蛋白组织抑制因子基因（*TIMP*）编码一种糖蛋白，能与转移密切相关的胶原酶结合，降低瘤细胞的侵袭和转移能力。在人和小鼠中已发现*nm23*基因的表达与乳腺癌等肿瘤的转移密切相关。

四、肿瘤基因组解剖计划

美国国立癌症研究所（National Cancer Institute，NCI）在1997年发起了一个“癌基因组解剖学计划（cancer genome anatomy project，CGAP）”，其目的是收集和分析与癌症有关的遗传和基因组数据，提供一种建立在患者与相关疾病分子特征基础上的治疗方法。为了实现这个目标，CGAP为全社会提供技术、信息（数据和分析工具）、资源（克隆与文库）和各种研究方法。目前，CGAP计划包括肿瘤基因索引（tumor gene index，TGI）、遗传破译启动计划（genetic annotation initiative，GAI）和癌细胞染色体畸变计划（cancer chromosome aberration project，CCAP），并建立了CGAP网址（http：//www.ncbi.nlm.nih.gov/ncicgap），旨在提供与癌症发生密切相关的基因信息。同时，这个信息网将协助研究者探索这些基因在癌症中的具体作用，并把这些成果运用到癌症研究的所有方面，包括癌症的预防、流行病学、早发现、早诊断和早治疗等。

第三节　肿瘤发生的遗传学机制

一、肿瘤的单克隆起源学说

基因突变是经常发生的，如果突变发生在与细胞增殖有关的基因，就可能导致细胞摆脱正常的生长控制，表现出恶性细胞的表型性状。大多数致癌物都是致突变物，它们几乎都能引起DNA的损伤。这些损伤可以修复，也可以导致细胞死亡。如果DNA的修复不正常，细胞虽可继续存活，但成为潜在的癌细胞，结果导致癌发生。许多肿瘤细胞群都具有相同的染色体畸变、标志性染色体、同工酶，说明肿瘤细胞起源于单个突变细胞（单克隆）。肿瘤细胞是由单个突变细胞增殖而成的，也就是说肿瘤是突变细胞的单克隆增殖细胞群，这就是肿瘤的单克隆起源学说。

女性X连锁基因的分析为肿瘤单克隆起源提供了最初的直接证据。女性的所有体细胞都含有两条来源不同的X染色体，在胚胎形成中一条X染色体随机失活。因此每一位女性在细胞构成上是嵌合的，一部分细胞为父源X染色体失活，而另一些细胞则是母源X染色体失活。如果父源X染色体上的基因与母源X染色体上的等位基因不同，就可以区分这两种细胞。葡萄糖-6-磷酸脱氢酶（G-6-PD）基因是一个X连锁基因，在部分人群中存在高突变率，杂合子个体一条X染色体上有野生型基因，另一条X染色体上相应的等位基因失活。失活的X染色体可以通过依赖于G-6-PD活性的细胞染色被检测出。在对女性肿瘤的研究中发现，有些恶性肿瘤的所有癌细胞都含有相同失活的X染色体，表明肿瘤是单一细胞起源。

二、二次突变假说

20世纪70年代，通过对视网膜母细胞瘤家系的调查研究，Knudson提出了二次突变学说。该学说认为，一些细胞的恶性转化需要两次或两次以上的突变，第一次突变发生在生殖细胞或由父母遗传得来，为合子前突变，第二次突变则发生在体细胞，为体细胞突变。20世纪80年代后期的一系列实验结果证明了Knudson假说的准确性。

恶性肿瘤的形成需要两次或两次以上的突变，两次突变所发生的时期或阶段决定了肿瘤是否具有遗传性。遗传性肿瘤的第一次突变为合子前突变，因此该个体所有的体细胞实质上都是潜在的前癌细胞，任何体细胞发生第二次突变就会转化成肿瘤细胞，因而具有家族性、多发性、双侧性、早发性的特点。遗传性视网膜母细胞瘤（Rb）家系的发病符合Knudson的二次突变学说。*Rb*基因定位于染色体13q14，编码具有928个氨基酸残基的Rb蛋白质。大约80%的视网膜母细胞瘤可发现*Rb*基因突变。正常情况下，*Rb*基因控制着视网膜母细胞的正常分化，当一个具有RbRb基因型个体的生殖细胞发生突变（第一次突变），使其一个Rb转变为rb时，其子代的基因型则为Rbrb，该子代个体表型正常，但所有的体细胞均为杂合子（Rbrb）。出生后如果再发生一次基因突变（第二次突变）或染色体丢失，也就是视网膜母细胞（Rbrb）中的基因Rb突变为rb或丢失，形成纯合子rbrb或半合子rb，即导致视网膜母细胞瘤。

非遗传性肿瘤是由于体细胞连续发生两次突变而形成，即第一次突变发生在个体的体细胞中，只影响到这个体细胞的增殖（克隆），成为前癌细胞，当这个体细胞及其克隆发生第二次突变就可形成肿瘤。因而非遗传性肿瘤具有散发性、单发性、单侧性、发病晚等特点。二次突变学说也解释了Wilms瘤等儿童肿瘤的发生。

三、肿瘤的多步骤遗传损伤学说

肿瘤的发生是多步骤的，细胞癌变往往需要多个癌相关基因的共同作用，经过多个阶段的演变，涉及多种相关基因包括癌基因和抑癌基因的变异。

1983 年，美国麻省理工学院 Land 等人发现，如果只用 *EJ-HA-RAS* 癌基因转染，仅能诱导体外培养的大鼠胚胎成纤维细胞发生过量增殖而并未出现癌变。若将 *RAS* 癌基因与 *v-myc* 病毒癌基因共同转染，则能使这些细胞恶化为癌细胞。可见细胞的癌变是由至少两种致癌基因的作用发生的，这种观点被许多实验结果所证实，逐渐发展成被人们普遍认同的多步骤损伤学说。最成功的例子来源于美国霍普金斯大学 Vogelstein 实验室对结肠癌的研究，他们发现在结肠癌发生过程中有 *Ras* 基因突变以及抑癌基因 *APC*、*DCC*、*p53* 丢失等变化。

目前认为，一种肿瘤会有多种基因的变化，而同一种基因的改变也会在不同肿瘤的发生中起作用。大多数肿瘤的发生与癌基因的活化和（或）肿瘤抑制基因的失活有关。各个癌相关基因的活化和（或）抑癌基因的失活在时间上有先后顺序，在空间位置上有一定的配合。在肿瘤的起始阶段，原癌基因激活方式主要表现为反转录病毒的插入和原癌基因的点突变，在肿瘤的演进阶段，原癌基因激活方式主要表现为染色体重排、基因重组和基因扩增等。总之，由于各种癌基因发生了由量变到质变的发展，造成细胞分裂分化失控，经过多阶段的演化而逐渐转化为肿瘤细胞，这就是肿瘤多步骤损伤学说的基本观点。

知识链接

DNA 甲基化与肿瘤

DNA 在甲基化转移酶（DNMT）的催化下，将 S- 腺苷甲硫氨酸的活性甲基转移至 DNA 链中特定碱基的化学修饰过程称为 DNA 甲基化。甲基化程度越高，基因表达越低，去除甲基化可使基因表达量升高。因此，甲基化是在不改变 DNA 碱基序列的情况下，对基因表达起调控作用。DNA 的异常甲基化与肿瘤的发生有着密切的联系。

甲基化水平升高会引起肿瘤和癌症的发生。当抑癌基因启动子区域的 CpG 岛处于高甲基化状态时，抑癌基因沉默，使得细胞能脱离正常的细胞周期，细胞发生癌变。另外，在人类细胞中存在一种修复 DNA 碱基错配的酶系，修复酶通过修复 DNA 复制过程中产生的错误，维持基因组的稳定性、避免突变，可以间接抑制肿瘤的发生。若修复酶基因发生启动子甲基化，就会引起修复酶基因的失活，从而导致机体修复错配的功能降低，导致整个基因组的不稳定。修复酶基因启动子高甲基化在结直肠癌、胃癌、脑胶质瘤等肿瘤细胞中均有报道。更重要的是，被甲基化的 5′-mCpG 二核苷酸中的 5′-mC 能以较高的速率脱氨基转换成 T，这样增加了突变频率，甲基化的 5-mCpG 是碱基替换突变的常见位点。

此外，DNA 甲基化水平降低也是引发癌症的原因之一。研究发现，在多种肿瘤细胞中原癌基因常处于低甲基化状态，这可能是由于低甲基化使得原癌基因激活，原癌基因表达量升高，引发癌症。低甲基化水平还能导致染色体重组或杂合性丢失，增加基因组的不稳定性。

参考文献

王震凯，汪芳裕．DNA 甲基化与肿瘤．医学研究生学报，2011（24）：641-645.

本章小结

1．肿瘤的发生是一个复杂的过程，也是由于环境因素和遗传因素共同起作用的结果，肿瘤的发生存在种族差异和家族聚集现象。

2．遗传性癌前病变常常引起恶性肿瘤的发生，部分恶性肿瘤为单基因遗传病，以孟德尔方式遗传；其他恶性肿瘤多为多基因遗传，遗传因素和环境因素共同决定了个体肿瘤的易感性。遗传缺陷者和染色体不稳定者较正常人更易患肿瘤。几乎所有肿瘤细胞都有染色体异常，包括染色体数目异常和结构异常。部分肿瘤细胞中染色体断裂与重接形成特殊染色体，称特异性标记染色体，例如Ph染色体可在慢性粒细胞性白血病的肿瘤细胞中稳定遗传下来，常作为该病诊断和预后检测的指标。

3．肿瘤发生与发展以基因突变作为分子基础，包括体细胞突变、癌基因激活和肿瘤抑制基因受到抑制、肿瘤转移基因高表达等。

自测题

一、名词解释

1．癌家族　2．家族性癌　3．遗传性癌前病变　4．染色体不稳定综合征

5．肿瘤的遗传易感性　6．癌基因　7．肿瘤抑制基因

二、简答题

1．简述原癌基因的激活机制。

2．简述肿瘤基因组解剖学计划。

3．试述Knudson二次突变学说的主要内容。

4．肿瘤多步骤损伤学说的基本观点有哪些？

（全庆丽）

第十章　药物遗传学

学习目标

掌握：

药物遗传学、药物基因组学的概念。

熟悉：

1．G-6-PD 缺乏症的发病机制。

2．异烟肼灭活的遗传基础及其与药效的关系。

了解：

1．生态遗传学。

2．乙醇中毒及吸烟致癌的遗传基础。

3．血卟啉症的遗传基础。

4．药物基因组学的研究内容。

人们很早就发现有些人对某些药物异常敏感，服用常规剂量便出现异常的药物反应。目前，在美国，每年有 200 多万病例出现药物不良反应，导致 10 万例患者不幸死亡。1957 年，A. G. Motulsky 首先指出某些异常的药物反应与遗传缺陷有关。随后，T. Vogel 于 1959 年正式提出药物遗传学的概念。药物遗传学（pharmacogenetics）是研究人体药物代谢反应（尤其是异常药物反应）的遗传基础和生化本质的学科，属于生化遗传学的范畴。药物遗传学的研究能指导临床医生进行个性化治疗，合理用药，确保充分的疗效并减少并发症。

第一节　药物反应的遗传基础

在群体中，不同个体对某一药物可能产生不同的反应，甚至可能出现严重的副作用，这种现象称为个体对药物的特应性（idiosyncracy）。特应性产生的原因相当程度取决于个体的遗传背景。药物在体内要经过吸收、分布、代谢和排泄，才能完成药物发挥药效的过程。在此过程中，许多环节都与酶和受体的作用密切相关。倘若决定这些酶或受体蛋白的基因出现变异或缺陷，必将导致药物代谢发生异常反应。因此，有必要深入了解遗传变异对药物反应的影响及其分子基础，并据此预测对药物有异常反应的个体，从而进行有效的防治。

一、异烟肼灭活

异烟肼（isoniazid，INA）又称雷米封，是常用的抗结核药。在体内主要通过 N- 乙酰基转移酶（N-acetyltransferase，简称乙酰化酶）将异烟肼转变为乙酰化异烟肼而灭活（图 10-1）。人类乙酰化酶基因包括两个功能基因 *NAT1*、*NAT2* 和一个假基因 *NATP*，此基因簇定位于 8p21.3-p23.1。*NAT1* 没有遗传多态性，其产物催化对氨基水杨酸和对氨基苯甲酸等的乙酰化代谢；*NAT2* 有多态性，可组合构成 *NAT2* 的多种等位基因，其产物催化包括异烟肼在内的 20 多种肼类化合物和具有致癌性的芳香胺或杂环化合物的乙酰化代谢。

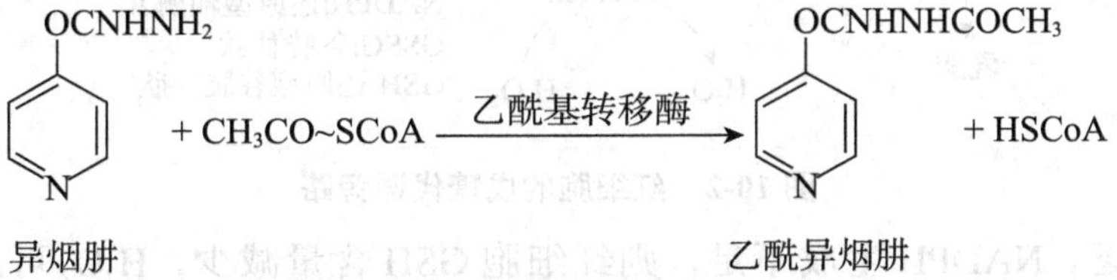

图 10-1　异烟肼的灭活过程

根据对异烟肼灭活的快慢，人群中可分出两类：一类称为快灭活者（rapid inactivator），血中异烟肼半衰期为 45 ～ 110 分钟；另一类称为慢灭活者（slow inactivator），半衰期 2 ～ 4.5 小时。慢灭活者是由于乙酰化酶的遗传缺乏故而灭活较慢，快灭活相对于慢灭活是显性性状。快灭活者（RR）与慢灭活者（rr）均为纯合子，杂合子（Rr）则具有中等乙酰化速度。不同种族慢灭活者发生率不同：埃及人高达 83%，白种人 50% 左右，黄种人 10% ～ 30%，爱斯基摩人仅为 5%。异烟肼乙酰化速度的个体差异对结核病疗效有一定影响。如每天服药，快慢灭活者疗效一致；如每周服药 1 ～ 2 次则快灭活者疗效较差。但从毒性作用看，长期服用此药，慢灭活者有 80% 发生多发性神经炎，而快灭活者仅 20% 有此副作用。这是由于异烟肼在体内可与维生素 B_6 反应，使后者失活，从而导致 B_6 缺乏性神经损害，故一般服异烟肼需同时服用 B_6 可消除此种副作用。此外，服用异烟肼后有个别人可发生肝炎，甚至肝坏死。发生肝损害者中的 86% 是快灭活者，其原因是乙酰化异烟肼在肝中可水解为异烟酸和乙酰肼，后者对肝有毒性作用。

通过乙酰化酶进行乙酰化灭活的药物尚有磺胺二甲嘧啶、苯乙肼、普鲁卡因胺、甲硫氧嘧啶、肼屈嗪、氨苯砜等，对这些药物快慢灭活的临床意义尚需进一步探讨。

二、葡萄糖 -6- 磷酸脱氢酶缺乏症

葡萄糖 -6- 磷酸脱氢酶（glucose-6-phosphate dehydrogenase，G-6-PD）缺乏症是一种主要表现为溶血性贫血的遗传病，一般平时无症状，但在吃蚕豆或一些药物（喹啉类、呋喃类、解热镇痛类、磺胺类、砜类等）后，出现血红蛋白尿、黄疸、贫血等急性溶血反应。该病又称“蚕豆病”，全球范围内集中分布在东南亚、北非和地中海这些低纬度地区。我国是该病的高发区之一，以海南、广东、广西、云南、贵州、四川等省（区）高发，发病群主要是婴幼儿，部分地区已列入新生儿筛查范围。

红细胞中糖代谢主要是通过无氧糖酵解进行，但也有 10% 通过戊糖代谢旁路（图 10-2）。G-6-PD 活性正常，可以生成足量 NADPH，从而保证了红细胞中谷胱甘肽（GSH）含量。GSH 通过下列反应可消除机体在氧化还原过程中（特别是气体性药物作用下）生成的 H_2O_2 的毒性作用。

$$GSSG + NADPH + H^+ \xrightarrow{\text{GSH还原酶}} 2GSH + NADP^+$$

$$2GSH + H_2O_2 \xrightarrow{\text{GSH过氧化物酶}} GSSG + H_2O$$

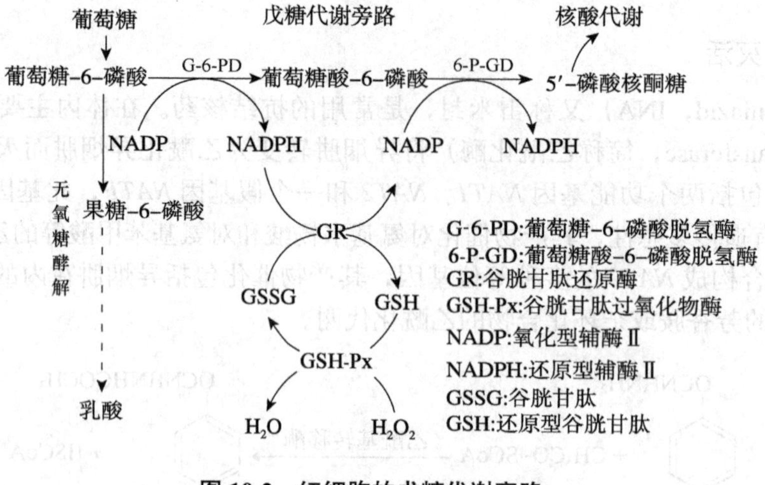

图 10-2 红细胞的戊糖代谢旁路

若G-6-PD缺乏，NADPH生成不足，则红细胞GSH含量减少，H_2O_2可迅速将GSH破坏，过多的H_2O_2氧化Hb β链表面半胱氨酸的-SH基。表面-SH氧化后，Hb的4条肽链接触面不稳定而散开，Hb内部的-SH也被氧化，导致Hb变性。变性的珠蛋白附着于红细胞膜上，即变性珠蛋白小体（Heinz小体），在显微镜下可观察到（图10-3）。此外，H_2O_2还可氧化红细胞膜上的-SH基，故这种红细胞易在血中被破坏。最近研究表明，NADPH的减少本身也降低了红细胞对H_2O_2的抵抗作用。由于以上原因，红细胞变形性降低，不易通过脾（或肝）窦而遭阻留破坏，引起血管内和血管外溶血。

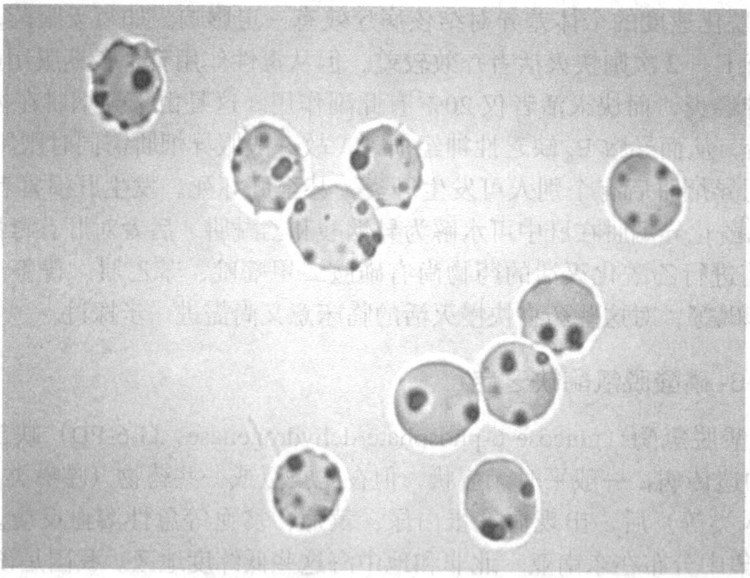

图 10-3 G-6-PD缺乏者红细胞示Heinz小体

基因突变所产生的G-6-PD生化变异型已报告400种以上，已鉴定的G-6-PD突变型有78种。根据临床表现可分为三类：①酶活性严重缺乏（活性< 10%），伴有非代偿性慢性溶血（属非球形溶血性贫血），特点是无诱因作用下可呈反复发作的慢性溶血；②酶活性中度缺乏（10% ~ 60%），仅在有诱因作用后才溶血，我国多为此一类；③酶活性轻度降低或正常（60% ~ 100%）或升高（> 150%），此类一般无溶血现象。

*G-6-PD*基因定位于Xq28，由13个外显子组成，全长18kb，编码531个氨基酸。G-6-PD缺乏症呈X连锁不完全显性遗传，男性半合子呈显著缺乏，女性杂合子酶活性变异范围大，可接

近正常，亦可显著缺乏。根据Lyon假说，女性杂合子实际上应是含有G-6-PD缺乏红细胞和正常红细胞的嵌合体，这已从形态学上证实，两种细胞系的细胞嵌合数量不同直接影响女性G-6-PD缺乏杂合子的酶活性水平，故在临床上具有不同的表现度。

由于生化变异型已报告太多，靠蛋白质的生化特点来区分出新的变异型已很困难。自1986年克隆了*G-6-PD*基因，特别是1991年发表了此基因的DNA全顺序后，就已经能从DNA水平鉴定*G-6-PD*基因的突变类型。目前已知，*G-6-PD*基因的主要突变形式是点突变。国际上报告了数十种点突变和1种1个密码子缺失的缺失型突变，其中我国已报告11种点突变。不同生化变异型可以具有相同的点突变，也有不同点突变具有同一生化变异型。有的突变只产生多态性而与酶活性变化无关。

G-6-PD缺乏是某些常见药物性溶血的遗传基础。已知能引起G-6-PD缺乏者溶血的药物和化学制剂有数十种之多，有不少是常用药物（表10-1）。故G-6-PD缺乏症患者因治疗必须使用该表中某些药物时，应在医生严密监护下使用。G-6-PD缺乏尚是新生儿黄疸、某些感染性溶血（如病毒性肝炎、流行性感冒、大叶性肺炎、伤寒、腮腺炎等）发生的遗传背景。

表10-1 G-6-PD缺乏者应禁用或慎用的药物、化学制剂及食物

抗疟药	伯氨喹、帕马喹、氯喹
磺胺药	磺胺、乙酰磺胺、磺胺吡啶、甲氧苄啶-磺胺甲基异噁唑（TMP-SMZ）等
砜类药	氨苯砜、葡胺苯砜
止痛药	阿司匹林、非那西丁
杀虫药	β-萘酚、锑波芬、尼立达唑
抗菌药	硝基呋喃类、氯霉素、对氨水杨酸
其他	蚕豆、丙磺舒、二巯丙醇（BAL）、大量维生素K等

三、琥珀酰胆碱敏感性

琥珀酰胆碱（succinylcholine，suxamethonium）是一种肌肉松弛剂，早期作为外科麻醉剂使用，它不仅可使一般骨骼肌松弛，而且可使呼吸肌短暂麻痹（2～3min），有极少数人（1/2000）在用药后呼吸停止可持续1小时以上，如不实行人工呼吸，往往导致死亡，但若立即输血，呼吸可很快恢复。后来知道，琥珀酰胆碱在血液中可被血浆的假胆碱酯酶（pseudocholinesterase，简称酯酶）水解而解毒，其水解产物为琥珀酰单胆碱（图10-4），故作用短暂。琥珀酰胆碱敏感者，血浆酯酶活性缺乏或缺如，使琥珀酰胆碱作用时间延长，以致中毒。

$$(CH_3)_3{}^{+}N-CH_2CH_2-\vdots-O-\overset{\overset{O}{\|}}{C}CH_2CH_2\overset{\overset{O}{\|}}{C}-O-CH_2CH_2-N^{+}(CH_3)_3$$

胆碱　水解　琥珀酰单胆碱

现知琥珀酰胆碱敏感性属常染色体隐性遗传，控制酯酶的基因为*E1*和*E2*，定位于染色体3q26.1-q26.2。已发现的变异型有5种：*E1a*、*Ef1*、*E1s*、*E+2*及*E2cynthiana*。其中纯合子E1sE1s酯酶活性最低（酶活性0～5%），较常见的E1aE1a型酶活性也低于35%。

四、血卟啉症

药物反应也可以在遗传病的基础上发生，血卟啉症（hematoporphyria）的急性发作就是一个典型的例证。血卟啉症是一组涉及血红素合成有关酶遗传性缺陷的疾病，除其中有些类型表现为对光敏感，皮肤出现红斑、水疱、溃疡、感染等症状外，其余常见类型主要表现为急性腹痛、便

秘、呕吐、周围神经运动障碍（如肌无力、麻痹）以及精神症状（幻觉、精神错乱、焦虑等），尿中和粪中卟啉及卟啉前体物质增多。不同酶缺乏是形成血卟啉症各种类型的遗传基础。患者在缓解期可无症状，仅有尿和粪中卟啉类物质排泄增多。但多种药物可诱导急性发作，如巴比妥、氯氮卓、甲丙氨酯（眠尔通）、磺胺类药、苯妥英钠、灰黄霉素、雌激素等。药物诱发本病发作的机制未明。有人认为，这些药物可以加速 δ- 氨基 -γ- 酮戊酸（ALA）合成酶的合成。ALA 增多因而生成的胆色素原（尿和粪卟啉前体物质）也增多。预防本病发作的有效方法就是避免使用上述药物及其他诱发因素（如饮酒、日晒等）。

常见具有遗传基础的药物反应及其表现列于表 10-2。

表 10-2 常见具有遗传基础的药物反应

症状或病名	诱发因素	异常的酶或蛋白质	临床表现
异烟肼灭活	异烟肼	乙酰化酶	多发性神经炎、异烟肼肝炎
G-6-PD 缺乏症	蚕豆，解热镇痛类、磺胺类等药物	G-6-PD	急性溶血反应、溶血性贫血
琥珀酰胆碱敏感症	琥珀酰胆碱	假胆碱酯酶	呼吸肌持续麻痹
血卟啉症	巴比妥、磺胺类药物，乙醇等	血红素合成有关酶	腹痛、呕吐、运动障碍、精神失常
无过氧化氢酶症	H_2O_2	过氧化氢酶	无过氧化氢消毒反应
糖尿病	氯磺丙脲	?	饮酒后充血面赤
双羟香豆素耐受性	双羟香豆素	维生素 K 环氧化物还原酶	抗凝后充血面赤
苯妥英钠氧化酶缺乏症	苯妥英钠	苯妥英钠氧化酶	眼球震颤、运动失调、语言障碍
青光眼	糖皮质激素	?	眼压增高
痛风	氯噻嗪	?	关节肿痛
不稳定血红蛋白病	磺胺类、氧化剂	不稳定血红蛋白	溶血性贫血
恶性高热	麻醉剂	磷酸肌酸激酶	寒战、体温过高
高铁血红蛋白还原酶缺乏症	亚硝酸盐、氧化剂	NADH- 高铁血红蛋白还原酶	发绀、高铁血红蛋白血症
周期性麻痹	胰岛素、肾上腺素等	?	瘫痪

第二节　生态遗传学

人类的生存环境中充满着各种环境因子，包括食物、药品、有害的化学物质，以及有益或有害的生物因素等，不同个体对这些环境因子的反应是不同的。生态遗传学（ecogenetics）是从药物遗传学发展而来的遗传学分支学科，研究群体中不同的基因型对各种环境因子的不同反应形式。例如喝酒，有些人容易醉，引起乙醇中毒，而有些人却对乙醇不敏感；吸烟可能是某些人患肺癌的诱因，但另一些人却不受影响。这些都是由于遗传基础不同，决定了同一种物质在不同个体中的代谢类型不同，所以表现出不同的反应。

一、乙醇中毒

人们早已观察到，人类对乙醇耐受性有种族和个体差异。乙醇敏感者，当摄入 0.3 ~ 0.5ml/kg 体重乙醇时，即可表现面赤、皮温升高、心率加快等乙醇中毒症状，而乙醇耐受者则否。黄种人中 80% 为敏感者，白种人中仅 15% 为敏感者。

现已知，乙醇在体内的代谢过程主要由肝中的乙醇脱氢酶（alcohol dehydrogenase，ADH）和乙醛脱氢酶（aldehyde dehydrogenase，ALDH）所催化，如下式：

$$C_2H_5OH + NAD^+ \xrightarrow{ADH} CH_3CHO + NADH + H^+$$

$$CH_3CHO + NAD^+ + H_2O \xrightarrow{ALDH} CH_3COOH + NADH^+ + H^+$$

在第一个反应中生成的乙醛可刺激肾上腺素、去甲肾上腺素等物质的分泌，引起面红耳赤、心率快、皮温高等症状。

ADH 是二聚体，由 3 种亚单位 α、β、γ 组成，α、β、γ 分别由 ADH_1、ADH_2、ADH_3 基因编码，此基因簇定位于 4q22，成人主要是 β 链二聚体。ADH_2 具有多态性，大多数白种人为 ADH_2^1，由 $\beta_1\beta_1$ 组成；而 90% 的黄种人为 ADH_2^2，由 β_1 的变异肽链 β_2（47 位半胱氨酸→组氨酸）组成 $\beta_2\beta_2$。$\beta_2\beta_2$ 的酶活性约为 $\beta_1\beta_1$ 的 100 倍，故大多数白种人在饮酒后产生乙醛较慢，而黄种人积蓄乙醛速度较快。

ALDH 亦有 2 种同工酶：$ALDH_1$ 和 $ALDH_2$，二者均由四聚体组成，$ALDH_2$ 活性较 $ALDH_1$ 活性高。$ALDH_1$ 基因定位于 9q21，$ALDH_2$ 基因定位于 12q24.2。白种人几乎全部都有 $ALDH_1$ 和 $ALDH_2$，能及时氧化乙醛；而黄种人约半数个体只有 $ALDH_1$ 而无 $ALDH_2$，故氧化乙醛的速度较慢。

具有 ADH_2^2 和 $ALDH_1$ 基因型者对乙醇最敏感，具有 ADH_2^2 和 $ALDH_2$ 基因型者次之，具有 ADH_2^1 和 $ALDH_2$ 者最不敏感。大多数黄种人在饮酒后产生乙醛速度快，而氧化为乙酸的速度慢，故易产生乙醛蓄积中毒。

二、吸烟与慢性阻塞性肺疾病

慢性支气管炎（chronic bronchitis）合并肺气肿（emphysema）或支气管哮喘（bronchial asthma）统称为慢性阻塞性肺疾病（chronic obstructive pulmonary disease，COPD）。这类疾病以肺泡破坏、融合、呼吸面积减少导致缺氧甚至肺心病为特征。大量调查表明，COPD 的发生与吸烟有关，可能是由于吸烟刺激巨噬细胞和中性粒细胞释放弹性蛋白酶，从而分解肺弹性蛋白之故。但并非吸烟者都患 COPD，COPD 的产生也有一定的遗传基础。

正常人机体内存在一组能抑制蛋白酶活性的多肽和蛋白质，称为蛋白酶抑制物（proteinase inhibitors），其广泛分布于各种组织，以内分泌腺和血浆中含量最高。α_1- 抗胰酶（α_1-antitrypsin，α_1-AT）是血清中主要的蛋白酶抑制因子，主要功能是保护组织免受蛋白酶分解。α_1-AT 存在遗传多态性，已发现有 90 余种变异型。调查表明，COPD 患者由于缺乏 α_1-AT 活性，吸烟诱导产生的弹性蛋白不能受到有效抑制，从而“消化”肺泡，导致 COPD 产生。

三、吸烟与肺癌

肺癌为最常见的恶性肺肿瘤，目前世界上至少有 35 个国家肺癌已居男性肿瘤之首。吸烟者易患肺癌，但并非所有嗜烟者均患肺癌，有证据表明，吸烟者是否患肺癌与个体的遗传基础有关，遗传因素在肺癌发病中的作用近年来渐受重视。

烟叶中含有致癌的多环苯蒽化合物，但致癌作用较弱，进入机体后通过细胞微粒体中芳烃羟化酶（aryl hydrocarbon hydroxylase，AHH）的作用，可转变为具有较高致癌活性的致癌环氧化物。此外，苯蒽化合物还有诱导 AHH 活性的作用。其诱导作用的高低因人而异，受遗传因素决定。人群中可区分为高诱导组、中等诱导组和低诱导组。据调查，如果以低诱导组发生肺癌的易感性为 1，中诱导组为 16 倍，高诱导组则高达 36 倍，所以 AHH 诱导活性高的人吸烟时易患肺癌。

四、成人低乳糖酶症

成人低乳糖酶症是指年长儿及成年人进食牛乳或乳制品后，由于乳糖酶失去活性，乳糖不能被水解而贮留在肠中，通过渗透机制吸收水分，在结肠内被分解为乳酸、氢和二氧化碳，造成肠内积气、肠鸣、腹胀、稀便和腹泻等乳糖不耐受症状。在婴儿期小肠乳糖酶活性很高，可以使乳糖充分分解为葡萄糖和半乳糖而被小肠吸收。多数人在断奶后，此酶活性大大降低，失去水解作用。成人低乳糖酶症发生频率可随地区与人种不同而有差异，据调查，某些亚洲人群发病率很高，几乎 100%，但在多数欧洲人群及亚洲以牧业为主的人群中发生率很低。这些人能继续保持乳糖酶活性，说明编码乳糖酶的基因依然保持活性，这可能是由于他们经常食用乳品，使有关突变基因经过长期选择形成优势的结果。乳糖酶基因定位于 2q21，乳糖耐受与否是由该酶遗传多态性决定。该病的遗传方式尚不清楚。

第三节　药物基因组学

药物基因组学（pharmacogenomics）是近年来随着“人类基因组计划”研究的迅猛发展，人类基因组研究获得大量信息而产生的药物遗传学研究的新领域。它应用基因组信息和方法在整个人类基因组水平研究药物代谢和反应的遗传学本质，研究不同个体的遗传背景，预测其药物代谢特点和反应，实施“个体化”合理用药，并可以根据不同人群、不同个体及遗传特点设计、开发和研制新的药物。

一、药物基因组学的研究内容

药物基因组学主要研究基因变异所致的不同患者对药物的不同反应，并在此基础上研制新的药物或新的用药方法。药物基因组学区别于一般意义上的基因学，它不是以发现人体基因组基因为主要目的，而是相对简单地用已知的基因学理论改善患者的治疗，它是研究有关基因对药物作用本身产生的影响及与基因变异的关系，而这些变异又是不同个体产生不同药物效应的根本原因。因此，基因多态性是药物基因组学的基础和重要研究内容。

药物基因组学与药物遗传学在研究内容上也有相似之处，即以追求药物效应及安全性为目的，研究各种基因突变与药效及安全性之间的关系。但药物基因组学研究的内容相对局限，主要在基因水平研究药效的差异。由于基因分析技术的发展，药物基因组学更易于在临床应用。

二、遗传多态性与药物作用

药物基因组学研究遗传因素对药物吸收、分布、代谢和排泄等各方面的作用。药物在人体内产生效应的过程十分复杂，不同的患者对同一种药物可能产生不同的反应，这种差异取决于遗传因素与非遗传因素。遗传因素中，编码药物代谢酶、转运蛋白和药物靶蛋白（受体）等的基因存在遗传多态性，对药物代谢和处置等都会有明显的影响，所以药物总的药理作用是由多基因控制的。

人类有 30 多个药物代谢酶家族，几乎都存在遗传多态性，其中许多变异型基因产物（酶）功能发生变化，影响药代动力学，引起异常药物反应。由于药物代谢酶遗传多态性的存在，同一种药物对具有不同遗传型的个体可能产生不同的效应。有的人可能比较敏感，药效增强，甚至易发生毒副作用；也有的人可能不敏感，耐药性较强，而药效不佳。其次，药物转运蛋白在调控许多药物吸收、分布和排泄中起重要作用，其变异对药物吸收和消除具有重要意义。另外，大多数药物作用于药物靶蛋白，使其产生药理学效应，药物靶蛋白的遗传多态性使不同个体对特定药物有不同亲和力，已发现25种以上药物靶蛋白遗传变异型能影响药物效应。总之，如果某种药物代谢涉及n种基因，它们在人群中各有3种基因型，则可出现3^n种不同的表型。药物相关基因的数目及其多态性决定了人群中药物反应的复杂性。

三、药物基因组学的研究策略

药物基因组学的研究中，首先要在全基因组范围寻找药物效应的相关基因，通过DNA测序等基因分析技术了解基因序列及变异。然后，一方面通过个体途径研究这些基因的药物遗传机制，另一方面通过群体途径研究基因多态性与药效关系，再综合分析，针对性地设计药物和用药，实现个体化治疗。药物基因组学不仅研究与药物代谢有关的基因，还要研究所有与药物作用有关的基因、这些基因在不同个体中的多样性，以及这些多样性对药物疗效、毒性或副作用等的影响。

1．药物相关基因　目前寻找疾病相关基因主要是采用连锁分析的方法，但要找到家系中每个成员服用药物反应的记录非常困难。随着人类基因组图谱和人类单核苷酸多态性（SNP）图谱的完成，SNP作为遗传标记已应用于开放群体遗传性状的关联分析，现在基因组数据库中登录的SNP位点有140多万，其中大约1%有功能相关意义，但工作量巨大。近年来发展的基因芯片（chip）技术可极大提高基因分析的效率。将大量已知序列制作成DNA或RNA探针微列阵固定在载片上，然后与标记的待测个体的DNA标本杂交，采集杂交信息，通过计算机分析，便可迅速鉴定出某个体的所有基因型。然后与药物反应的表型进行相关分析，就可确定哪些多态性与药效有关。国外已有公司将6万个SNP标志放在基因芯片上进行临床药物试验的分析。

2．药物相关蛋白　基因的最终产物是蛋白质，因此蛋白质也是药物基因组学研究的对象。现已在基因组范围开展的蛋白质分析研究技术包括：等电聚焦二维凝胶电泳分离蛋白、质谱仪分析蛋白质斑点、高压液相色谱分析蛋白质组分、蛋白质芯片技术、蛋白质结构分析等。使用这些技术，比较用药前后细胞表达蛋白质的差异，可了解药物作用效果等情况，不同个体中表达图谱的差异可作为用药的依据。从理论上讲，了解人类基因组中结构基因所表达的每一种蛋白质的确切结构，将有助于药物设计者设计出化合物来填充蛋白质上的位置，从而刺激或阻止蛋白质相互作用，这就是通常所说的合理药物设计。

四、药物基因组学研究应用前景

1．在新药开发中的应用　药物基因组学根据不同的药物效应对基因分类，有可能大大加速新药开发的进程。基因组学规模大、手段新、系统性强，可以直接加速新药的发现。另外，由于新一代遗传标志物的大规模发现，以及将其迅速应用于群体，使流行病遗传学可以大大推进多基因遗传病和常见病机制的基础研究，其研究成果可以为制药工业提供新的药靶。

2．提高新药研制的成功率　对于每一个药物来说，大约都有10%～40%的人没有疗效，一部分人有副作用。因此，以与药物效应有关的基因为靶点研制新药，以基因的多态性与药物效应的多样性为平台可进行药物的临床前药理及临床试验，做到根据基因特征有针对性地选择试验人群，减少试验经费，缩短研制时间。

3．重新评估过去未通过的新药　对原来一些证明“无效”或“毒副反应大”的药物，药物基因组学研究有可能证明其对某些人群有较好的作用，或者根据基因选择治疗药物可提高药物的有效性，避免不良反应的发生。这样，在临床试验中失败的药物都有可能“推倒重来”。

4．临床应用　根据患者不同基因型，使用不同的药物或采用不同的用药方案，提高药效而降低副作用，最终实现个体化治疗（individualized therapy）。

总之，药物基因组学在药物设计、制造和应用方面正酝酿着一场根本性的革命。它将目前依据患病人群共性的药物治疗转向今后根据不同人群及不同个体遗传特征来设计和制造药物并实现个体化治疗，为人类认识自我、达到健康长寿做出贡献。

知识链接

精确医疗

2015 年，美国总统奥巴马在国情咨文演讲中提出“精确医学计划”，他提议在 2016 年向该计划投入 2.15 亿美元，推动精确医疗发展。

精确医疗又叫个性化医疗，是指利用个人基因组信息，同时结合蛋白质和代谢等相关内环境信息，来精准预防疾病的发生；也可为患者设计出最优治疗方案，以达到治疗效果最大化和副作用最小化的目的。

精确医疗要做到个性、高效地预防和治疗，关键在于筛查和诊断。实施步骤如下：首先招募大量的志愿者和患者进行基因组测序，以建立一个庞大的医学数据信息库；然后研究人员通过研究分析比对不同个体的基因信息，进一步了解各种疾病的共同原因和特殊（个体）原因；最后针对特定患者的特定致病基因突变开发靶向药物和个性治疗方法，或针对健康人群进行个性化的预防保健。

目前，精准医疗正遭遇技术和社会方面的难题，例如难以招募到足量的志愿者测序、测序费用高、分析基因组困难等。但是，精确医疗已经在一些癌症治疗上带来治疗方式的转变，已有越来越多的乳腺癌、肺癌、肠癌、黑色素瘤和白血病患者在治疗中接受基因组检测和个性化治疗方案。

参考文献

张田勘．开启“个性化医疗”时代．文汇报，2015-03-15（007）．

本章小结

1．药物遗传学是研究人体药物代谢反应的遗传基础和生化本质的学科，此研究能指导临床医生进行个性化治疗，合理用药，确保充分的疗效并减少并发症。

2．异烟肼在体内主要通过 N- 乙酰基转移酶（乙酰化酶）催化转变为乙酰化异烟肼而灭活。根据对异烟肼灭活的快慢，人群中可分为快灭活者和慢灭活者，慢灭活者是由于乙酰化酶的遗传缺陷所致，属常染色体隐性遗传。

3．G-6-PD 缺乏症基因定位于 Xq28，其发病机制是 G-6-PD 缺乏使磷酸戊糖旁路不能正常进行，NADPH 生成减少，红细胞的 GSH 含量下降，H_2O_2 含量增加，红细胞抗氧化能力降低易被破坏而发生溶血。

4．药物基因组学主要研究基因变异所致的不同患者对药物的不同反应，并在此基础上研制新的药物或新的用药方法。

5．生态遗传学是研究群体中不同的基因型对各种环境因子的特殊反应形式。

自测题

一、名词解释

1．药物遗传学　　2．个体特应性　　3．生态遗传学　　4．药物基因组学

二、简答题

1．简述葡萄糖-6-磷酸脱氢酶（G-6-PD）缺乏症患者的主要临床表现及其发病的分子机制。

3．试从药物遗传学的角度分析抗结核药异烟肼的副作用及给药时应注意的问题。

4．分析种族不同对乙醇中毒的敏感性为何存在差异？

5．试从生态遗传学的角度，分析吸烟与肺癌的关系。

6．简述药物基因组学的应用前景。

（杨　翔）

第十一章　群体遗传学

学习目标

掌握：

1. 群体、基因频率、基因型频率、适合度、选择系数、近亲婚配的概念。
2. 基因频率和基因型频率的换算。
3. 遗传平衡定律及其应用。

熟悉：

1. 影响遗传平衡的因素。
2. 近婚系数的计算和近亲婚配的危害。

了解：

遗传负荷和平衡多态现象。

在遗传学上，研究群体的遗传结构及其变化规律的学科称为群体遗传学（population genetics），是遗传学的分支学科。研究人类致病基因在人群中的分布、变化规律的学科称为医学群体遗传学或遗传流行病学（genetic epidemiology）。遗传流行病学研究资料主要用于遗传咨询和制订遗传筛查项目。对于多基因遗传而言，基因型与表型间的关系非常复杂，且与环境因素密切相关，目前尚不能准确描述群体多基因遗传结构及其变化规律。本章主要探讨群体中单基因遗传的遗传结构及其变化规律。

第一节　群体的遗传结构

一、群体

在遗传学上，通常把生活在某一特定时空内同种生物个体的集合称为群体（population），群体内个体间具有复杂的社会关系和生理联系，能够相互交配并产生具有生殖能力的后代。对于人类来说，群体可以是一个民族、一个种族，也可以是一定区域内所有人的集合。群体中基因的世代传递符合孟德尔遗传规律，因此也称为孟德尔式群体（Mendelian population）。一个群体所具有的全部基因或全部遗传信息称为基因库（gene pool），同一群体内的所有个体共享同一个基因库。群体中的基因和基因型的种类与分布构成了群体的遗传结构。研究人类遗传病遗传结构的变化，可以阐明遗传病在群体中的发生及流行规律。

二、基因频率与基因型频率

基因频率（allele frequency）是指群体中某一个基因在该基因座位上全部等位基因总数中所占的比率。它反映某一基因在群体中的相对数量，通常用小数表示。一个基因库中任何一个基因座位上各等位基因的频率之和等于 1。

基因型频率（genotype frequency）是指群体中某一基因型个体数目占该群体全部个体总数的比率。它反映某一基因型个体在群体中的相对数量，也用小数表示。一个群体中某一等位基因的各基因型频率之和也等于 1。

假设一个群体中有 N 个个体，有一对常染色体等位基因 A 和 a，在该群体中三种基因型 AA、Aa 和 aa 的个体数分别为 n_1、n_2 和 n_3。$n_1 + n_2 + n_3 = N$。则

基因型 AA 的频率：$D = n_1 / N$；

基因型 Aa 的频率：$H = n_2 / N$；

基因型 aa 的频率：$R = n_3 / N$。

并且 $D + H + R = 1$。

由于基因型 AA 个体有两个基因 A，基因型 Aa 个体有一个基因 A 和一个基因 a，基因型 aa 个体有两个基因 a，所以

基因 A 的频率为：$p = (2n_1 + n_2) / 2N = D + H/2$；

基因 a 的频率为：$q = (2n_3 + n_2) / 2N = R + H/2$。

并且 $p + q = 1$。

生物的基因和基因型无法直接观察，但如果知道特定基因型与表型的对应关系，则可将基因型频率计算出来，并且可利用基因频率和基因型频率的换算关系，推算出群体中的基因频率。

例如，人类苯硫脲（PTC）尝味能力受一对等位基因 T 和 t 控制，属于不完全显性遗传，其表型与基因型是完全对应的，因此表型频率与基因型频率相同。PTC 是一种白色结晶状化合物，由于含有硫胺基（—N—C═S）而具有苦涩味，对人无毒、无副作用。能尝出 PTC 苦味者称 PTC 尝味者。基因型 TT 纯合子个体能尝出 1/750 000 ～ 1/6 000 000 mol/L PTC 溶液的苦味；Tt 杂合子个体能尝出 1/480 000 ～ 1/380 000 mol/L PTC 溶液的苦味；而隐性基因 tt 纯合子个体只能尝出 1/24 000 mol/L 以上浓度的 PTC 溶液苦味，个别人甚至连结晶也尝不出苦味，这类人称为 PTC 味盲。有人调查了汉族人群 1000 人的 PTC 尝味能力，其中 TT、Tt、tt 三种基因型（表型）的分布如表 11-1。

表 11-1　汉族人群中 PTC 尝味能力的分布

表现型	基因型	人数	基因数	
			T	t
尝味者	TT	490	980	/
味觉杂合体	Tt	420	420	420
味盲	tt	90	/	180
总计		1000	1400	600

由表 11-1 可得出各基因型频率为：$D = 490/1000 = 0.49$，$H = 420/1000 = 0.42$，$R = 90/1000 = 0.09$。等位基因 T 的频率为：$p = D + H/2 = 0.7$；基因 t 的频率：$q = R + H/2 = 0.3$。

对于完全显性遗传，显性纯合子 AA 与杂合子 Aa 在表型上不能区分，其基因频率和基因型频率就不能从其表现型频率直接推算出来，上述频率的计算方法就不适用了。在理想状态下，群体中的基因频率和基因型频率则可以通过遗传平衡定律求得。

第二节 遗传平衡定律及其应用

一、遗传平衡定律

英国数学家 G. H. Hardy 和德国医生 W. Weinberg 各自独立地运用数学方法研究群体遗传结构及变化规律后，分别于 1908 年和 1909 年先后得出了一致的结论：在一定条件下，群体中的基因频率和基因型频率在一代一代的繁殖传递中保持不变，称为遗传平衡定律（law of genetic equilibrium）或 Hardy-Weinberg 定律。一定条件是指：①群体很大；②群体中的个体间可以进行随机交配；③没有突变发生；④没有选择；⑤没有大规模的个体迁移。如果一个群体达到了这种状态，就是一个遗传平衡的群体，否则就是遗传不平衡的群体。

假设，某个群体常染色体某一基因座位上有一对等位基因 A 和 a，其频率分别是 p 和 q，因群体中只有这两个等位基因，所以 $p + q = 1$。在亲代产生的精子和卵子中基因 A 和 a 的频率仍然保持不变，分别为 p 和 q。当该群体随机婚配时，其亲代雌雄配子 A 和 a 随机结合，则子一代基因型类型及其频率如表 11-2 所示。

表 11-2 精卵结合的基因型类型及频率

精子 / 卵子	A（p）	a（q）
A（p）	AA（p^2）	Aa（pq）
a（q）	Aa（pq）	aa（q^2）

由上表可知，亲代随机婚配时，子一代中会出现 3 种基因型的个体，分别为基因型 AA、Aa 和 aa，其基因型频率分别为 p^2、$2pq$ 和 q^2。

设子一代基因型 AA 的频率为 D，Aa 的频率为 H，aa 的频率为 R，则：

$D : H : R = p^2 : 2pq : q^2$。

设子一代两种基因 A 和 a 的频率分别为 p' 和 q'，则：

$p' = D + H/2 = p^2 + (2pq)/2 = p$

$q' = D + H/2 = q^2 + (2pq)/2 = q$

由此可见，子一代基因 A 和 a 的频率仍然与亲代相同。同理，随机婚配形成的子二代基因频率和基因型频率与子一代也相同。因此，一个遗传不平衡群体，如果没有突变发生、没有选择、没有大规模个体迁移等因素影响，只要经过一代随机婚配，即可达到遗传平衡，并且此后群体的基因频率和基因型频率将会世世代代保持恒定不变。

一个遗传平衡的群体中，基因频率与基因型频率之间的关系符合二项式展开：

$$(p + q)^2 = p^2 + 2pq + q^2 = 1$$

这就是遗传平衡公式。公式中的 p^2、$2pq$ 和 q^2 分别是基因型 AA、Aa、aa 的频率，即 $D : H : R = p^2 : 2pq : q^2$。如果一个群体中基因型频率满足了这一状态，那么它就是一个遗传平衡群体，否则就是遗传不平衡群体。

二、遗传平衡定律的应用

（一）判断群体是否平衡

判断一个群体是否为遗传平衡群体，一是根据遗传平衡定律概念进行判断，如果该群体前后世代中的基因频率和基因型频率维持恒定不变，那么这个群体就是遗传平衡群体；如果前后世代不一致，就不是遗传平衡群体。二是根据遗传平衡公式进行判断，如果基因频率与基因型频率关系符合二项式展开，那么这个群体就是遗传平衡群体；如果不符合，就不是遗传平衡群体。

假设，在随机 10 000 人的人群中，决定某一性状的等位基因为 A 和 a，纯合子 AA 个体有 6000 人，纯合子 aa 个体有 2000 人，杂合子 Aa 个体有 2000 人，这个人群是否为遗传平衡群体呢？

经计算可知，基因型 AA 频率 $D = 0.6$，aa 频率 $R = 0.2$，Aa 频率 $H = 0.2$。

基因 A 频率 $p = (6000 \times 2 + 2000) / (2 \times 10\,000) = 0.7$

基因 a 频率 $q = (2000 \times 2 + 2000) / (2 \times 10\,000) = 0.3$

$$p + q = 0.7 + 0.3 = 1。$$

根据遗传平衡公式计算基因型 AA、Aa、aa 频率的理论值分别为：$p^2 = 0.49$，$2pq = 0.42$，$q^2 = 0.09$。理论值与实际值不一致，说明这个人群不是遗传平衡群体。

但如果该群体随机婚配时，则下一代的基因型频率如表 11-3。

表 11-3 非遗传平衡群体经过一代随机婚配后的基因型频率

精子 卵子	**A（$p = 0.7$）**	**a（$q = 0.3$）**
A（$p = 0.7$）	AA（$p^2 = 0.49$）	Aa（$pq = 0.21$）
a（$q = 0.3$）	Aa（$pq = 0.21$）	aa（$q^2 = 0.09$）

可以看出，虽然亲代通过精子和卵子传给后代的基因 A 与 a 频率没有改变，但经过一代的随机婚配后，下一代 $D : H : R = 0.49 : 0.42 : 0.09 = p^2 : 2pq : q^2$，群体达到了遗传平衡状态。因此，一个遗传不平衡群体，经过一代的随机婚配，即可达到遗传平衡，并且只要在以后的每一代中保持随机婚配，基因频率和基因型频率都不再发生变化。

（二）推算群体的基因频率和基因型频率

一般而言，人类群体中大多数遗传性状都处于遗传平衡状态，因此根据遗传平衡定律和遗传平衡公式，由已知的基因或基因型频率，可推算出各等位基因和基因型频率。

1．常染色体隐性遗传病致病基因频率的计算　对于常染色体隐性遗传病而言，发病率、隐性表型频率和隐性基因型频率是一致的，即发病率 $= R = q^2$。所以通过调查群体某常染色体隐性遗传病的发病率就可以推算出该病的基因频率和各种基因型频率。

例如，白化病（aa）为常染色体隐性遗传病，在某群体中的发病率为 1/10 000，试求该群体中白化病的致病基因频率和各基因型频率。

因为 $R = q^2 = 1/10\,000$，所以白化病致病基因 a 的频率 $q = \sqrt{R} = \sqrt{1/10000} = 0.01$，则正常基因 A 的频率 $p = 1 - q = 0.99$，表型正常的杂合子（Aa）频率 $H = 2pq = 2 \times 0.99 \times 0.01 \approx 0.02$，显性纯合子（AA）的频率 $D = p^2 = 0.9801$。

由遗传平衡定律可以推导出下列结论：①常染色体隐性遗传病发病率很低时，其致病基因频率 q 也很低，则 $p = 1 - q \approx 1$，故 $2pq \approx 2q$，即致病基因携带者的频率约为致病基因频率的 2 倍。②常染色体隐性遗传病致病基因携带者与患者的比例为 $2pq/q^2 \approx 2/q$。q 越小，则该比值就越大，人群中致病基因也就越趋近于全部为杂合状态。因此人群中携带者的检出，对常染色体隐性遗传病的预防具有重要意义。

2．常染色体显性遗传病致病基因频率的计算　对于 AD 病来说，由于显性致病基因频率 p 值很小，显性纯合子的频率就更低，可以忽略不计（$p^2 \approx 0$），所以，人群中几乎所有患者都是杂合子，即 $2pq$ = 发病率。因为 $q \approx 1$，所以 $p \approx$ 发病率 /2，即致病基因频率等于群体发病率的一半。

3．X 连锁遗传病致病基因频率的计算　女性有两条 X 染色体，其 X 连锁基因频率、基因型频率的计算方法与常染色体基因相同；男性只有一条 X 染色体，男性的 X 连锁基因频率、基因型频率与相应表型频率相等（表 11-4）。

表 11-4　遗传平衡群体中 X 连锁基因的基因型与基因型频率

性别	女性			男性	
基因型	X^AX^A	X^AX^a	X^aX^a	X^AY	X^aY
基因型频率	p^2	$2pq$	q^2	p	q

根据 X 连锁致病基因的频率，可以推知下面的关系：

（1）对于 X 连锁隐性遗传病，致病基因（X^a）的频率 q 很低，$p \approx 1$，人群中男患者与女患者的比例为 $q/q^2 \approx 1/q$，即男患者远远多于女患者；女性携带者与男患者比例为 $2pq/q = 2p \approx 2$，即女性携带者约为男患者的 2 倍。

（2）对于 X 连锁显性遗传病，致病基因（X^A）的频率 p 很低，$q \approx 1$，人群中男患者与女患者的比例为 $p/(p^2 + 2pq) = 1/(p + 2q) \approx 1/2$，即女患者约为男患者的 2 倍。

遗传平衡定律也同样适用于复等位基因频率、基因型频率的推算。

第三节　影响遗传平衡的因素

从满足群体遗传平衡的 5 个条件可以看出，群体的大小、是否有突变发生、选择的压力、迁移个体的数量和婚配方式都是影响群体遗传平衡的重要因素，其中一个因素发生变化，就会打破现有的遗传平衡，造成基因频率和基因型频率在世代传递中出现波动。实际上，在这些因素的综合作用下，群体的遗传平衡不断地被打破，但又进一步形成新的平衡，群体总是处于一种动态的遗传平衡中。

一、突变

在生物进化中，物种具有遗传的稳定性，基因突变是稀有的遗传事件，基因突变的速率即"突变率"很低，但在生物界，基因突变又是普遍存在的，一旦有突变发生，群体的遗传结构就会产生变化，打破群体原有的遗传平衡。

假设，一个足够大且可以随机婚配的人群，只有突变发生，没有选择和其他因素影响，其常染色体某一基因座位上有一对等位基因 A 和 a，其基因频率分别为 p 和 q。由于突变具有随机性、多向性、可逆性、重复性等特点，显性基因 A 可以突变为隐性基因 a，隐性基因 a 也可以突变为显性基因 A。遗传学上，一般将显性基因 A 向隐性基因 a 的突变称为正向突变，而将隐性基因 a 向显性基因 A 的突变称为回复突变。假设这个群体中该对等位基因每一代的正向突变率为"u"，回复突变率为"v"，每一代中就会有 pu 或 $(1-q)u$ 的基因 A 突变为 a，有 qv 的基因 a 回复突变为 A。

当 $(1-q)u > qv$，则群体中下一代基因 A 的频率减小，而 a 的频率增大；当 $(1-q)u < qv$，则下一代基因 A 的频率增大，而 a 的频率减小，这两种倾向都会直接导致该群体下一代基因型 AA、Aa 和 aa 频率的变化。由此可见，突变率可以影响遗传平衡。当正向突变率与回复

突变率相等，即（1 - q）$u = qv$ 时，等位基因 A 和 a 的频率才会保持不变，群体的遗传平衡才会得以保持。由（1 - q）$u = qv$ 可推知 $q = u/(u + v)$，则 $p = 1 - q = v/(u + v)$。

这表明，一个人数足够多的随机人群，在只有突变发生而没有选择和其他因素影响的情况下，其遗传平衡完全要靠等位基因的双向突变率 u 和 v 来决定和维持。自然界中的一些中性突变，如 PTC 尝味能力，对机体无益也无害，在群体中几乎看不到选择作用，其等位基因的频率就是由双向突变率来维持平衡的。但突变的有害性通常会导致一个基因功能的丧失或改变，给突变个体带来一定的生存和遗传的压力，从而面临选择。

二、选择

选择是生物在自然环境的压力下优胜劣汰的过程。突变基因所导致的个体生存能力和生育能力的变化是自然选择的直接原因。突变和选择是影响群体遗传平衡的两个重要因素，选择压力的变化会影响群体的遗传结构，也会导致群体形成平衡多态。选择通常用适合度和选择系数来定量研究。

（一）适合度与选择系数

1. 适合度（fitness，f） 是指在一定环境条件下，某基因型个体能够生存并把基因传递给后代的能力。适合度的高低主要表现为生存能力和生育能力的高低，其中又主要取决于生育能力的高低，一般用相对生育率（relative fertility rate）来衡量。自然条件下，一个人不论其身体素质高与低、寿命长与短，只要能够生育更多的后代，其适合度就高。对于群体而言，如果这个群体的生育率高，那么这个群体的适合度就高；如果一个群体因基因突变等致使大量突变个体出现先天夭折、性成熟前致死、生育能力下降或丧失，那么这个群体的适合度就低。例如，在丹麦一项软骨发育不全症患者的遗传流行病学调查中，有 108 例患者生育了 27 个子女，他们的 457 个正常同胞生育了 582 个子女。如果把正常人的生育率看作 1，则软骨发育不全症患者的相对生育率 $f =$（27/108）/（582/457）≈ 0.2。这表明该地区软骨发育不全症患者适合度为 0.2，说明该病患者适合度低，这个群体因该遗传病的存在，总体生育率下降，其适合度也随之降低。

2. 选择系数（selection coefficient，s） 又称为淘汰系数，是指某基因型个体在一定环境条件下不利于生存的程度，也就是在选择的作用下降低了的适合度。也可以将 s 看作为患者基因没有传给后代而被淘汰的比例。s 与 f 的关系为：$s + f = 1$，$s = 1 - f$。例如，软骨发育不全患者的适合度为 0.2，则选择系数 $s = 1 - 0.2 = 0.8$。

（二）选择对致病基因的作用

选择会使群体中有害的致病基因减少甚至消失，而人群中某遗传病总保持一个相对恒定的发病率，即致病基因频率总是保持相对稳定。那么，致病基因在选择的作用下，受影响的程度如何？又是怎样维持其频率稳定的呢？

1. 选择对显性致病基因的作用 如果致病基因为显性基因，则显性致病基因纯合子 AA 和杂合子 Aa 都将面临选择的压力而被淘汰，A 在群体中会迅速减少。由于显性致病基因频率（p）约是发病率（H）的一半，即 $p \approx H/2$，若选择系数为 s，则每一代中将有 sp 数量的显性致病基因被淘汰。在一个遗传平衡的群体中，被淘汰的基因 A 就要靠基因 a 的回复突变来补偿，回复突变率 $v = sp \approx sH/2$。

选择对显性致病基因的作用十分明显，显性致病基因危害越大，受选择被淘汰得就越快。当杂合子 Aa 的适合度为 $f = 0$、选择系数 $s = 1$ 时，致病基因 A 完全不能遗传给后代而全部被淘汰，群体中这类显性遗传病的发病率全部靠突变来维持，所以这类显性遗传病都是散发的。但一些显性遗传病，如慢性进行性舞蹈症，一般都在生育子女后才发病，患者面临选择的是生育后的生存能力，生育能力未受影响，可将致病基因遗传给后代，所以这类遗传病大部分是经亲代传递而来。

2．选择对隐性致病基因的作用　与显性致病基因相比，选择对隐性致病基因的作用是十分有限的。因为只有隐性纯合子 aa 个体受到选择，而杂合子 Aa 个体没有选择的压力，即使隐性纯合子 aa 个体的适合度为 0，也仅涉及极少数隐性致病基因，而大量隐性致病基因 a 以杂合子的形式在群体中得以世代相传。因而，群体中隐性有害基因频率在世代传递中的下降是极其缓慢的。

假设群体中原隐性致病基因 a 的频率为 q，经过一代选择，基因型 aa 个体全部淘汰，而没有任何基因 A 突变为 a，下一代基因 a 的频率 q_1 就会降低为 $q/(1+q)$；再经过一代选择，q_2 会降低为 $q/(1+2q)$；依次类推，经过 n 代选择后，q_n 就会降低为 $q/(1+nq)$。所以根据已知的基因 a 频率 q 就可以推算出基因 a 降低到某一频率时所需要的世代数。

$$n=(1/q_n)-(1/q)$$

例如，白化病致病基因 a 在群体中的频率为 0.01，如果选择压力增加，使所有的白化病患者都不能生育，要经过多少世代才能使群体中白化病致病基因频率降低为 0.005 呢？代入公式得 $n=(1/q_n)-(1/q)=(1/0.005)-(1/0.01)=200-100=100$（代）。如果每代按 20 年计算，需要 2000 年才能使该白化病致病基因降低一半。

当患者 aa 的适合度 $f=0$，选择系数 $s=1$ 时，通过选择，每一代中有 sq^2 的基因 a 被淘汰。实际上，群体中一些常染色体隐性遗传病的发病率是相对稳定的，这是由于淘汰的致病基因 a 通过基因 A 的突变得到了补充，基因突变率 $u=sq^2$。

3．选择对 X 连锁显性致病基因的作用　如果选择对 X 连锁显性致病基因不利，群体中 X^AX^A、X^AX^a、X^AY 都将受到影响甚至淘汰。由于男性为半合子，男性发病率等于致病基因 X^A 的频率 p。由于女性纯合子 X^AX^A 的频率 p^2 很小，可忽略不计，因而女性发病率就等于女性杂合子 X^AX^a 频率，即 $2pq\approx 2p$（因为 p 很小，q 接近于 1）。从一个随机的男女性别平衡的人群中男女各自所占有的 X 染色体数目比例来看，男性被淘汰的 X^A 接近全部 X^A 的 1/3，女性被淘汰的 X^A 占 2/3，如果选择系数为 s，那么每代将有 $s(p/3+2p/3)=sp$ 的致病基因被淘汰，这将由新的突变来补充，突变率 $v=sp$。

4．选择对 X 连锁隐性致病基因的作用　如果选择对 X 连锁隐性致病基因不利，群体中的男性半合子 X^aY（基因型频率为 q）和女性纯合子 X^aX^a（基因型频率为 q^2）将受到影响或被淘汰，但女性杂合子 X^AX^a 并不受影响，群体中会有 2/3 的 X^a 存在于女性杂合子中。由于致病基因频率 q 非常低，女性隐性纯合子 X^aX^a 频率 q^2 更低，可以忽略不计，所以男性发病率即为群体发病率，每代被淘汰的 X^a 为 $sq/3$，这将由新的突变 $X^A\rightarrow X^a$ 来补充，突变率 $u=sq/3$。

随着医学技术的发展，一些遗传病患者得到很好的医治，生存能力增强，寿命得以延长，并且能够结婚生育，选择放松，适合度增高，患者所携带的致病基因有机会传递给后代，这必然导致群体中致病基因频率和发病率的增高。选择放松，对显性遗传病、X 连锁显性遗传病的影响特别大，甚至可以使发病率每代增加一倍，致病基因频率每代按照突变率的数字增加。选择放松对于隐性遗传病的影响相对较小，在选择完全放松（$s=0$）的情况下，致病基因频率上升也极其缓慢。对于 X 连锁隐性遗传病来说，选择完全放松时，经过 3 代致病基因频率会增加一倍，即男性发病率增加一倍。

（三）选择与平衡多态

遗传多态性（genetic polymorphism）是指就某一性状而言，在一个群体中存在着两种或两种以上的由遗传决定的不同表型，其中最罕见表型的频率不能单独依靠再发突变来维持。对于同一基因座位上的两个或两个以上等位基因来说，等位基因的频率至少为 0.01，携带该基因的杂合子频率大于 2%，则认为该基因座位具有多态性。遗传多态性是普遍存在的，在已研究的人类基因座位中有 1/3 以上具有多态性。例如编码人类 ABO 血型、MN 血型的基因座位、编码各种血清蛋白和红细胞酶类的基因座位、编码主要组织相容性复合物细胞抗原的基因座位都具有多态性。

遗传多态性是遗传变异多样性的证据，是生物进化的标志。

遗传多态性多是由于基因的中性突变或无明显有害的突变形成的，很难看到选择对其所起的作用。也有一些突变虽然有害，但由于具有选择优势而形成“平衡多态（balanced polymorphism）”。选择导致平衡多态的最典型的例子为镰形细胞等位基因的平衡多态。镰形细胞杂合子（$\beta^A\beta^S$）个体对恶性疟原虫有较强的抵抗力，因为杂合子细胞中有两型血红蛋白 HbA 和 HbS，这种组合使细胞膜的结构不利于疟原虫在杂合子细胞中寄生。镰形细胞杂合子个体因对疟疾的抵抗力较正常人强，在疟疾肆虐流行的非洲地区，镰形细胞杂合子孕妇因具有较强的抗疟能力流产率低，生育率较正常妇女要高。据调查，该病纯合子（$\beta^S\beta^S$）患者在非洲部分地区发病率高达 4%，患者表现为严重的溶血性贫血，通常在成年前死亡，因此不能将致病基因（β^S）传给后代。如此高的发病率和淘汰率，仅靠基因突变是难以达到的，其主要原因是由于疟疾的流行使杂合子（$\beta^A\beta^S$）个体的适合度增加造成的。由于杂合子（$\beta^A\beta^S$）个体适合度较高，致病基因 β^S 得以向后代传递，从而补偿了因纯合子患者致死而丧失的致病基因（β^S），使群体保持多态现象。在这种情况下，突变的作用很小，而选择的作用显著，因为选择系数比突变率大得多。

三、遗传漂变

在一个小的隔离群体中，由于生育机遇等偶然事件而造成的基因频率的随机波动，称为随机遗传漂变（random genetic drift），简称遗传漂变。基因频率波动的结果会导致该群体中某些等位基因的消失和另一些等位基因的固定。有人用计算机模拟随机婚配，假设基因 A 和 a 的初始频率各为 0.5，在一个 25 人的小群体中，经过 42 代随机婚配后，基因 A 即可固定下来，而基因 a 消失；如果群体改为 250 人，即使经过 100 代的随机婚配，基因 A 和基因 a 都不会固定或消失；如果是 2500 人的群体，基因频率变动会更小。这说明，遗传漂变的速度与群体的大小有关，群体越小，漂变的速度就越快，甚至经过一代就可以出现某些基因的消失或固定；群体越大，漂变的速度就越慢，甚至达到遗传平衡状态。

由于自然环境、宗教信仰、民族习俗等因素使得一个人群不能与其他人群通婚，因而两个群体间也就不可能有基因的交流，遗传学上称之为隔离（isolation）。隔离可以导致小群体中某些异常基因的频率和其纯合子的频率增高，产生类似近亲婚配的效应。例如，先天性全色盲症属于常染色体隐性遗传病，在太平洋的东卡罗林群岛上有一个 1500 多人的 Pingelap 人群，其先天性全色盲症发病率高达 5% 以上。究其原因，据记载，该岛在 18 世纪遭受了一次飓风袭击后，仅幸存下来 9 个男人和为数不多的女人，其中可能有一人或几人是先天性全色盲基因的携带者，因为该人群人口数量极少，又与外界隔离，由于遗传漂变造成了致病基因及全色盲症表型频率异常增高，我们把这种现象称为建立者效应（founder effect）。

四、迁移

迁移（migration）在遗传学上是指一个群体中的部分个体迁入另一个群体定居并与后者群体中的个体通婚生育后代的现象。迁移在遗传学效应上表现为群体间的基因流动，又称基因流（gene flow）。大规模迁移会同时改变迁出群体和迁入群体的遗传结构，形成迁移压力（migration pressure）。迁移压力的大小取决于群体间遗传结构差异的大小和迁移个体（基因）数量的多少。一定规模的迁移对小群体的遗传结构影响较大，对大群体的遗传结构影响较小。

人类苯硫脲（PTC）味盲基因频率的地理分布差异可以很好地解释迁移压力对遗传结构影响的程度。PTC 味盲（tt）频率在欧洲和西亚白人中高达 36%，味盲基因 t 频率为 0.6；我国西部地区宁夏一带回族人群的 tt 频率为 20%，基因 t 频率 0.45；我国汉族人群 tt 频率仅为 9%，基因 t 频率 0.3。可以看出，基因 t 和基因型 tt 的频率由西向东呈明显的递减分布。这是由于汉唐以后欧洲和西亚人世世代代沿古代丝绸之路到长安进行贸易活动，在宁夏一带定居并与汉族人通婚，从而引起群体间基因流动的结果。

五、近亲婚配

随机婚配是维持群体遗传结构稳定的重要条件，但受地理环境、民族习俗、宗教信仰以及个人情感、喜好等因素的影响，人类的婚配总是具有一定的指向性，很难实现真正意义上的随机婚配。在现实生活中，或多或少地存在着近亲婚配现象。近亲婚配会导致后代隐性致病基因纯合的机会增加，从而使后代隐性遗传病的发病率增高，因而是有害的。

（一）近亲婚配与近婚系数

在遗传学上，把在 3 ~ 4 代以内有着共同祖先的个体之间的关系称为近亲，如果近亲男女通婚并生育后代，称为近亲婚配（consanguineous marriage，inbreeding）。近亲婚配的夫妇双方分别从其共同祖先那里得到一个同质基因，又同时将该基因传递给他们的子女，使子女成为该等位基因纯合子的概率称为近交系数或近婚系数（inbreeding coefficient，*F*）。利用近婚系数可计算近交人群中隐性遗传病的发病率、隐性致病基因杂合子的比例及遗传负荷等。

（二）近婚系数的计算

1．常染色体基因的近婚系数

（1）同胞兄妹间（一级亲属）的近婚系数：设一对同胞兄妹的父母各有一对等位基因分别为 A_1A_2 和 A_3A_4（图 11-1）。亲代 P_1 把基因 A_1 传给子一代 B_1 的机会是 1/2，子一代 B_1 得到基因 A_1 后又传给子二代 S 的机会也是 1/2；亲代 P_1 把基因 A_1 传给子一代 B_2 的机会是 1/2，子一代 B_2 得到基因 A_1 后又传给子二代 S 的机会也是 1/2。可见，子二代 S 从其祖辈 P_1 得到一对等位基因 A_1A_1 共需要经过 4 步，每一步传递的概率都是 1/2，所以子二代 S 基因型为 A_1A_1 的概率为 $(1/2)^4$。同理，子二代 S 基因型分别为 A_2A_2、A_3A_3 或 A_4A_4 的概率也都是 $(1/2)^4$。如果不论 A_1、A_2、A_3 或 A_4，只看子二代 S 为纯合子的总概率，就是 $4\times(1/2)^4=1/4$，即同胞兄妹间的近婚系数 $F=1/4$。

根据以上推导，近婚系数的计算可归纳为以下公式：

$$F=4\times(1/2)^n \text{ 或者 } F=2\times(1/2)^n$$

n 为某一共同祖先的某个等位基因传递给近亲婚配后代使之成为该等位基因纯合子所需的步数；当近亲婚配的夫妇双方有 2 个共同祖先时，2 个共同祖先在该基因座位上共有 4 个等位基因，这 4 个基因都有可能在近亲婚配的后代形成纯合子，因此 $F=4\times(1/2)^n$；当近亲婚配的夫妇双方只有 1 个共同祖先时，这个祖先在该基因座位上有 2 个等位基因，此时 $F=2\times(1/2)^n$。

（2）舅甥女间（二级亲属）的近婚系数：如图 11-2 所示，P_1 的基因 A_1 经 B_1 传给 S 需要 2 步，A_1 经 B_2、C 传给 S 需要 3 步，这样 S 基因型为 A_1A_1 共需 5 步，其概率为 $(1/2)^5$，S 基因型为 A_2A_2、A_3A_3 或 A_4A_4 也是一样。因此，舅甥女之间的近婚系数为 $F=4\times(1/2)^5=1/8$。

（3）半同胞兄妹间（二级亲属）的近婚系数：如图 11-3 所示，因为他们只有 1 个共同的亲代（同父异母或同母异父），该共同亲代的两个基因 A_1 和 A_2 的传递共需 4 步可使 S 的基因型成为 A_1A_1 或 A_2A_2。因此半同胞兄妹的近婚系数是 $F=2\times(1/2)^4=1/8$。

（4）表兄妹（三级亲属）的近婚系数：表兄妹婚配，其同一共同祖先的同一基因在后代形成纯合子所需要的步数比舅甥女婚配的情况多了 1 步，如图 11-4 所示，其近婚系数 $F=4\times(1/2)^6=1/16$。

（5）二级表兄妹（也叫从表兄妹，五级亲属）的近婚系数：从表兄妹婚配，其同一共同祖先的同一个基因在后代形成纯合子所需要的步数较表兄妹婚配的情况又多了 2 步，如图 11-5 所示，其近婚系数 $F=4\times(1/2)^8=1/64$。

2．性染色体基因近婚系数　对于 X 染色体来说，男性是半合子，X 染色体只从母亲传来，

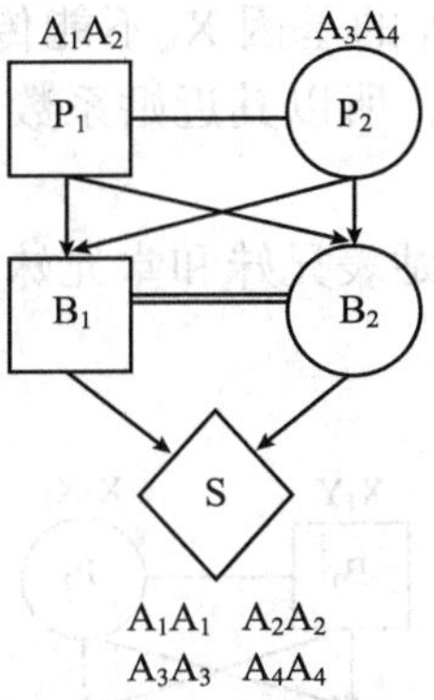

图 11-1　同胞兄妹婚配常染色体基因的传递

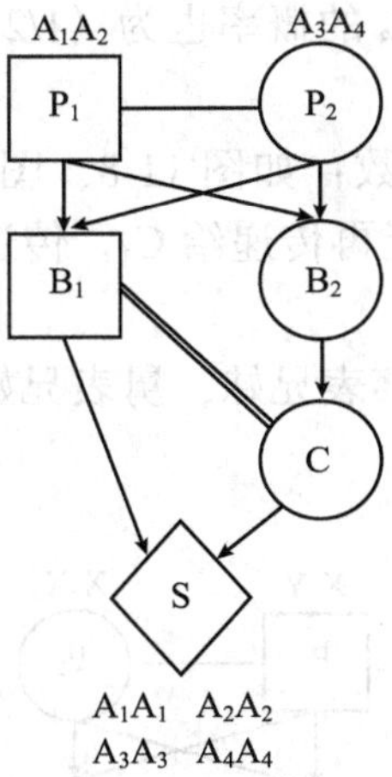

图 11-2　舅甥女婚配常染色体基因的传递

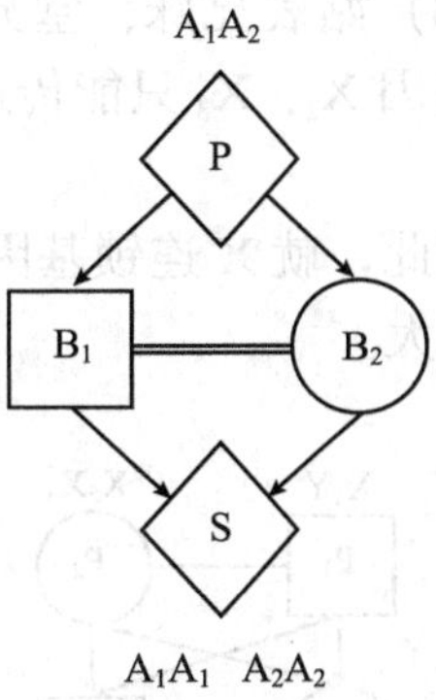

图 11-3　半同胞兄妹婚配常染色体基因的传递

X 染色体上连锁的基因在男性不能成对存在，所以近亲婚配与否对子代男性没有影响。女性有两条 X 染色体，分别来自父亲和母亲，X 染色体上连锁的基因可以形成纯合子，所以计算 X 连锁基因近婚系数，只计算女儿的 *F* 值即可。其传递特点：男性 X 连锁基因必定传给他的女儿，其概率为 1，传给儿子的概率则为 0；女性 X 染色体上的基因与常染色体一样，传给儿子和女儿的概率都是 1/2。

（1）姨表兄妹的近婚系数：如图 11-6 所示，P_1 的基因 X_1 必然传给 B_1，概率为 1，B_1 将 X_1 传给 C_1 的概率为 1/2，因此 P_1 的基因 X_1 经 B_1、C_1 传至 S 只需计为 1 步（$B_1 \rightarrow C_1$）；基因 X_1 经 B_2、C_2 传至 S 计为 2 步（$B_2 \rightarrow C_2 \rightarrow S$），所以 S 为基因型 X_1X_1 的概率为（$1/2)^3$。P_2 的基因 X_2 经 B_1、C_1 传至 S 计为 2 步，经 B_2、C_2 传至 S 计为 3 步，所以 S 为基因型 X_2X_2 的概率为（$1/2)^5$。同理，S 为基因型 X_3X_3 的概率也是（$1/2)^5$。因此，姨表兄妹婚配的近婚系数为 $(1/2)^3 + 2 \times (1/2)^5 = 3/16$。

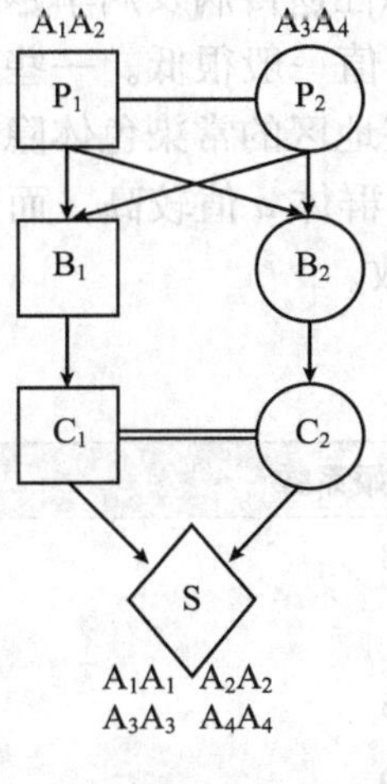

图 11-4　表兄妹婚配常染色体基因的传递

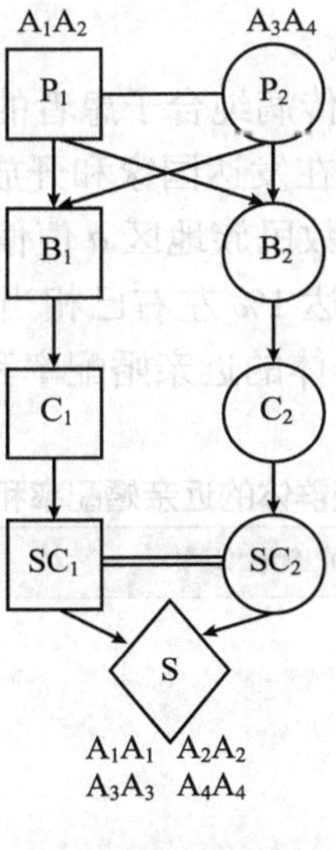

图 11-5　从表兄妹婚配常染色体基因的传递

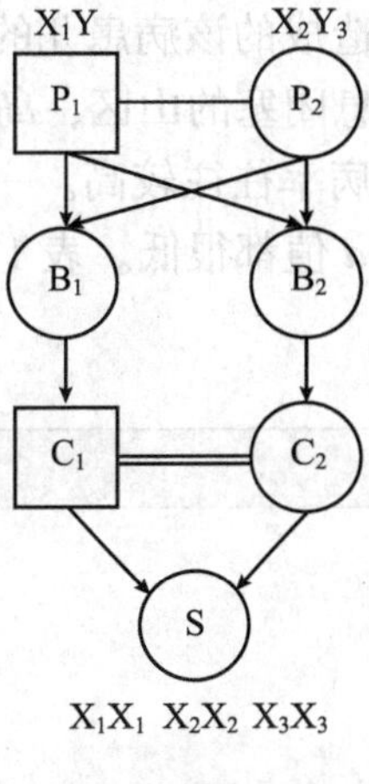

图 11-6　姨表兄妹婚配 X 连锁基因的传递

（2）舅表兄妹的近婚系数：如图 11-7 所示，P_1 的基因 X_1 不能传给 B_2，故 S 不能形成 X_1X_1。P_2 的基因 X_2 经 B_1、C_1 传至 S 计为 2 步，经 B_2、C_2 传至 S，也只计 2 步，故 S 为基因型 X_2X_2 的

概率为（1/2）^{4}。同理，S 为基因型 X_3X_3 的概率也为（1/2）^{4}。因此，舅表兄妹婚配的近婚系数为 2×（1/2）^{4} = 1/8。

（3）姑表兄妹、堂兄妹的近婚系数：如图 11-8、图 11-9 所示，P_1 的基因 X_1 不能传给 B_1，P_2 的基因 X_2、X_3 只能传递到 B_1 而不能再传递给 C_1，传递都出现中断，所以其近婚系数 *F* 值均为 0。

因此，就 X 连锁基因传递来看，姨表兄妹、舅表兄妹的婚配要比姑表兄妹和堂兄妹的婚配危害要大。

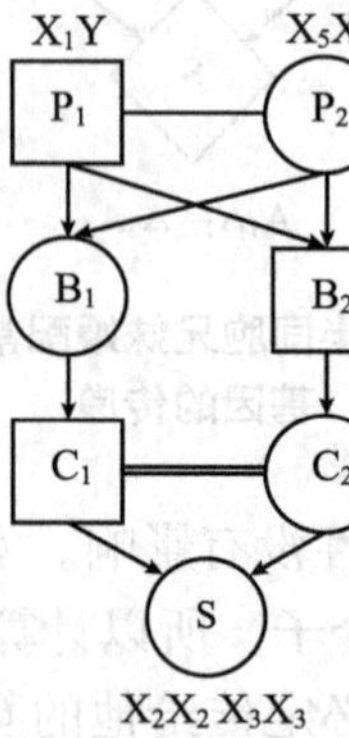

图 11-7　舅表兄妹婚配 X 连锁基因的传递

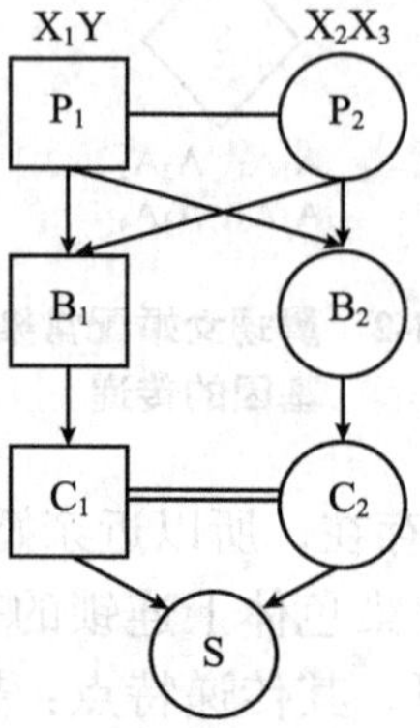

图 11-8　姑表兄妹婚配 X 连锁基因的传递

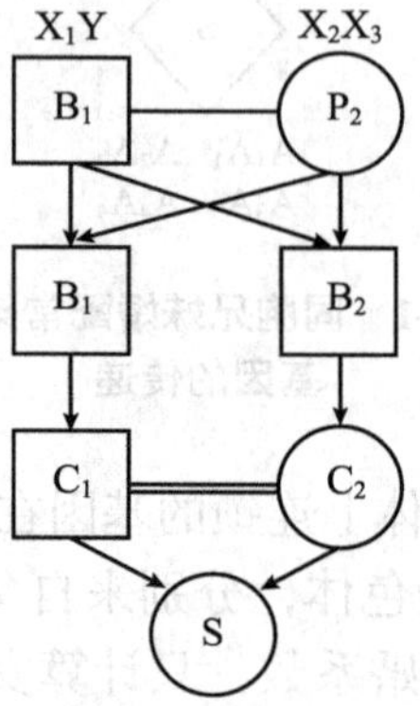

图 11-9　堂兄妹婚配 X 连锁基因的传递

（三）平均近婚系数

平均近婚系数（average inbreeding coefficient，*a*）即从群体角度来估计近亲婚配的危害。平均近婚系数值可按下列公式求出：

$$a = \Sigma\ (M_i \times F_i / N)$$

M_i = 某一类型近亲婚配数；N = 总婚配数，F_i = 某一类型近亲婚配的近婚系数。知道 *a* 值就可比较不同群体中近亲婚配的严重程度。

近亲婚配的危害主要表现为隐性遗传病纯合子患者的频率增高。隐性遗传病发病率越低，近亲婚配造成的该病患儿的概率就越大。在发达国家和开放的社会中，*a* 值一般很低。一些交通不便、信息闭塞的山区、岛屿或偏远的少数民族地区 *a* 值偏高。因此这些地区的常染色体隐性遗传病的发病率往往较高。一般来说，*a* 值达 1% 左右已相当高。隔离的小群体 *a* 值较高，而开放的大群体 *a* 值都很低。表 11-5 列出一些群体的近亲婚配率和平均近婚系数。

表 11-5　一些群体的近亲婚配率和平均近婚系数

群体	近亲婚配率（%）	平均近婚系数
美国	0.11	0.00008
日本	8.16	0.004
法国	0.67	0.00023
德国	0.59	0.00019
意大利	1.90	0.00070
南印度	39.37	0.02834
埃及（Nubic）	75.76	0.03335

续表

群体	近亲婚配率（%）	平均近婚系数
中国汉族（北京、湖北）	1.40	0.000665
回族（甘肃）	9.7	0.00494
彝族（四川）	14.6	0.00913
朝鲜族（克林）	0	0

第四节　遗传负荷

遗传负荷（genetic load）是1950年由美国遗传学家H. J. Male提出的概念，指一个群体由于有害或者致死基因的存在而使群体适合度降低的现象。遗传负荷一般用群体中每个个体平均携带的有害基因或致死基因的数目来表示，携带数量越多，遗传负荷就越大，群体适合度就越低。估计我国人均带有5～6个有害基因，这就是我国的遗传负荷。遗传负荷的来源主要包括突变负荷和分离负荷。

一、突变负荷

突变负荷（mutation load）是指由于基因突变导致群体适合度降低而带来的遗传负荷。在一个随机婚配的大群体中，遗传负荷的大小取决于基因的突变频率和选择系数，每代受到选择而被淘汰的基因要靠新的突变来补充。如果突变是显性致死的，那么带有致死突变基因的个体会在生育前死亡而使该基因消失，不会增加群体的遗传负荷；但如果显性突变为半致死突变，突变基因携带者适合度下降50%，携带者有50%的机会将半致死基因传递下去，加上新的半致死突变，可增加群体的遗传负荷。隐性致死突变可使致死突变基因以杂合状态在群体中存留多代，随时可形成对选择不利的隐性纯合子，从而使群体的适合度降低，增加群体的遗传负荷。X连锁显性基因发生致死突变与常染色体显性基因突变相类似，在选择系数小于1的情况下，可相应增加群体的遗传负荷。X连锁隐性基因突变发生在男性与常染色体显性基因突变相似，发生在女性则与常染色体隐性基因突变相同，在一定程度上增加群体的遗传负荷。

二、分离负荷

分离负荷（segregation load）是指有较高适应度的杂合子（Aa）由于基因分离，在后代形成适合度较小的纯合子所引起的群体适合度下降的现象。分离负荷起因于杂合子基因的分离。在某一基因的杂合子Aa的适合度比纯合子AA和aa都高的情况下，两个相同基因型的杂合子婚配，生育的后代会形成适合度较低的纯合子，从而使群体的平均适合度降低。纯合子的选择系数越大，适合度就越低，遗传负荷也就越大。由于这种负荷起源于超显性现象，所以也称为超显性负荷。

此外，遗传负荷还有由于等位基因置换造成的置换负荷（原占优势的个体由于适合度的减低会造成大量死亡）、起因于基因型间不相容的不相容性负荷等。总之，凡是影响基因频率的因素都可影响遗传负荷。所以若要改善群体的遗传结构，淘汰有害基因，提高人口遗传质量，需要进行多方面工作，这是一项艰巨而复杂的任务。

知识链接

我国人群的适合度

2014 年国民经济和社会发展统计公报显示，2014 年全国总人口为 136 782 万人，比上年增加 710 万人。全年出生人口 1687 万人，出生率为 12.37‰；死亡人口 977 万人，死亡率为 7.16‰；自然增长率为 5.21‰。男性人口为 70 079 万人，占总人口的 51.2%，女性人口为 66 703 万人，占总人口的 48.8%，男性比女性多出 3376 万人。2014 年出生人口性别比为 115.88，即每 100 名出生女婴对应 115.88 名出生男婴。

出生人口性别比是反映一定时期内出生人口男女比例的指标，正常范围是 103 ～ 107。我国是世界上出生人口性别结构失衡最严重、持续时间最长、波及人群最多的国家。自 20 世纪 80 年代以来，我国出生人口性别比持续攀升。数据显示，1982 年为 108.47，1990 年为 111.14，2000 年为 116.86，2004 年达到 121.18。造成男女出生比例严重失衡的直接原因是重男轻女的观念根深蒂固，再加上 B 超、DNA 检测等医学技术的进步为选择胎儿性别提供了可能，致使“非法鉴定胎儿性别、非法终止妊娠”的违法行为发生，甚至在某些地区达到猖獗的程度。这就使得女婴出生负荷增加。

随着社会文明程度的提高、各项社会保障制度的逐步确立、治理“两非”力度的加大，从 2008—2014 年，我国出生人口性别比呈逐年下降的趋势，这五年的出生人口性别比分别为 120.56、119.45、117.94、117.78、117.70、117.60、115.88，距国家要求的“十二五”期末要降到 115 的目标已很接近，但从国际正常水平来看，我国的出生人口性别比依然高位运行，出生人口性别比偏高的后果已经显现，风险进一步聚集和扩大，面临的形势依然严峻，促进出生人口性别结构平衡任重而道远。

参考文献：

http：//www. stats. gov. cn/tjsj/zxfb/ 201502/ t20150226_685799. html

本章小结

1．群体是在一定时间内生活在同一特定区域的同种生物所有个体的集合。基因频率和基因型频率构成了群体的遗传结构。

2．当一个群体很大，没有突变、没有选择、没有迁移，并且能够随机婚配时，这个群体在世代繁衍中会保持基因频率和基因型频率恒定不变，称为遗传平衡。遗传平衡公式为 $D:H:R=p^2:2pq:q^2$。如果一个群体中基因型频率满足这一状态即为遗传平衡群体。

3．突变和选择是自然界中普遍存在的现象。突变可以形成突变压力，改变群体的遗传结构，打破遗传平衡，个体适合度降低，使群体面临选择压力；突变也可以形成新的优势基因，提高个体的生存能力和群体的适合度；突变还可能形成平衡多态，为自然选择和生物进化提供原材料。选择有利于群体淘汰有害基因，保存优势基因。

4．群体中部分个体的迁移、随机遗传漂变、小群体的建立者效应都能造成群体遗传结构的改变。

本章小结

5．近亲婚配是指在 3 ～ 4 代以内有着共同祖先的个体之间的婚配方式，近亲婚配的危害在于使后代个体发生共同祖先同一基因纯合的概率大大提高，导致常染色体隐性遗传病发病率明显提高。近亲婚配的危害程度可用近婚系数来衡量，近婚系数 $F=4\times(1/2)^n$ 或者 $F=2\times(1/2)^n$。近婚系数越高，危害就越大。

6．遗传负荷指一个群体由于有害或者致死基因的存在而使群体适合度降低的现象，一般用群体中每个个体平均携带的有害基因或致死基因的数目来表示，携带数量越多，遗传负荷就越大，群体适合度就越低。遗传负荷的来源主要包括突变负荷和分离负荷。

自测题

一、名词解释

1．基因频率　2．基因型频率　3．遗传平衡定律　4．适合度　5．选择系数
6．平衡多态　7．遗传负荷　8．近婚系数　9．平均近婚系数

二、简答题

试述影响现实群体达到遗传平衡状态的因素有哪些？

三、案例题

1．天然卷发是一种不完全显性的性状，调查一个群体 769 人，其中天然卷发表型明显的有 13 人，天然卷发不明显的有 82 人，天然直发的有 674 人。问各表型的频率是多少？该性状在群体中是否达到平衡状态？

2．苯丙酮尿症在一般群体中的发病率约为 1/10 000，求表兄妹婚配所生子女苯丙酮尿症的发病率是随机婚配子女发病率的多少倍？

3．在表型正常的人群中，半乳糖血症（AR）隐性基因 a 的携带者为 1/150，求：

（1）两个携带者婚配，子女的发病率是多少？

（2）随机婚配，子女的发病率是多少？

（3）表兄妹婚配，子女的发病率是多少？

（4）表兄妹婚配子女的发病率是随机婚配子女发病率的多少倍？

4．红绿色盲在中国人中，男性的发病率为 7%，求在遗传平衡群体中女性携带者和女性患者的概率是多少？

（阎希青）

第十二章　遗传病的分子研究策略

学习目标

掌握：

DNA 重组、分子杂交、聚合酶链反应的概念、原理和基本方法。

熟悉：

连锁分析、全基因组关联分析、外显子组测序技术鉴定致病基因的基本原理和方法。

了解：

人类基因组计划、基因组单体型计划和表观基因组计划研究的内容和意义。

遗传病是医学遗传学的研究对象，是遗传物质发生改变而引起的疾病。人类的遗传物质具有复杂的结构和功能，在基因组的全部 3.2×10^9 bp 中，分散存在着约 2.5 万个基因。自 20 世纪 70 年代以来，分子生物学技术得到迅速发展，使人们有可能认识人类基因组及单个基因的结构，分析其功能特征，最终用于遗传病的预防、诊断和治疗。本章将介绍遗传病研究的主要技术及策略。

第一节　致病基因鉴定的基本方法

一、连锁分析

连锁分析（linkage analysis）是最早应用的基因定位方法，它与现代分子生物学技术相结合并随之发展。连锁分析基于家系研究，是单基因遗传病定位克隆的核心，它首先以遗传标记在家系中进行分型（genotyping），再利用数学手段计算遗传标记在家系中是否与疾病共分离。其定位致病基因的基本原理是：基因在染色体上呈直线排列，即每一条染色体不同的基因实际上是相互连锁的基因群；生殖细胞在减数分裂时发生交换，出现基因重组；一对同源染色体上两个基因座位距离越远，发生交换的机会越多；若两者较近，重组机会较少；利用待定位的基因与同一染色体上另一已知基因或遗传标记的连锁关系可以确定该基因的位置。

遗传标记（genetic marker）在正常人群中呈多态性分布，并按孟德尔方式遗传。当某一基因，特别是致病基因与某遗传标记连锁时，通过家系分析就可以确定该基因位于该标记所在的染色体上，甚至确定位于染色体的某一位点上。一般来说，染色体上的遗传标记越多，定位越精细。就人类基因组遗传标记的发展来看，从最初的血型和血清蛋白的多态性到现代的微卫星 DNA（microsatellite DNA）多态性和单核苷酸多态性（single nucleotide polymorphism，SNP），位点数越来越多，在染色体上的分布密度越来越大，其中 SNP 的平均密度可达每 1000bp 就有一个，极大地方便了基因定位的研究和发展。基因定位的连锁分析是通过检测遗传性状（致病基因位点）在家系传递过程中与多态位标发生重组的频率来确定该基因与位标之间的距离。一般所指的连锁分析为优势对数记分法（lod score），这是根据最大似然性理论计算出以某一重组率连锁的可能性与不连锁的可能性比值的对数值，Lod > 1 支持连锁，Lod > 3 肯定连锁，Lod < -2 否定连锁。

图 12-1 是应用连锁分析方法进行致病基因定位的实例。图中，父亲是某一显性遗传病患者，基因型为 DN，母亲正常，基因型为 NN。在标记基因座，父亲的基因型恰好是 Aa，母亲为 AA。在他的后代中除 $Ⅱ_4$ 外，所有个体均显示疾病基因与标记基因完全连锁，他们遗传了父亲的 A 等位基因的同时也继承了致病基因 D，而遗传了 a 等位基因的同时也继承了正常基因 N。据此，可确定父亲的致病基因与该多态标记基因座连锁在同一条染色体上，而 $Ⅱ_4$ 则是重组体。

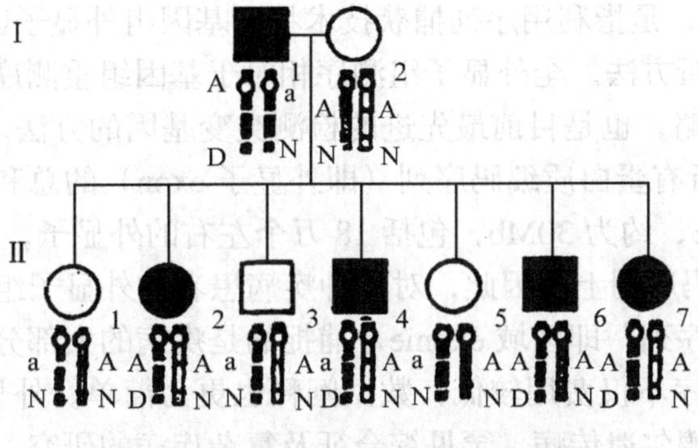

图 12-1　致病基因与标记位点的连锁分析

利用连锁分析成功定位和分离的单基因病基因包括囊性纤维化的 *CFTR* 基因、Huntington 舞蹈病的 *HD* 基因和视网膜母细胞瘤的 *RB1* 基因等。尽管连锁分析在实际研究中已经证实可靠有效，但却存在很大的局限性。首先，连锁分析更适用于单基因疾病的遗传研究，而在目前已知的疾病当中，复杂疾病占了绝大多数。其次，如果单基因病患病亲属的人数有限，或致病基因不外显、外显不全，或基因突变是自发产生的，则连锁分析产生的信息量很难有效定位致病基因。至今，在 7000 多种已知或可疑的人类孟德尔疾病中，只有一半的致病基因被发现。

二、全基因组关联分析

全基因组关联分析（genome-wide association studies，GWAS）是通过对大规模的群体（病例/对照）DNA 样本进行包括 SNP、拷贝数变异（copy number variation，CNV）在内的全基因组高密度遗传标记研究和分析，从而寻找与复杂疾病相关的遗传因素的研究方法。GWAS 为人们打开了一扇通往研究复杂疾病的大门，将在患者全基因组范围内检测出的 SNP 位点与对照组进行比较，找出所有的变异等位基因频率。其具体研究方法与传统的候选基因法相类似，最早主要是用单阶段方法，即选择足够多的样本，一次性地在所有研究对象中对目标 SNP 进行基因分型，然后分析每个 SNP 与目标性状的关联，统计分析关联强度。目前 GWAS 研究主要采用两阶段或多阶段方法。在第一阶段用覆盖全基因组范围的 SNP 进行对照分析，统计分析后筛选出较少数量的阳性 SNP 进行第二阶段或随后的多阶段中采用更大样本的对照样本群进行基因分型，然后结合两阶段或多阶段的结果进行综合分析。这种设计需要保证第一阶段筛选与目标性状相关 SNP 的敏感性和特异性，尽量减少分析的假阳性或假阴性，并在第二阶段应用大量样本群进行基因分型验证。

自 2005 年以来，利用 GWAS 对多种复杂疾病进行了研究，发现和重复验证了近 2000 个

SNP 或位点，其中包括以前未检测到的而与疾病密切相关的基因及部分未知基因。但 GWAS 有其欠缺，如容易产生假阳性和假阴性，而且发现的与疾病关联的 SNP 多位于基因间或内含子上，很少位于功能区（如外显子区和 5′UTR 区）。同时，芯片检测位点有一定的局限性，除新一代全基因组基因分型芯片外，多数是发现常见变异，即微效等位基因频率（minor allele frequency，MAF）> 5% 的变异，而对稀有变异（MAF < 5%）和其他结构变异不敏感。但是，越来越多的研究结果表明许多复杂疾病是由稀有变异造成的，而这种基于芯片的 GWAS 在实验设计时尚未充分考虑这部分稀有变异信息，故而较难搜寻到复杂疾病的易感基因。随着基因组研究和基因芯片技术的不断发展和完善，以及 GWAS 与其他方法联合应用，将为揭示遗传病易感基因提供很好的研究手段。

三、全外显子组测序

全外显子组测序（whole exome sequencing，WES）也称目标外显子组捕获测序（targeted exome capture sequencing），是指利用序列捕获技术将全基因组外显子区域 DNA 捕捉并富集后进行高通量测序的基因组分析方法。全外显子组测序相对于基因组重测序成本较低，是一种选择基因组的编码序列的高效策略，也是目前最先进的检测突变基因的方法。外显子组（exome）即一个个体的基因组 DNA 上所有蛋白质编码序列（即外显子 exon）的总和。人类外显子组序列仅占人类整个基因组序列的 1%，约为 30Mb，包括 18 万个左右的外显子，估计 85% 的人类致病突变都位于这 1% 的蛋白质编码序列上。因此，对各种疾病患者的外显子组进行测序分析，所针对的是与疾病最相关的“编码序列”即区域 exome，捕捉的是疾病的大部分致病突变信息，与全基因组测序相比，外显子组测序不仅费用较低，数据阐释也更为简单。外显子组测序技术以其经济、有效的优势广泛应用于孟德尔遗传病、罕见综合征及复杂疾病的研究，并于 2010 年被 *Science* 杂志评为十大突破之一。近几年外显子组研究相关的 SCI 文章已发表千余篇，已对数百种疾病展开了深入研究，研究结果推动了人类医学的研究。

第二节　致病基因突变筛查的基本技术

一、重组 DNA 技术

重组 DNA 技术（recombinant DNA technology）是在体外将各种来源的 DNA 与载体 DNA 结合成具有自我复制能力的 DNA 分子，继而通过转化或转染宿主细胞，筛选出含有目的基因的转化子细胞，再进行扩增、提取获得大量同一 DNA 分子的过程。重组 DNA 技术又称 DNA 克隆（DNA clone）。实现 DNA 克隆所采用的方法及相关的工作就是基因工程（genetic engineering）。

（一）工具酶

在重组 DNA 技术中，常需要一些基本工具酶进行基因操作。其中，限制性核酸内切酶（restriction endonuclease）和 DNA 连接酶（DNA ligase）是实现体外 DNA 重组的两种重要的酶，在此做扼要介绍。

1. 限制性核酸内切酶　限制性核酸内切酶（简称限制酶）是能识别 DNA 的特异序列，并在识别位点或其周围切割磷酸二酯键，生成 DNA 片段的一种内切酶。现今已知有 3500 种限制酶，每种都有其特异的识别位点（4 或 6 bp，或更长），通常为回文序列，即从 5′ → 3′ 方向的识别位点处的碱基序列在两条链上是一致的。例如限制酶 *Eco*R Ⅰ识别特异的 6bp 回文序列：5′-GAATTC-3′，只要双链 DNA 分子含有此序列就会识别，切口位置为相邻的 G 和 A 之间，由此产生 2 个 DNA 片段，每个片段都以单链上 4 个碱基 5′-AATT-3′ 为突出末端。任何 2 个通过 *Eco*R Ⅰ酶切生成的 DNA 片段都能够在体外通过 DNA 连接酶连接形成重组 DNA 分子。

在切割人类基因组 DNA 时，由于基因组中的碱基序列不同，类似 *Eco*R Ⅰ的 6 碱基识别序列的酶，其识别位点并非平均分布。*Eco*R Ⅰ酶切片段从 12bp 到几千 bp 不等，每个 DNA 片段的长度由 2 个连续的限制酶识别位点之间的 DNA 长度所决定。对一种 DNA 用不同的限制酶切割，形成大小不同的 DNA 片段，进行凝胶电泳时将得到一种特殊的电泳谱带，比较分析各种不同的电泳谱带，可以推断出该 DNA 分子上限制酶的切割位点的数目和分布情况。根据各种分析结果，绘制出标明限制酶切位点在 DNA 分子上的分布图，这种图就叫做限制酶谱（restriction map）。限制酶谱分析在 DNA 结构研究中占有十分重要的地位，只有在限制酶谱的基础上才有可能对某一基因进行更详尽的分析。

2．DNA 连接酶　DNA 连接酶的作用是能使相邻的核苷酸之间形成磷酸二酯键，从而把两个 DNA 片段连接在一起。相同单链突出末端 DNA 片段的连接比较容易，因为黏性末端的碱基互补作用增加了 DNA 分子之间的结合程度，DNA 分子退火时就可以相互结合在一起，在 DNA 连接酶作用下形成磷酸二酯键更加固了这种结合。基因工程在大多数情况下是利用 DNA 连接酶的这个作用，催化目的基因与载体 DNA 分子结合在一起，形成重组的 DNA 分子，实现人们构建新的杂交 DNA 分子的愿望。

（二）载体

载体（vector）是指能将外源 DNA 片段（目的基因）携带至受体细胞的一种能自我复制的 DNA 分子。用于重组 DNA 技术的理想载体应具备以下条件：①在宿主细胞中能保存下来并能大量复制，且对受体细胞无害，不影响受体细胞正常的生命活动。②有多个限制酶切点，而且每种酶的切点最好只有一个，如大肠埃希菌 pBR322 就有多种限制酶的单一识别位点，适于多种限制酶切割的 DNA 插入。③含有复制起始位点，能够独立复制，通过复制进行基因扩增，否则可能会使重组 DNA 丢失。④有一定的标记基因，便于进行筛选。如大肠埃希菌的 pBR322 质粒携带氨苄西林抗性基因和四环素抗性基因，就可以作为筛选的标记基因。⑤载体 DNA 分子大小应合适，以便操作。一般来说，天然载体往往不能满足上述要求，因此需要根据不同的目的和需要，对载体进行人工改建。现在所使用的载体几乎都是经过改建的，常见载体有质粒载体、噬菌体载体、柯斯质粒载体、M13 噬菌体载体和噬菌粒载体等。

（三）重组 DNA 技术的基本步骤

一个完整的 DNA 克隆过程应包括：目的基因的获取、克隆载体的选择与构建、目的基因与载体的拼接、重组 DNA 分子导入受体细胞，以及筛选并无性繁殖含重组分子的受体细胞（图 12-2）。

1．目的基因的获取　利用重组 DNA 技术构建嵌合 DNA 时，欲插入载体 DNA 的外源 DNA 片段中即含有我们感兴趣的目的基因。目前获取目的基因大致有如下四种途径或来源：①如果已知某种基因的核苷酸序列，或根据多肽链中氨基酸序列推导出该多肽编码基因的核苷酸序列，利用 DNA 合成仪通过化学合成原理合成目的基因。②利用限制酶将组织或细胞中 DNA 切割成许多片段，其中即含有我们感兴趣的目的基因。将它们与适当的克隆载体拼接成重组 DNA 分子，继而转入受体菌扩增。存在于细菌内、由克隆载体携带的所有基因组 DNA 的集合称基因组 DNA 文库（genomic DNA library）。基因组 DNA 文库就像图书馆库存万卷书一样，涵盖了基因组全部基因信息。③以 mRNA 为模板，利用反转录酶合成与 mRNA 互补的 DNA（complementary DNA，cDNA），再复制成双链 cDNA 片段，与适当载体连接后转入受体菌，扩增为 cDNA 文库（cDNA library），然后再采用适当方法从 cDNA 文库中筛选出目的 cDNA。④采用聚合酶链反应（polymerase chain reaction，PCR）技术可以将基因组中微量的目的 DNA 片段在体外扩增 100 万倍以上。

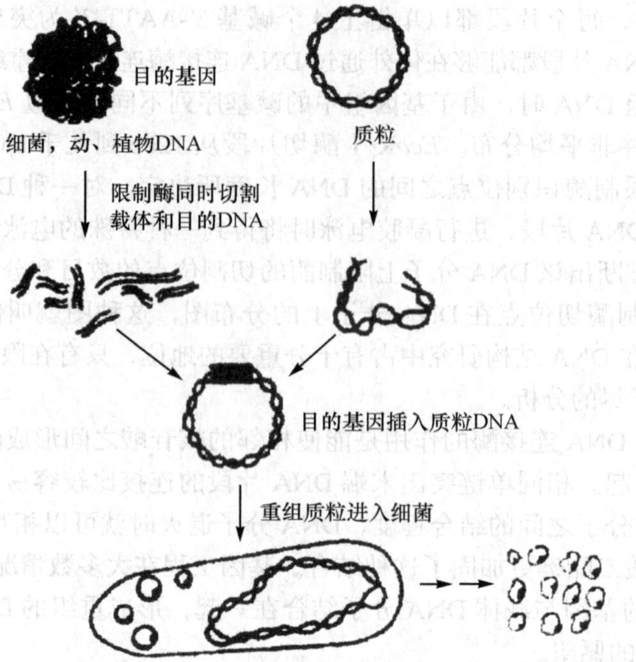

图 12-2　重组 DNA 的基本步骤

2．克隆载体的选择与构建　重组 DNA 技术中克隆载体的选择和改进是一项极富技术性的专门工作。制备的目的基因必须与合适的载体连接，才能进入宿主细胞进行复制和表达，因此，必须根据实验目的和操作基因的性质来选择适宜的载体和构建方法。常用的载体是通过改造的细菌质粒、噬菌体和病毒等构建而成。质粒（plasmid）是存在于细菌染色体外的小型环状双链 DNA 分子，大小约为数千碱基对，能进行独立复制，包括 3 个关键组成部分：复制起点、一个或多个选择标记（如抗药性基因）、一个或多个可用于克隆外来 DNA 分子的酶切位点。

3．目的基因与载体的连接　常用的载体是能够和细菌共生的质粒等。具体做法是：先用限制酶切断目的基因，使其产生相同的黏性末端。将切下的目的基因片段插入到质粒的切口处，再加入适量的 DNA 连接酶，质粒的黏性末端与目的基因 DNA 片段的黏性末端就会因碱基配对而结合，形成一个重组 DNA 分子。如人的胰岛素基因与质粒的结合就是通过这种方式实现的。

4．重组 DNA 分子导入受体细胞　外源 DNA（含目的 DNA 片段）与载体在体外连接成重组 DNA 分子后，需将其导入受体细胞。常用的受体细胞有大肠埃希菌、枯草杆菌、土壤农杆菌、动植物细胞等，随着受体细胞的生长、增殖，重组 DNA 分子也复制、扩增，这一过程即为无性繁殖，筛选出的含目的 DNA 的重组分子即为一无性繁殖系或克隆。根据重组 DNA 时所采用的载体性质不同，导入重组 DNA 分子有转化（transformation）、转染（transfection）和感染（infection）等不同手段。通过载体把目的基因带入宿主细胞内，并使它得到表达。

5．重组体的筛选　通过转化、转染或感染，重组 DNA 分子被导入受体细胞。在全部受体细胞中，真正能够摄入重组 DNA 分子的受体细胞是很少的，必须通过一定的手段对细胞中是否导入了目的基因进行筛选。筛选的方法有很多种，如大肠埃希菌的某种质粒具有青霉素抗性基因，当这种质粒与外源 DNA 组合在一起形成重组质粒，并被转入受体细胞后，就可以根据受体细胞是否具有青霉素抗性来判断是否获得了目的基因。

二、分子杂交

核苷酸序列通过碱基互补配对形成稳定的杂合双链分子的过程称为分子杂交（molecular

hybridization）。杂合双链分子的形成可以发生在同源或异源的DNA链和DNA链之间，也可以发生在RNA链和DNA链之间。杂交过程是高度特异性的，因此，可以根据所使用的探针（probe）已知序列进行特异性的靶序列检测。杂交双方是所使用的探针和待检测的核酸，探针是被标记的特定核苷酸序列，待检测的核酸可以是克隆化的基因组DNA，也可以是细胞总DNA或总RNA。常见的分子杂交类型很多，各具特点，但操作流程基本一致，一般过程包括：靶核酸分子的制备和探针分子的制备和标记，靶核酸分子固定于固相载体，预杂交和杂交，漂洗，检测杂交信号，以及分析杂交结果。下面对常用分子杂交技术进行简介。

（一）Southern 印迹

Southern 印迹（Southern blotting）又称凝胶电泳印迹转移杂交，是电泳技术与杂交技术结合的一种方法。先将待测标本DNA分离，经限制酶消化成一系列片段，进行琼脂糖凝胶电泳，各片段因分子量不同而彼此分开，然后经碱处理凝胶，使DNA变性，在原位将单链核酸吸印到硝酯纤维膜上，经烘干、固定，与放射性核素标记DNA探针进行杂交，最后洗膜和放射自显影，从显影区带鉴定待测标本DNA（图12-3）。

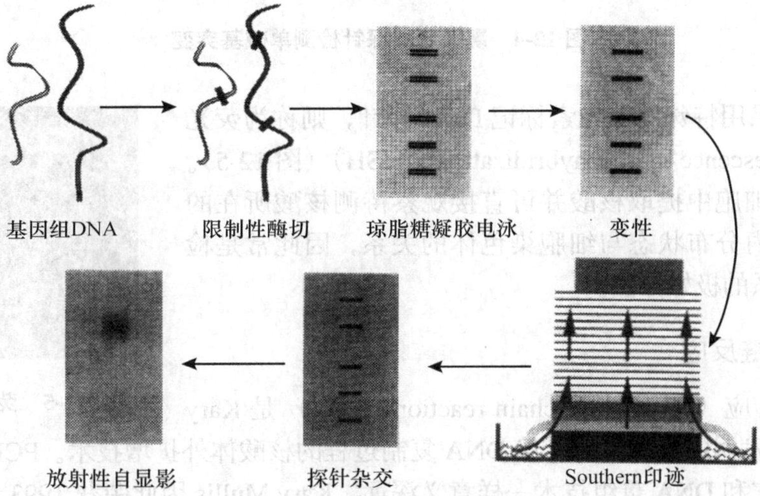

图 12-3　Southern 印迹杂交流程图

（二）Northern 印迹

Northern 印迹（Northern blotting）是指检测分析RNA（主要为mRNA）的分子杂交技术。其原理和操作过程基本上与Southern印迹法相同，差别在于电泳标本是RNA，使用的探针可以用合成的寡核苷酸片段，也可以用克隆或提取的DNA片段。

（三）寡核苷酸探针杂交

检测单碱基或几个碱基的突变或小插入、缺失突变的最佳探针是合成的寡核苷酸（oligonucleotide），用寡核苷酸与被测核酸杂交以检测基因突变的方法称寡核苷酸探针杂交（oligonucleotide probe hybridization）。寡核苷酸片段短、灵敏度高，甚至可以精确到探针和标本间的单碱基错配。因此，用一对正常序列和突变序列的寡核苷酸探针与被测样本进行杂交时，正常序列探针只能与正常个体的DNA杂交，而突变序列探针只能与突变的互补序列杂交，由此可以检测已知的基因突变（图12-4）。

（四）原位杂交

原位杂交（*in situ* hybridization，ISH）是细胞学技术与核酸杂交技术结合的一种特殊技术。用标记核酸探针与细胞涂片、压片、细胞悬液滴片或组织切片上具有互补序列的单链DNA或RNA形成双链结构，然后通过放射自显影或酶底物显色或激发荧光等方法检测特定的核酸分子

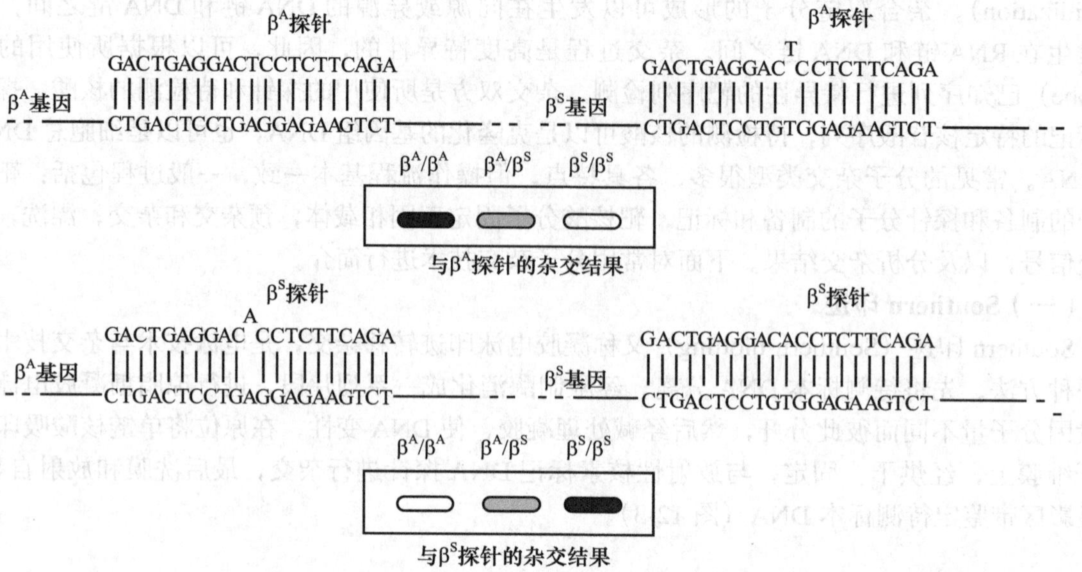

图 12-4 寡核苷酸探针检测单碱基突变

所在的部位。如果用特殊的荧光素标记 DNA 探针，则称为荧光原位杂交（fluorescence *in situ* hybridization，FISH）（图 12-5）。由于本法不需从细胞中提取核酸并可直接观察待测核酸所在的细胞类型、细胞内分布状态与细胞染色体的关系，因此常是检测病毒与细胞关系的极好方法。

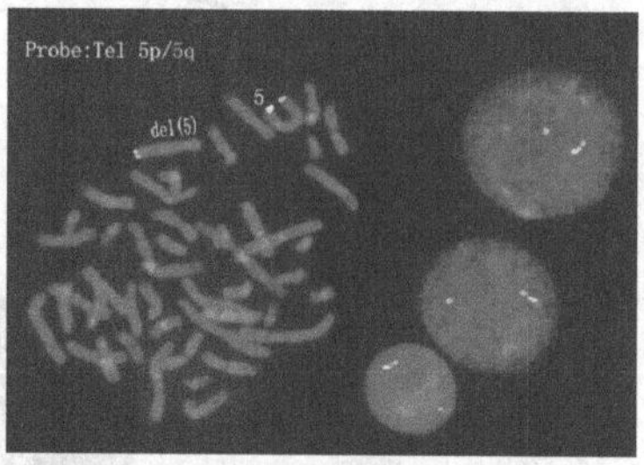

图 12-5 荧光原位杂交示意图

三、聚合酶链反应

聚合酶链反应（polymerase chain reaction，PCR）是 Kary Mullis 于 1985 年发明的一种模拟天然 DNA 复制过程的核酸体外扩增技术。PCR 促进了分子生物技术的革命化，它和 DNA 重组技术一样意义深远，Kary Mullis 因此荣获 1993 年诺贝尔化学奖。

（一）PCR 反应基本原理

PCR 是利用 DNA 聚合酶催化一对引物间的特异 DNA 片段合成的基因体外扩增技术。引物是指与待扩增 DNA 片段两翼互补的寡聚核苷酸，其本质是长度 15 ～ 30bp 的单链 DNA 片段。当引物与单链模板互补区结合后，在 DNA 聚合酶作用下即可进行 5′ → 3′ 合成反应。PCR 包括三个基本过程：首先将模板 DNA 在高温下打开双链，称为变性（denaturation）；然后降低温度，使引物与模板 DNA 互补结合，称为退火（annealing），最后在合适的温度下，DNA 聚合酶在引物 3′ 后逐一添加脱氧核苷酸，合成新的互补链，称为延伸（extension）。这三个过程组成一个循环周期，每个周期合成的产物又可作为下一个周期的模板，如此循环往复，经过 n 轮循环后，靶 DNA 的拷贝数理论上呈 2^n 增长（图 12-6），亦即一个靶 DNA 分子经过 20 轮循环后，理论上，其拷贝数将达百万（2^{20} = 1 048 576）个分子。图 12-6 示 PCR 反应原理。

（二）PCR 的常用改进技术

PCR 技术发明至今已有 20 余年，期间，为满足各种需要，该技术得到了不断发展，下面简要介绍几种常用的改进技术。

1. 反转录 PCR（reverse transcription PCR，RT-PCR） RT-PCR 是将 RNA 的反转录（RT）和 cDNA 的聚合酶链式扩增（PCR）相结合的技术。首先在反转录酶的作用下，以 RNA 为模板合成 cDNA，再以 cDNA 为模板扩增合成目的片段。RT-PCR 技术灵敏而且用途广泛，可用于检测细胞中基因表达水平、细胞中 RNA 病毒的含量和直接克隆特定基因的 cDNA 序列。

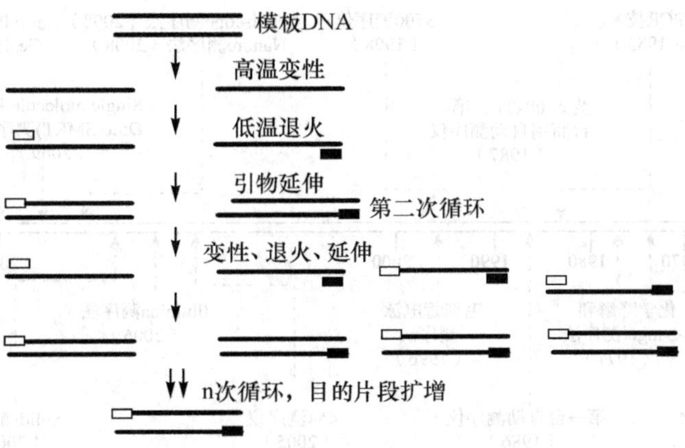

图 12-6　PCR 技术的原理示意图

2．实时荧光定量 PCR（real-time quantitative PCR，简称 real-time PCR）　real-time PCR 是目前确定样品中 DNA（或 cDNA）拷贝数最敏感、最准确的方法。具体是在 PCR 反应体系中加入荧光基团，利用荧光信号累积实时监测整个 PCR 进程，最后通过标准曲线对未知模板进行定量分析。该技术不仅实现了对 DNA 或 RNA 模板的定量，而且具有灵敏度和特异性高、能实现多重反应、自动化程度高、无污染、实时和准确等特点，该技术在医学临床检验及临床医学研究方面有着重要的意义。

3．反向 PCR（inverse PCR）　反向 PCR 是对已知 DNA 片段两侧的未知序列进行扩增和研究的一种简捷方法。其原理是：用限制性内切酶消化 DNA 片段，然后用连接酶将酶切产物连接成环状，再用已知序列上两端相反方向的引物进行 PCR 扩增。

此外，用两对引物进行巢式 PCR（nested PCR）可以在模板量很低时提高检测的灵敏度和特异性。利用两种耐热 DNA 聚合酶的混合体可以进行长片段 PCR（long distance PCR）扩增。不对称 PCR（asymmetric PCR）扩增产生特异长度的单链 DNA。原位 PCR（in situ PCR）能直接用细胞涂片或石蜡包埋组织切片在单个细胞中进行 PCR 扩增，然后用特异探针进行原位杂交检测含该特异序列的细胞。多重 PCR（multiple PCR）是在一次反应中加入多种引物，同时扩增一份 DNA 样品中的不同序列。

PCR 反应的特异性强，灵敏度高，快速廉价，对标本的纯度要求很低。临床标本如血液、体腔液、洗嗽液、毛发、胚胎细胞、活组织等都可以用来进行 PCR。PCR 可以对患者的特异基因序列进行检测、分析、定性和定量，目前已成为生物医学研究、临床诊断和法医鉴定中 DNA、RNA 分析的常用手段。

四、DNA 测序

DNA 测序（DNA sequencing）是进行基因精细结构和功能分析的重要手段。目前用于测序的技术主要有 Sanger 等（1977）发明的双脱氧链末端终止法和 Maxam 与 Gilbert（1977）发明的化学降解法。这两种方法在原理上差异很大，但都是根据核苷酸在某一固定的点开始，随机在某一个特定的碱基处终止，产生 A、T、C、G 四组不同长度的一系列核苷酸片段，然后通过高分辨率聚丙烯酰胺变性凝胶电泳，将以上在长度上差一个碱基的核苷酸片段群相互分开，最后经放射自显影显色，从而获得特定 DNA 片段的碱基序列。DNA 测序技术经过第一代、第二代、第三代的发展（图 12-7），目前采用毛细管电泳技术和四色荧光染料标记的 ddNTP，应用 DNA 测序仪进行自动化序列测定，输出凝胶电泳图谱、荧光吸收峰图或碱基排列顺序等多种形式的分析结果，广泛用于分析未知或已知的基因突变。

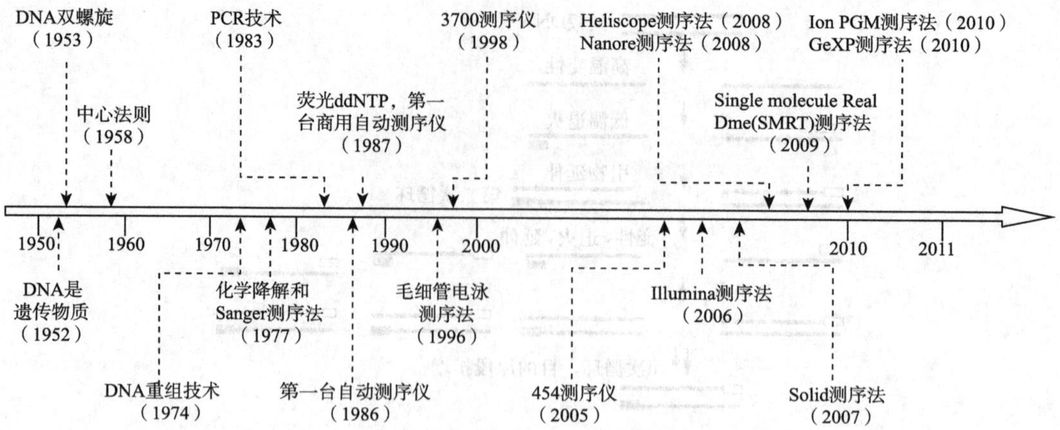

图 12-7 三代测序技术发展历程

五、基因芯片技术

芯片（chip）是根据生物分子间特异相互作用的原理，将生化分析过程集成于芯片表面，从而实现对 DNA、RNA 以及其他生物成分的高通量快速检测。由于常用玻璃片 / 硅片作为固相支持物，且制备过程模拟计算机芯片的制备技术，所以称之为芯片或生物芯片（biochip）技术。芯片技术具有高敏感、高通量、微型化、自动化等特点，因此在基因诊断、新基因的发现、药物筛选、个性化给药等方面有广泛的应用价值。

基因芯片也称 DNA 芯片，是指将大量探针分子固定于支持物上后与标记的样品分子进行杂交，通过检测每个探针分子的杂交信号强度进而获取样品分子的数量和序列信息。获取的信息经相关软件分析处理后，可得到待测基因的突变结果。基因芯片通过设计不同的探针阵列和特定的分析方法可使该技术具有多种不同的应用价值，如基因突变筛查、表达谱测定、多态性分析、基因组文库作图以及杂交测序等。

第三节 人类基因组研究

基因组（genome）是一个物种所有基因的整体组成。人类基因组是指所有决定人体遗传性状的遗传信息总和，包括人的 24 条不同染色体上的 DNA 分子和 1 个线粒体 DNA 分子。人类基因组的信息在很大程度上决定了人类发育、生长、生殖、疾病、衰老和死亡等生命现象。要揭开生命的奥秘，就需要从整体水平研究基因的存在、基因的结构与功能、基因之间的相互关系。一般来说，对人类基因组的研究，包括结构基因组学研究和功能基因组学研究。

一、人类基因组计划

1986 年，诺贝尔奖获得者 Renato Dulbecco 发表了短文《肿瘤研究的转折点：人类基因组测序》。文中指出：如果我们想更多地了解肿瘤，我们从现在起必须关注细胞的基因组。在此基础上，人类基因组计划（human genome project，HGP）于 1990 年正式启动，美国、英国、法国、德国、日本和中国科学家共同参与。

（一）目标

HGP 的总体目标是“通过国际合作，在 15 年内（1990—2005 年）投入 30 亿美元，完成人类全部 24 条染色体（22 条常染色体和 X、Y 2 条性染色体）的核苷酸（3×10^9 bp）序列分析，构建详细的人类基因组遗传图和物理图，确定人类DNA的全部核苷酸序列，定位约10万个基因，并对其他生物进行类似研究”。随后，HGP经过阶段性的修订和调整，在2003年4月14日，美国人类基因组研究项目首席科学家Collins F. 博士在华盛顿隆重宣布：人类基因组序列图绘制成功，HGP的所有目标全部实现。

（二）成就

人类基因组计划取得的重大研究成果，集中体现于遗传图、物理图、转录图和序列图的成功绘制。

1．遗传图（genetic map）又称连锁图（linkage map），它是以具有多态性（在一个遗传位点上具有一个以上的等位基因，在群体中的出现频率皆高于1%）的遗传标记为“路标”，以遗传学距离（在减数分裂事件中两个位点之间进行交换、重组的百分率，1%的重组率称为1cM）为图距的基因组图。遗传标记在基因组中占有一定的位置，可用于检测涉及该座位的遗传重组。遗传标记经历了第1代标记——限制性片段长度多态性（restriction fragment length polymorphism，RFLP）、第2代标记——短串联重复序列（short tandem repeat，STR）到第3代标记——单核苷酸多态性（single nucleotide polymorphism，SNP）的发展，使连锁图的分辨率和精度越来越高。

2．物理图（physical map）是通过测定遗传标记的排列顺序与位置而绘制成的，包括限制性酶切图谱、DNA克隆片段重叠群图、序列标签图以及表达基因的特征性序列标记图等。HGP在整个基因组染色体每隔一定距离标上序列标签位点（sequence tagged site，STS）之后，随机将每条染色体酶切为大小不等的DNA片段，以酵母人工染色体（yeast artificial chromosome，YAC）或细菌人工染色体（bacterial artificial chromosome，BAC）等作为“载体”构建YAC或BAC邻接克隆系，确定相邻STS间的物理联系。基本原理是把庞大的无从下手的DNA先“敲碎”，再拼接，以Mb、kb、bp作为图距，以STS序列为路标，把有关基因的遗传信息及其在每条染色体上的相对位置线性而系统地排列出来。

3．转录图（transcription map）即在人类基因组中鉴别出约占2%长度的全部蛋白质编码基因的位置、结构与功能，最终将成为基因图。在每一种细胞中，编码蛋白质序列仅有10%左右专一表达。如果获得了mRNA（或cDNA）序列，也就获得了基因功能的主要部分。cDNA片段称为表达序列标记（expressed sequence tag，EST）或“表达序列”图，即人类“基因图”的雏形。

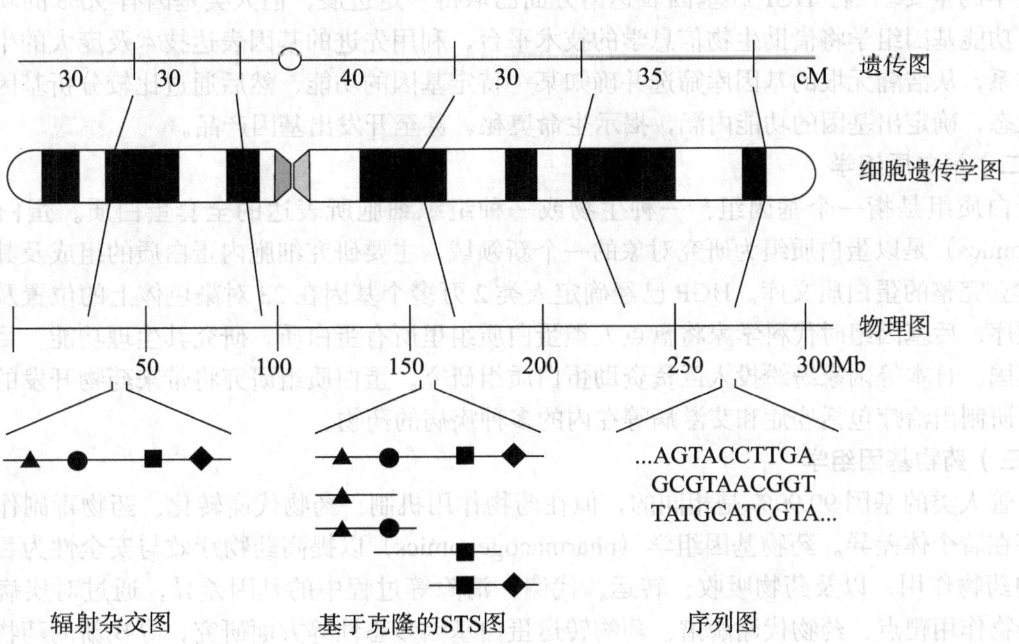

图12-8　人类染色体的遗传学作图

现阶段，转录图与EST依旧有多方面的现实意义：①能为估计人类基因的数目提供较为可靠的依据；②提供不同组织（空间）、不同发育阶段（时间）的基因表达的数目、种类及结构，特别是序列的信息；③提供鉴定基因的探针，以EST就可以从"全长cDNA文库"到全场cDNA，再进而从不同"基因组文库"中筛选全长的基因；④本身就有直接的临床价值，如作为基因诊断的探针。

4．序列图（sequence map）是人类基因组在分子水平上最高层次、最为详尽的物理图。在遗传图和物理图基础上，精细分析各克隆的物理图，将其切割成易于操作的小片段，构建YAC或BAC文库，得到DNA测序模板，测序得到各片段的碱基序列，再根据重叠的核苷酸顺序将已测定序列依次排列，最终测定30亿对核苷酸组成的基因组全部DNA序列。测序的两种基本策略是逐个克隆法（对连续克隆系中排定的BAC克隆逐个进行亚克隆测序并进行组装）和全基因组鸟枪法（在一定作图信息基础上，绕过大片段连续克隆系的构建而直接将基因组分解成小片段随机测序，利用超级计算机进行组装）。

人类基因组大小约3.2×10^9bp，不同个体间仅有0.01%的差异。人类基因组序列图的成功绘制是科学史上最伟大的成就之一，奠定了人类认识自我的重要基石，推动了生命与医学科学的革命性进展。

二、后基因组时代

2004年10月21日，*Nature*杂志公布了人类基因组的完成序列，标志着"人类基因组计划"胜利完成和"后基因组时代"正式来临。在后基因组时代，生命科学关注的范围越来越大，涉及的问题越来越复杂，重要的研究领域有功能基因组学、蛋白质组学、药物基因组学、疾病基因组学等。

（一）功能基因组学

功能基因组学（functional genomics）是指在全基因组序列测定的基础上，从整体水平研究基因及其产物在不同时间、空间、条件的结构与功能关系及活动规律的学科，功能基因的研究是后基因组时代的关键点。根据基因的mRNA表达水平绘制每种组织细胞中的基因表达谱、细胞不同发育阶段的基因表达谱、正常和病理状态下的基因表达谱、治疗条件下的基因表达谱是功能基因组学的重要基础。HGP在基因表达谱方面已取得一定进展，但人类基因有90%的功能尚不明确，功能基因组学将借助生物信息学的技术平台，利用先进的基因表达技术及庞大的生物功能检测体系，从浩瀚无垠的基因库筛选并确知某一特定基因的功能，然后通过比较分析基因及其表达的状态，确定出基因的功能内涵，揭示生命奥秘，甚至开发出基因产品。

（二）蛋白质组学

蛋白质组是指一个基因组、一种生物或一种组织细胞所表达的全套蛋白质。蛋白质组学（proteomics）是以蛋白质组为研究对象的一个新领域，主要研究细胞内蛋白质的组成及其活动规律，建立完整的蛋白质文库。HGP已经确定人类2万多个基因在23对染色体上的位置及其碱基排列顺序，后基因组时代科学家将盘点人类蛋白质组里所有蛋白质，研究其生理功能。目前，美国、英国、日本等国家纷纷投入巨资资助蛋白质组研究。蛋白质组研究将带来药物开发的实质性突破，研制出治疗包括癌症和艾滋病等在内的多种疾病的药物。

（三）药物基因组学

尽管人类的基因99.99%是相同的，但在药物作用机制、药物代谢转化、药物毒副作用等方面都存在着个体差异。药物基因组学（pharmacogenomics）以提高药物疗效与安全性为目的，研究影响药物作用，以及药物吸收、转运、代谢、清除等过程中的基因差异，通过对疾病相关基因、药物作用靶点、药物代谢酶谱、药物转运蛋白基因多态性等方面研究，寻找新的药物先导物和新的给药方式，并指导临床用药。

（四）疾病基因组学

疾病基因组学（morbid genomics）的主要任务是分离重要疾病的致病基因与相关基因，并确定其致病机制。目前，疾病基因组学研究已成为后基因组时代的主旋律，美国国家生物技术信息中心（NCBI）建立了基因与疾病的关联数据库，其中包括肿瘤、代谢疾病、免疫系统疾病、肌肉和骨骼疾病、神经系统疾病等多种数据资料（http：//www.ncbi.nlm.nih.gov/disease/）。

（五）环境基因组学

环境基因组学（environmental genomics）是研究人体在有害环境因素中疾病易感性差异的遗传基础。通过鉴定不同个体对环境因素反应的基因多态性，可准确预测出影响人类健康的风险，并制订出环境保护的策略与措施。环境基因组学不仅包含环境毒理基因组学的研究，还应包括基因组水平上筛选鉴定降解污染物的功能基因及其菌株、利用DNA芯片等基因组技术检测环境污染和有害基因漂移以及生物修复与环境污染预警健康风险评价方面的研究。

（六）比较基因组学

比较基因组学（comparative genomics）是在基因组的层次上，比较不同基因组之间的异同。HGP的启动意味着比较基因组的问世。致病基因的鉴定，肿瘤"表达图"的构建，以及不同组织、不同时间的"基因图"的构建，都已属于比较基因组的范畴。而"模式动物"的基因组研究，更是比较基因组学的重要内容。基因组学在人类基因组研究的成功，使它很快进入了所有其他生物基因组的研究。"人类基因组计划"的4大模式生物：酵母、线虫、果蝇、小鼠，在人类基因组研究与人类基因鉴定中发挥了重要作用。

后基因组研究的进展必将为医学发展提供线索和机遇，从基因表达谱的变化、细胞内信号转导过程异常等角度认识疾病将是医学发展中的重要变化，也将在各个层次和水平上为疾病的诊治提供新的线索。

第四节 人类基因组单体型研究

国际人类基因组单体型图计划（International Human Haplotype Map Project，简称HapMap计划）是继国际人类基因组计划（HGP）之后人类基因组研究领域的又一重大研究计划。如果说基因组序列图为人类提供了一份生命的"说明书"，那么单体型图则是方便它使用的一本索引目录。HapMap计划于2002年10月27—29日正式启动，由美国、加拿大、英国、中国、尼日利亚和日本科学家共同承担，预计三年完成。此计划旨在确定和编目人类遗传的相似性和差异性，并建立一个向公众免费开放的关于人类疾病（及疾病对药物反应）相关基因的数据库。利用HapMap数据库，研究人员通过比较不同个体的基因组序列来确定染色体上共有的变异区域。这将能够发现与人类健康、疾病以及对药物和环境因子的个体反应差异相关的基因。

一、人类基因组单体型图研究

（一）单核苷酸多态性

单核苷酸多态性（single nucleotide polymorphism，SNP）是指基因组中不同个体DNA序列上单个碱基的差异。例如，某些人的染色体上某个位置的碱基是A，而另一些人的染色体相同位置上的碱基则是G。同一位置上的每个碱基类型称为一个等位位点。SNP是广泛分布于人类基因组中的稳定多态性，最大程度地代表了不同个体之间的遗传变异，目前已成为研究复杂疾病、药物敏感性及人类进化的重要标记。例如，我们将存在于患者和正常人中的SNP等位基因的频率进行比较，如果患者某些等位基因的频率比正常人高，那么这些SNP就与这一疾病相关，这种

SNP 与疾病的相关性说明致病基因就可能存在于这些 SNP 所在的染色体区域中。

（二）单体型

人类的所有群体中大约存在一千万个 SNP 位点，其中稀有 SNP 位点的频率至少有 1%。位于染色体上某一区域的一组相关联的 SNP 等位位点被称为单体型（haplotype）。相邻 SNP 的等位位点倾向于以一个整体遗传给后代，在 DNA 上构成无形的区域——单体型板块。大多数染色体区域只有少数几个常见的单体型（每个具有至少 5% 的频率），它们代表了一个群体中人与人之间的大部分多态性。一个染色体区域可以有很多 SNP 位点，但是只用少数单体型标签 SNPs（haplotype tag SNPs，htSNPs），就能够提供该区域内大多数的遗传多态模式。单体型图将描述人类常见的遗传多态模式，它包括染色体上具有成组紧密关联 SNPs 的区域、这些区域中的单体型，以及这些单体型的标签 SNPs。同时，单体型图还将标示出那些 SNP 位点关联不紧密的区域。

研究者一般通过比较患者和非患者来发现影响某种疾病（如糖尿病）的基因。在两组单体型频率不同的染色体区域，就有可能包含疾病相关基因。理论上，研究者通过对全部 1000 万个 SNP 位点都进行基因分型，也能够寻找到这样的区域。但是，目前用这种方法进行鉴定的成本过于昂贵。通过单体型图计划将鉴定出 250 000 ~ 500 000 个标签 SNP，从而提供与 1000 万个 SNP 位点信息量大致相同的图谱。

（三）样本来源

大多数常见的单体型存在于所有的人类群体中，但它们在不同人群中频率不同。因此，为了选择标签 SNPs，有必要获得几个人群的数据。早期研究发现，单体型频率在尼日利亚（Yoruba）、日本、中国和美国（犹他州居民，北欧和西欧后裔的样品）人群样本中有着显著的差异。这些差异性保证了通过对这些人群进行大规模的单体型分析的合理性。因此，用于构建单体型图计划的 270 份 DNA 样品来自三大族群：90 个尼日利亚 Ibadan 的 Yoruba 人（30 个三体家系），45 个东京的日本人（无关个体），45 个北京的汉族人（无关个体）和 90 个北欧、西欧后裔的犹他州居民（30 个三体家系）。样品的数目能使通过单体型图计划发现几乎全部频率大于 5% 的单体型。

二、国际人类基因组单体型计划的主要成就及意义

2005 年 10 月 26 日，英国 *Nature* 杂志以封面图片形式公布了 HapMap 计划的研究成果——首张人类 DNA 序列中变异基因片段的遗传图。该图谱展示了整个人类基因组中遗传变异相互关联的结构特征，利用这一图谱，可在单体型中选择“标签”来捕获标签相邻区域的遗传多态性，这种方法更为有效并且工作量很少。

2007 年 10 月 18 日出版的 *Nature* 杂志上发表了两篇论文，宣告继 2005 年底第一张人类遗传变异图谱公布后，第二代人类遗传变异单体型图（Phase Ⅱ HapMap）正式出炉，它的基因标记数量约为前一图谱的三倍。国际单体型图组织在论文中表示，第二代单体型图共包括 310 万个遗传变异（或者称为 SNP），这大约占研究样本共同遗传变异的 25% ~ 35%。分辨率更高的遗传变异图谱必定会为科学家利用全基因组关联分析（GWA）进行疾病遗传研究提供更为精确的目标。同时，新的遗传图谱还揭示了人类进化过程中发生的遗传变异以及具体结构。对比研究表明，每个人种大约 10% ~ 30% 的同源 DNA 延伸片段具有共同特征，这表明他们源自同一祖先。

严重威胁人类健康的心血管疾病、肿瘤、免疫系统疾病、肥胖、糖尿病、精神病等常见病都是由多对微效基因协同作用，并受环境因素影响所导致的复杂性疾病或多因子疾病。单体型图为这类疾病进行遗传关联分析、致病基因的确定、药效及副作用和疾病风险的分析，以及人类起源进化迁徙历史的研究等提供完整的人类基因组信息和有效的研究工具。使用 HapMap 的数据，对一种疾病的患病人群与未患病人群的单核苷酸多态性模式进行比较，研究者可以对整个基因组的

遗传变异进行调查，比传统方法更高效，更容易发现常见病的遗传因素。HapMap 可以帮助精确测定某些基因变异，这些变异可以解释为什么人类不同个体对药物治疗、有毒物质以及环境因素产生不同反应。医生可以利用这些信息，对每个患者进行个性化治疗，也可针对个体对于环境因素的不同反应而制订预防措施，例如饮食指导。另外，HapMap 还可用于发现有益健康的遗传因素，例如抵抗感染性疾病或者延长寿命。HapMap 的数据不仅成功地为人类健康和疾病的研究提供宝贵资源，还为人类自身物种进化史以及大迁徙的研究提供了惊人的线索。

第五节　人类表观基因组研究

几十年来，人们一直认为基因决定着生命过程中所需要的各种蛋白质，决定着生命体的表型。但随着研究的不断深入，科研人员也发现一些无法解释的现象：马、驴正反交的后代差别较大；同卵双生的两人具有完全相同的基因组，在同样的环境中长大后，他们在性格、健康等方面会有较大的差异，并不符合经典遗传学理论预期的情况。这说明，在相应的基因碱基序列没有发生变化的情况下，一些生物体的表型却发生了改变。同时还发现，有些特征只是由一个亲本的基因来决定，而源自另一亲本的基因却保持“沉默”。人们对于这样一些现象无法用经典的遗传学理论去加以阐明。现在，遗传学中的一个前沿领域——表观遗传学（epigenetics），为人们提供了解答这类问题的新思路。

一、表观遗传学与表观基因组学

表观遗传学是研究表观遗传变异的遗传学分支学科。表观遗传变异（epigenetic variation）是指在基因的 DNA 序列没有发生改变的情况下，基因功能发生了可遗传的变化，并最终导致了表型的变化。表观遗传学对基因的表达调控可分为：①基因选择性表达的调控：包括 DNA 甲基化和组蛋白的乙酰化与甲基化。②基因转录后的调控：包括小干扰 RNA 和微小 RNA 这两种非编码 RNA。染色体重塑、基因印记、染色体失活亦属表观遗传学的范畴。它是不符合孟德尔遗传规律的核内遗传。由此我们可以认为，基因组含有两类遗传信息，一类是传统意义上的遗传信息，即 DNA 序列所提供的遗传信息；另一类是表观遗传学信息，它提供了何时、何地、以何种方式去应用遗传信息的指令。这种在基因组水平上研究表观遗传学的领域被称为表观基因组学（epigenomics）。表观基因组所调控的基因表达还受到多种环境因素的影响，也就是说，我们日常所吃的食物、饮用的水、呼吸的空气、所处的环境当中所带来的精神因素的影响均可对基因表达的激活或关闭产生影响。因此，表观遗传学特别强调生活的环境对人体表观遗传因素的影响。

二、表观遗传修饰与人类疾病

（一）DNA 甲基化与人类疾病

DNA 甲基化（DNA methylation）是指在 DNA 甲基转移酶（DNA methyltransferase，DNMT）的催化下，将甲基基团转移到胞嘧啶碱基上的一种修饰方式。它主要发生在基因启动子区的 CpG 岛，对基因表达有抑制作用。在生命活动和进化中，DNA 甲基化的生物学意义在于基因的时空表达调控，以及保护基因组的稳定性。例如有些基因在发育早期甲基化，而到发育晚期被诱导去甲基化，使基因在不同发育阶段特异性表达。

DNMT 的活性异常与疾病有密切的关系，例如位于染色体上的 DNMT3B 基因突变可导致免疫缺陷 - 着丝粒不稳定 - 面部异常（immunodeficiency-centromeric region instability-facial abnormalities，ICF）综合征。有报道表明，重度女性侵袭性牙周炎的发生与 2 条 X 染色体上

TMP1 基因去甲基化比例增高有关。*DNMT* 基因的过量表达与精神分裂症和情绪障碍等精神疾病的发生也密切相关。风湿性疾病等自身免疫性疾病特别是系统性红斑狼疮（systemic lupus erythematosus，SLE）与 DNA 甲基化之间的关系已经确定，在 SLE 患者的 T 细胞发现 DNMT 活性降低导致的异常低甲基化。启动子区的 CpG 岛过度甲基化使抑癌基因沉默，基因组总体甲基化水平降低导致一些在正常情况下受到抑制的基因如癌基因被激活，都会导致细胞癌变。

（二）组蛋白修饰与人类疾病

组蛋白是染色体基本结构——核小体中的重要组成部分，其 N- 末端氨基酸残基可发生乙酰化、甲基化、磷酸化、泛素化、多聚 ADP 糖基化等多种共价修饰作用。组蛋白的修饰可通过影响组蛋白与 DNA 双链的亲和性，从而改变染色质的疏松或凝集状态，或通过影响其他转录因子与结构基因启动子的亲和性来发挥基因调控作用。组蛋白修饰是一种动态转录调控成分，它对基因表达的调控类似 DNA 遗传密码，被称之为组蛋白密码（histone code）。“组蛋白密码”学说认为，一个或多个组蛋白尾部的不同修饰组合在一起依次发挥作用，形成一个“组蛋白密码”，并被另一些蛋白质所阅读，表达成一种组蛋白修饰语言，引起 DNA 不同下游事件的发生，从而起转录开关的作用，实现对特定基因的调控。

组蛋白修饰酶异常可导致包括癌症在内的各种疾病，例如，H4K20 的三甲基化是癌症中的一个普遍现象。甲基化 CpG 结合蛋白 2（methyl-CpG-binding protein 2，MeCP2）可使组蛋白去乙酰化导致染色质浓缩而失活，其中 Rett 综合征就是由 MeCP2 突变所致。

（三）染色质重塑与人类疾病

核小体结构的存在为染色质包装提供了便利，但 DNA 与组蛋白八聚体紧密结合却为基因的表达设置了障碍，要打破这一障碍，获得有活性的染色质结构，可通过染色质重塑来实现。染色质重塑是指染色质位置和结构的变化，涉及密集的染色质丝在核小体连接处发生松懈，造成染色质解压缩，从而暴露基因转录启动子区中的顺式作用元件，利于反式作用蛋白（转录因子）与之结合，以便于该基因的调控。

染色质重塑和组蛋白修饰均由各自特异的复合物来完成，两者发生的先后顺序与启动子序列的特异性有关；染色质重塑复合物或组蛋白修饰酶的突变均与转录调控、DNA 甲基化、DNA 重组、细胞周期、DNA 复制和修复的异常相关。染色质重塑复合物如果发生突变，可导致染色质不能重塑，影响基因的正常表达，引起生长发育畸形、智力发育迟缓，甚至导致癌症。例如，儿科癌症中检测到 SNF5 的丢失。编码 SWI/SNF 复合物相关的 ATP 酶的基因 *ATRX*、*ERCC6*、*SMARCAL1* 的突变可导致 B 型 Cockayne 综合征、Schimke 综合征甚至肿瘤。*ATRX* 突变可引起 DNA 甲基化异常，从而导致数种遗传性的智力迟钝疾病，如 X 连锁 α 地中海贫血综合征和 Smith Fineman Myers 综合征，这些疾病与核小体重新定位异常引起的基因表达抑制有关。

（四）X 染色体失活与人类疾病

哺乳动物雌性个体不论有多少条 X 染色体，最终只能随机保留一条的活性。X 染色体失活由 X 失活中心（Xic）调控，Xic 调控 X 染色体失活特异性转录基因（*Xist*）的表达。X 染色体的不对称失活可导致多种疾病，例如男性发病率较高的 Wiskott Aldrich 综合征即是由于 *WASP* 基因突变所致。X 染色体的 *PLP* 基因突变失活常导致 Pelizaeus Merzbacher 病；X 染色体的 *MeCP2* 基因突变失活导致 Rett 综合征。在失活的 X 染色体中，有一部分基因因逃避失活而存在 2 个有活性的等位基因，使一些抑癌基因丧失功能，这是引发女性癌症的一个重要原因。

（五）基因组印记与人类疾病

基因组印记（genomic imprinting）是指来自父方和母方的等位基因在通过精子和卵子传递给子代时发生了修饰，使带有亲代印记的等位基因具有不同的表达特性。这种修饰常为 DNA 甲基化修饰，也包括组蛋白乙酰化、甲基化等修饰。基因组印记的两个亲本等位基因的差异性甲基化，造成了一个亲本等位基因沉默，另一个亲本等位基因保持活性，因而使父源和母源的基因组在个体发育中有着不同的影响。基因组印记中来自父本和母本的印记基因在子代的表型是不同的。

迄今发现，在人体中有 80 多种印记基因，大多数印记基因都与生长、分化有关，对行为和大脑的功能也有很大的影响。印记基因的异常表达主要表现在两个方面：一是由于印记丢失导致两个等位基因同时表达；二是有活性的非印记基因突变，使两个等位基因同时失活。一些环境因素，如食物中的叶酸会破坏印记，印记丢失不仅影响胚胎发育，并可诱发出生后的发育异常。如果抑癌基因中有活性的等位基因失活可导致癌症的发生，如 *IGF2* 基因印记丢失导致的 Wilms 瘤。15 号染色体的表观遗传异常可导致 Prader-Willi 综合征（PWS）和 Angelman 综合征（AS），PWS 是由于突变导致父本表达的基因簇沉默，印记基因（如 *SNURF/SNRPN*）在大脑中高表达所致；AS 是由于母本表达的 *UBE3A* 或 *ATP10C* 基因的缺失或受到抑制所致。Beckwith weideman 综合征（BWS）是 11 号染色体表观遗传突变引起印迹控制区域甲基化的丢失，导致基因印记丢失引起的。

（六）非编码 RNA 与人类疾病

无论是 DNA 修饰还是组蛋白修饰，都是基因活性调节的中间参与者，而真正诱导基因活性改变的最大可能者是功能性非编码 RNA（noncoding RNA，ncRNA）。非编码 RNA 在调节基因表达、基因转录、调整染色质结构、表观遗传记忆、RNA 选择性剪接以及蛋白质翻译中都发挥重要作用。不仅如此，非编码 RNA 在防止疾病中也扮演着重要的角色。

非编码 RNA 可依据大小分为长链非编码 RNA 和短链非编码 RNA。长链 RNA 对染色质结构的改变起着重要的作用。短链 RNA 对外源的核酸序列有降解作用以保护自身的基因组。小干涉 RNA（siRNA）和微小 RNA（miRNA）都属于短链 RNA，在人类细胞中小片段的 siRNA 可以诱导基因沉默。miRNA 能够促使与其序列同源的靶基因 mRNA 的降解或者抑制翻译。在细胞分裂时，短链 RNA 异常将导致细胞分裂异常，如果干细胞发生这种情况可能导致癌症的发生。siRNA 可在外来核酸的诱导下产生，通过 RNA 干扰清除外来的核酸，对预防传染病有重要的作用。

三、人类表观基因组计划及其意义

表观遗传学使人们认识到，同基因组的序列一样，基因组的修饰也包含有遗传信息。表观基因组学就是研究基因组水平上的这种表观遗传修饰。1999 年在欧洲成立了一个研究表观基因组的机构，即人类表观基因组协会（Human Epigenome Consortium，HEC；http：//www. epigenome. org）。该协会在 2003 年 10 月正式宣布开始实施人类表观基因组计划（Human Epigenome Proiect，HEP）。HEP 的目标是：鉴定出所有化学改变、染色质各项要素之间的关系，以及它们如何作用于 DNA，进而全面了解正常的生长发育和衰老，找到癌症和其他疾病中控制基因发生异常的因素，弄清环境在人类健康中所扮演的角色。具体的做法是绘制出不同组织类型和疾病状态下以基因组甲基化可变位点（methylation variable position，MVP）为代表的图谱。MVP 也就是指在不同组织类型或疾病状态下，基因组序列中甲基化胞嘧啶的分布和发生概率。这项计划可以进一步加深研究者对于人类基因组的认识，为探寻与人类发育和疾病相关的表观遗传变异提供蓝图。

目前，HEP 已完成了 6 号染色体多样组织的人类主要组织相容性复合物（Major Histocompatibility Complex，MHC）的 MVP 研究，筛选到部分个体组织 *MHC* 基因启动子邻近区域和其他相关区域共计约 150 个位点的 MVP 位点。这一成果为研究正常细胞动态平衡（normal cellular homeostasis）和疾病状态，特别是对于自身免疫性疾病，提供了遗传学和表观遗传学联系的重要枢纽。

总之，表观遗传学补充了“中心法则”忽略的两个问题，即哪些因素决定了基因的正常转录和翻译，以及核酸并不是存储遗传信息的唯一载体。决定表观遗传学过程的主要因素为 DNA 修饰、组蛋白修饰以及非编码 RNA 调控。这 3 个因素的相互关系以及它们如何共同来调节染色质结构还有待进一步的研究。

知识链接

PCR的故事

Mullis在Cetus公司原本是要合成DNA引物来进行测序工作，却常为没有足够多的模板DNA而烦恼。1983年的一个傍晚，他开车到山上度周末。车在蜿蜒的公路上前进，他听着车轮规律的转动声，想着实验室发生的事情。忽然，一段DNA反复复制的景象，在他的脑海里冒了出来：DNA双链就如这蜿蜒的公路，而发动的汽车就可以看作是引物，DNA的复制可以利用DNA聚合酶完成！DNA复制一变二、二变四，这样就是2的指数，复制10次就可以得到约一千倍的成品。Mullis认为这个想法相当简单，不可能是创新性的，只是自己孤陋寡闻，不知道而已。

回到公司，他查遍图书馆的文献，也未见相关报道。当然同事们已经习惯了他的胡思乱想，另外，多数人的想法是，这个原理太简单了，如果可行的话，一定早有人做过，否则定有它的不可行之处。Mullis用了数月时间进行了准备，经多次摸索，实验于当年11月成功，证明了PCR的可行性。之后，公司决定让技术精湛的日裔技术员才木（Randall Saiki）加入工作，这是一项正确的决定。在自动化的仪器出现之前，PCR是个劳动密集型的实验方法，需要长时间的反复操作，手脚不利落的人是做不来的。才木的结果则干净漂亮让人无从置疑。该方法首次发表在1985年的*Science*上。自此，PCR之名及其强大的应用性就广为人知了。

参考文献：

http：//jpkc. zju. edu. cn/k/531/nuobeier/1993huaxue. htm

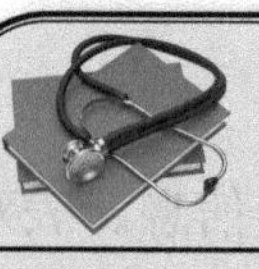

本章小结

1．遗传病的分子研究核心是鉴定致病基因及其变异序列，致病基因搜寻的常用方法有连锁分析（基于大家系的研究）、全基因组关联分析（基于大样本的病例/对照研究）和外显子组测序（基于较小家系的研究）。

2．致病基因突变筛查的基本技术包括重组DNA技术、分子杂交、PCR、DNA测序等。重组DNA技术是在体外将各种来源的DNA与载体DNA结合成具有自我复制能力的DNA分子，继而转至宿主细胞进行扩增，以实现目的基因的克隆及表达。分子杂交是以碱基互补配对原理用被标记的探针检测特定的DNA、RNA，分别称之为Southern印迹和Northern印迹。PCR是利用DNA聚合酶催化一对引物间的特异DNA片段在体外扩增，包括三个基本过程：变性、退火和延伸。DNA测序是直接获得特定DNA片段的碱基序列，以鉴定已知或未知基因的突变类型。

3．人类基因组研究已完成绘制人类基因组的遗传图、物理图、序列图、转录图，推动了对人类遗传信息的整体认识；人类基因组单体型研究旨在建立人类疾病相关基因的数据库，人类表观基因组研究非DNA序列改变的可遗传的变化，这些均将有助于明确与人类健康、疾病以及对药物和环境因子的个体反应差异相关的遗传因素。

自测题

一、名词解释

1．限制酶　2．载体　3．探针　4．DNA 克隆　5．SNP　6．PCR　7．分子杂交　8．Sanger 测序法　9．GWAS　10．人类基因组计划

二、简答题

1．简述 DNA 重组的基本过程。
2．简述 PCR 的原理及基本过程。
3．简述 DNA 测序的主要方法。
4．简述国际人类基因组单体型计划的主要成就及意义。
5．简述表观基因组学的内容及意义。

（杨　杰）

第十三章　遗传病的诊断与治疗

学习目标

掌握：

1．遗传病常规诊断的内容，核型分析、基因诊断等概念。

2．遗传病治疗的基本原则。

熟悉：

分子诊断的常用技术。

了解：

基因治疗的临床应用。

遗传性疾病的诊断与治疗虽然还面临许多挑战，但随着医学科学的发展，越来越多的新技术、新手段被采用，遗传病的诊断和治疗已成为临床医学中不可缺少的组成部分。系统地研究遗传病诊断和治疗的方法、措施及手段，以便正确诊断、对症治疗，提出合理性建议，对遗传病的康复及预防至关重要。

第一节　遗传病的诊断

遗传病的诊断（diagnosis of hereditary disease）按时间可以分为产前诊断、症状前诊断和现症患者诊断三种类型。其中以产前诊断和症状前诊断最有临床价值，可以实现早期诊断，以便于进行选择性流产，避免患者出生；或早治疗，获得最佳疗效。

遗传病的确诊是一项比较困难复杂的工作，往往需要多学科的配合，原因是很多遗传病都存在遗传异质性和拟表型的现象。因此，遗传病的诊断除了遵循一般疾病的临床诊断外，还必须辅以遗传学特殊的诊断手段，如系谱分析、细胞遗传学检查、生化检查、基因诊断、皮纹分析等。

一、临床诊断

（一）病史

大多数遗传病有家族聚集现象，所以病史资料的采集尤为重要。本着准确和详尽的原则，采集病史资料时，除一般病史外，应着重询问患者的家族史、婚姻史和生育史。

1．家族史　应着重了解患者家族成员中同种疾病的发病情况。如有异常，应详细询问患者发病年龄、病程特点、临床表现等。由于种种原因，患者及家族成员常对病情有所忌讳，会刻意隐瞒或淡化某些症状和体征；或由于年龄、文化程度、精神状态等因素的影响，患者和代诉人可能对症状、体征的描述不准确、不全面。所以在询问家族史时，一定要耐心、细致，正确引导、合理判断，力求获得准确全面的家族史资料。

2．婚姻史　除了解结婚年龄、婚配次数、配偶健康情况外，应特别了解男女双方及双亲家系中有无近亲婚配等。

3．生育史　着重调查生育年龄、子女数目及健康状况；有无流产、死产和早产史。如有新生儿死亡或患儿出生，还应了解患儿有无产伤、窒息，母亲妊娠早期有无病毒感染，是否用药不当或接触过电离辐射、有害化学物质等致畸有害因素等。

（二）症状和体征

除少数遗传病是在成年以后发病外，大多数遗传病在婴儿或儿童期即有特异性症候群出现，据此可为遗传病的诊断提供初步线索。例如，智力发育不全并伴有特殊腐臭尿味的，提示为苯丙酮尿症；智力低下，有伸舌样痴呆面容者，可能为 Down 综合征。因此在诊断时，除观察身体发育、体重增加等因素外，还应特别注意观察外貌特征、智力发育情况、性器官及第二性征发育状态、肌张力强弱以及啼哭声是否异常、皮肤纹理的特征等。

但是，也有许多遗传病的症状和体征特异性并不高，单凭此确诊是相当困难的，因此必须结合实验室检查和其他辅助检查进行综合分析。

二、系谱分析

系谱分析（pedigree analysis）是诊断遗传病及确定遗传方式的一个非常重要的手段。系谱以图示方式提供各种信息，有助于区分遗传病的类型以及由于遗传异质性而出现的不同遗传方式，有助于个体患病风险的计算和基因定位的连锁分析。

（一）系谱分析的步骤

1．绘制系谱，通过分析首先确定是否属于遗传病。

2．如果是遗传病，要确定其遗传方式，如该病属于单基因病还是多基因病等。然后再查阅资料进一步确诊。

3．根据遗传方式，进一步确定家系中各成员的基因型。

4．对家系成员提出合理建议或处理意见，如估计可疑携带者及子女发病风险等。

（二）系谱分析的注意事项

1．系谱要详尽全面　一个完整的系谱应有三代以上家庭成员的患病、婚姻及生育情况，对表型正常的家系成员也应详细了解。采集家族史时，对家系各成员要详细记录，不遗漏，对已死亡成员必须查明死因；对近亲结婚情况、有无死胎、流产史等情况均应查明。

2．系谱要真实可靠　在调查病史和家族史的过程中，可能涉及个人或家族的隐私，有时被调查者会刻意回避或给出较模糊的信息；有时会由于被调查者的文化水平、判断能力、表达能力等方面的差异，也会提供一些不准确的信息。因此遗传工作者在咨询时，首先要态度和蔼，耐心细致，向其说明调查病史和家族史的意义；其次要有一定的询问、表达技巧，有针对性地提出问题，以便获得真实可靠的资料。

3．合理整合所得信息　①注意基因突变：当系谱中除去先证者外，找不到其他患者，要认真分析是常染色体隐性遗传所致，还是由于新的基因突变引起。②注意遗传方式：某些遗传病存在遗传异质性、外显不全等特点，可能造成一些临床假象。遗传异质性能导致由不同遗传方式引起的遗传病易被误认为是由同一遗传方式引起的。某些外显不全的遗传病，会导致隔代遗传现象。③综合分析：分析系谱时，要把家系中各系支综合起来共同分析，才能看出分离律的比例关系。

三、细胞遗传学检查

细胞遗传学检查主要针对染色体异常个体的诊断，包括染色体检查和性染色质检查。

（一）染色体检查

染色体检查也称核型分析，是确诊染色体病的主要方法。标本的来源主要是胎儿的皮肤、绒毛、脐血、羊水中胎儿脱落细胞，也可取自外周血及身体的其他各组织。

在临床工作中，一般认为有下列情形之一者，应建议进行染色体检查：①有明显的智力发育不全、生长迟缓，伴有其他先天畸形者；②家族中已有染色体异常或先天畸形的个体；③夫妇之一有染色体异常者，如平衡易位携带者、结构重排、嵌合体等；④有反复多次流产史的夫妇；⑤原发性闭经和女性不孕症患者；⑥无精子症男子和男性不育症患者；⑦两性内外生殖器官畸形者；⑧恶性血液病患者；⑨孕前或孕期曾接触致畸物的孕妇；⑩ 35 岁以上的高龄孕妇。

（二）性染色质检查

性染色质检查主要用于疑为性染色体数目异常所致疾病和两性畸形的诊断，包括 X 染色质和 Y 染色质检查。检查材料来自发根鞘细胞、口腔黏膜细胞、阴道黏膜细胞、绒毛细胞、羊水中胎儿脱落细胞等。方法简单，直接取材。性染色质在临床上有一定参考价值，但确诊仍依靠染色体检查。

（三）荧光原位杂交技术检查

荧光原位杂交（fluorescent *in situ* hybridization，FISH）技术是应用不同荧光标记的多种特异核酸探针与细胞中期染色体或间期染色质的 DNA 分子杂交，通过在荧光显微镜或共聚焦激光扫描仪下观察荧光信号，来确定特定染色体的数目和结构是否正常。FISH 技术可以很直观方便地检测到单体型、三体型以及染色体的微小缺失、插入、易位、倒位或扩增等结构异常，因此，在遗传病染色体异常的诊断特别是羊水细胞的产前诊断中体现了常规细胞遗传学（conventional cytogenetics，CC）方法无法比拟的优越性。

四、生化检查

生化检查是以生化手段定性、定量地分析机体中酶、蛋白质和代谢物的检测方法。基因突变引起的单基因病往往表现在酶和蛋白质的质或量的改变或缺如，因此生化检查是确诊单基因病的主要手段。生化检查的主要取材是血液，有时也可采用活体组织，如肝、肾、肠黏膜、皮肤等；检查内容包括酶和蛋白质的分析及特异性代谢物的分析。

由于基因表达存在组织特异性，因此，一种酶或一种蛋白质的缺乏只能在特定的组织中检出，例如苯丙氨酸羟化酶必须用肝组织活检，而在血细胞中无法得到，因为它只在肝细胞中表达。表 13-1 列出了常见代谢缺陷病的酶活性检测，用于先天性代谢缺陷病的产前诊断和新生儿筛查。

表 13-1 常见代谢缺陷病的酶活性检测

疾病	遗传性缺陷病	采样组织
白化病	酪氨酸酶	毛囊
苯丙酮尿症	苯丙氨酸羟化酶	肝
组胺酸血症	组氨酸酶	指（趾）甲屑
高苯丙氨酸血症	二氢蝶啶还原酶	皮肤成纤维细胞
瓜氨酸血症	精氨酸琥珀酸合成酶	皮肤成纤维细胞
精氨酸琥珀酸尿症	精氨酸代琥珀酸裂解酶	红细胞
同型胱氨酸尿症	丙氨酸、丁氨酸、胱硫醚合成酶	肝

续表

疾病	遗传性缺陷病	采样组织
枫糖尿症	支链酮酸脱羧酶	肝、白细胞、成纤维细胞
半乳糖血症	半乳糖 -1- 磷酸 - 尿苷转移酶	红细胞
黑矇性痴呆	氨基己糖酶	白细胞
糖原贮积病Ⅰ型	葡萄糖 -6- 磷酸酶	肠黏膜
糖原贮积病Ⅱ型	α-1，4 葡萄糖苷酶	皮肤成纤维细胞
糖原贮积病Ⅲ型	红细胞脱支酶	红细胞
糖原贮积病Ⅳ型	支化酶	白细胞、皮肤成纤维细胞
糖原贮积病 VI 型	肝磷酸化酶	白细胞
Gaucher 病	β- 葡萄糖苷酶	皮肤成纤维细胞
Duchenne 型肌营养不良	肌酸磷酸激酶	血清
胱硫醚尿症	胱硫醚酶	肝、白细胞、皮肤成纤维细胞
腺苷脱氨酶缺乏症	腺苷脱氨酶	红细胞
酪氨酸血症Ⅰ	对羟基苯丙酮酸羟化酶	肝、肾
酪氨酸血症Ⅱ	酪氨酸氨基转移酶	肝
氨基脯氨酸缺乏症	氨酰脯氨酸酶	白细胞

酶缺陷可导致一系列生化代谢紊乱，从而使酶促反应的代谢中间产物、底物、终产物和旁路代谢产物发生变化。因此，检测某些代谢产物质和量的改变，可间接反映酶的变化，据此确诊某些酶异常引起的遗传病。例如对苯丙酮尿症（PKU）患者，可根据其血清苯丙氨酸或尿中苯乙酸的浓度进行诊断。表 13-2 列出了常见代谢缺陷病的尿检测法，适用于新生儿筛查和普查。

表 13-2　常见代谢缺陷病的尿检测

方法	检测物	阳性反应	呈阳性反应的遗传性代谢病
10% 三氯化铁试验	苯丙酮酸	绿色	苯丙酮尿症、尿黑酸尿症、组胺酸血症、高酪氨酸血症
2，4- 二硝基苯肼试验	α- 酮酸	黄色沉淀	苯丙酮尿症、枫糖尿症、组胺酸血症、高酪氨酸血症
靛红反应	脯氨酸、羟脯氨酸	尿滤纸呈深蓝色	高脯氨酸血症、脯氨酸尿症、羟脯氨酸血症
银硝普钠试验	同型胱氨酸	紫色	同型胱氨酸尿症
碘反应	胱氨酸、（同型）半胱氨酸、胱硫醚、甲硫氨酸	尿滤纸不脱色	胱氨酸尿症、同型胱氨酸尿症、胱硫醚尿症、肝豆状核变性
邻 - 联甲苯氨反应	铜	尿滤纸呈蓝色	肝豆状核变性
尿糖定性试验	半乳糖、葡萄糖	由绿转黄色	半乳糖血症、果糖不耐受症、特发性果糖尿症、乳糖不耐受症、戊糖尿症
甲苯胺蓝试验	硫酸软骨素	尿滤纸呈紫色	黏多糖贮积病各型、Marfan 综合征

五、基因诊断

基因诊断（gene diagnosis）是利用分子生物学技术，直接检测遗传物质的结构或表达水平的变化情况，从而对特定疾病进行诊断的方法和过程，又称分子诊断（molecular diagnosis）。基因诊断的材料包括 DNA 和 RNA，DNA 用于分析基因的结构，RNA 用于分析基因的功能。

（一）基因诊断的特点

基因诊断具有灵敏度高、特异性强、诊断范围广、被检测基因无组织和发育阶段特异性等特点。因其直接对象是人体DNA，所以机体各组织的有核细胞都可作为基因诊断的材料，最常用的是外周血细胞。羊水、脐带血或孕妇外周血等均可作为胎儿的检测材料。与传统诊断方法相比，基因诊断的优点在于直接从基因型推断表型，即越过基因产物（酶或蛋白质）直接检测基因的结构而做出产前或症状前诊断，因此又称为逆向诊断（reverse diagnosis）。

（二）基因诊断的方法及其临床应用

1．探针杂交　双链DNA或RNA中的碱基存在固定配对的关系，即A-T（或A-U）、C-G。在一定的高温下，DNA或RNA变性打开双链，变成分离的单链，又可以在一定的低温下遵循互补原理复性成双链。不同来源的DNA变性后，如果环境中存在有与其单链碱基互补的其他DNA或RNA单链，彼此就可以形成局部双链，这一过程称为核酸分子杂交。杂交后可以形成DNA-DNA或DNA-RNA杂交双链。

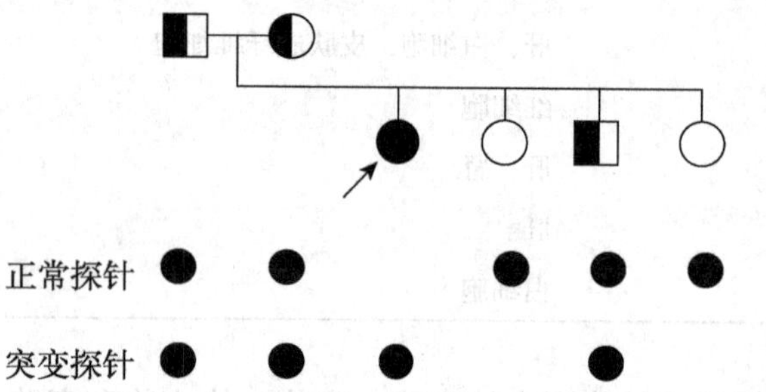

图13-1　斑点杂交法诊断PKU家系

基因探针（gene probe）是一段与目的基因互补的标记核苷酸序列（DNA或RNA）。当它变性后形成单链时，其一条链若能与被测基因的一条链碱基配对，即杂交，那么这个被测基因就与探针一致。如果不能杂交，说明存在基因突变，依此诊断某些遗传病（图13-1）。单链DNA和RNA均可直接用作探针，而双链核酸必须经变性处理成单链才能用于杂交检测。根据检测对象的化学成分及探针的支持物又分斑点杂交、Southern印迹、Northern印迹、原位杂交和基因芯片（见第十二章）。

2．聚合酶链反应（PCR）法　PCR法是利用耐热的DNA聚合酶（Taq DNA聚合酶等）在体外条件下，催化一对引物间的特异DNA片段的合成。它包括变性、复性、延伸三步程序，这三步过程为一个循环，每一次循环所产生的DNA作为下一个循环的模板，每一次都可使介于两个引物之间的新生DNA片段扩增一倍。应用PCR技术可使被检测的目的基因在短时间内迅速扩增至几万倍甚至上百万倍，经电泳检测可见明显的扩增带。若无特定扩增带出现说明该基因缺失，对诊断由于基因缺失引起的遗传病非常准确。PCR技术具有快捷、敏感、特异、操作方便等特点，在临床诊断中广泛应用。

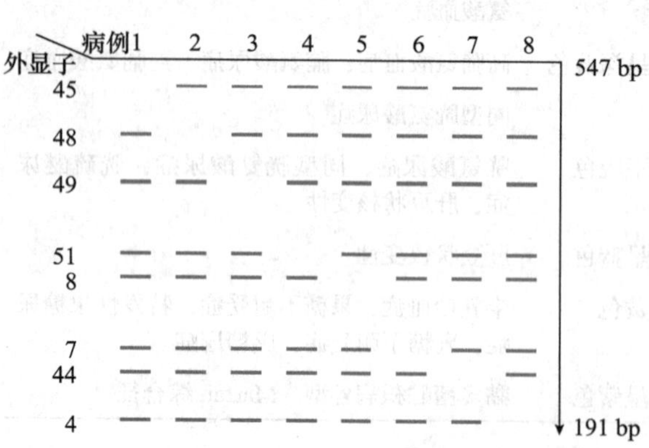

图13-2　应用RFLP诊断缺失型α地中海贫血

α地中海贫血主要是由于基因缺失引起的，缺失的基因可以有1～4个。正常基因组用*Bam*HⅠ切割，可以得到一个14kb的片段，而缺失一个α基因时切点向5′端移位，得到一条10kb的片段。因此，当用α基因探针与基因组DNA进行Southern杂交时，在αα/α-可见一条14kb和一条10kb的带，在正常人可见一条双份的14kb的带，而在标准型αα/--则见一条单拷贝的14kb带，Hb H病只有一条10kb的带，而Hb Bart水肿胎则无任何杂交带（图13-2）。

3．限制性酶切片段长度多态性分析　限制性内切酶能识别并切割DNA分子的特异序列，产生一定长度的酶切片段，点突变可以导致酶切位点消失或产生新的位点，使酶切片段的长度改变。限制性酶切片段长度多态性（restriction fragment length polymorphism，RFLP）分析就是利用基因中的酶切位点来检测已知的基因突变。

用特定的酶消化基因组后，将酶切片段电泳、转膜、变性，与标记过的探针进行杂交、洗膜，即可分析其结果。

镰形细胞贫血症的基因突变发生在β珠蛋白基因内部，可以用限制性内切酶 *Mst* Ⅱ进行检测。*Mst* Ⅱ切割的序列是 CCTNAGG（其中 N 是任何一种核苷酸），Hb S 患者中编码β珠蛋白链的第 6 位密码子由 GAG 变为 GTG，失去了此序列中的一个 *Mst* Ⅱ酶切位点。酶切正常人 DNA 产生 1.15kb 和 0.2kb 两个片段；若切割 Hb S 患者 DNA 时，形成 1.35kb 的片段；杂合体酶切后则形成 1.15、0.2kb 和 1.35 三个片段（图 13-3）。

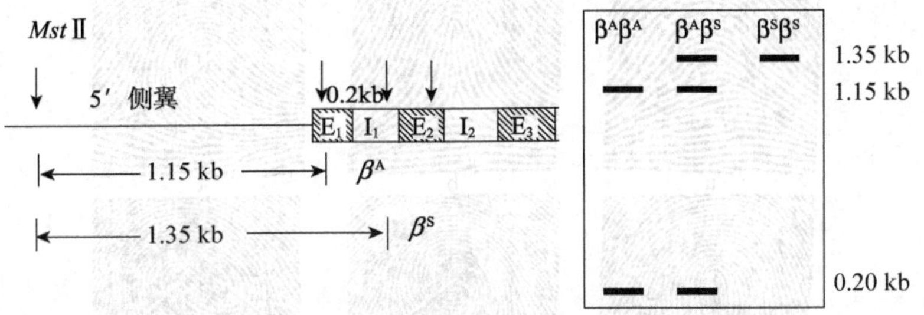

图 13-3　用 *Mst* Ⅱ酶切的 Hb S 基因诊断

4．PCR-SSCP　聚合酶链反应-单链构象多态性（polymerase chain reaction-single strand conformation polymorphism，PCR-SSCP），是一种检测核酸序列中点突变的技术。当双链 DNA 变性为两条单链后，会在中性条件下形成各自特定的空间构象，因而在电泳时将在不同的位置上出现不同的电泳条带。如果 DNA 序列发生改变，甚至仅有一个碱基变化时，空间构象有可能发生改变，电泳时表现出不同的迁移率，被检 DNA 电泳条带与已知序列的对照 DNA 电泳条带不一致，出现新生条带时，表明有突变存在（图 13-4）。该方法与 PCR 联合应用，因此称 PCR-SSCP，主要用于突变分子的初步筛查。

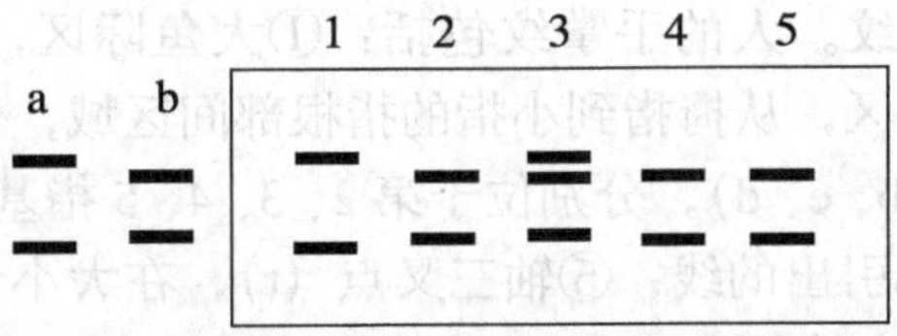

图 13-4　应用 PCR-SSCP 检测无过氧化氢酶症

泳动变位参考模式：a．正常人；b．纯合子患者；

检测样本：1．正常人；2．4．5．纯合子患者；3．杂合子患者

六、皮肤纹理分析

皮纹是由皮肤表面凸起的嵴纹和两条嵴纹之间的凹陷而形成的沟纹组成，这些凹凸的纹理在人体皮肤上某些特定部位构成各种特定的纹理图形。皮纹具有重要的遗传基础，每个人都有特殊的皮肤纹理，在胚胎的第 14 周就已形成，出生后定形且终生不变。皮纹主要包括指纹、掌纹、足底纹和掌褶纹，其中以指纹和掌纹的研究较多。

1．指纹类型　即手指末端腹面的皮纹。指纹类型主要分为弓形纹、箕形纹和斗形纹三种类型（图 13-5）。三种类型指纹各有特点（表 13-3）。

表 13-3 三种类型指纹比较

指纹类型	特点	亚型
弓形纹	由平行排列的弓形嵴纹从一侧走向另一侧，中间隆起呈弓形；无三叉点	简弓，帐弓
箕形纹	嵴纹从一侧起始发出后，斜向上弯曲后又回到原侧，形似簸箕状；一般在箕头下侧有一个三叉点。	正箕（尺箕）；反箕（桡箕）
斗形纹	其纹理大多呈环形、螺形、囊形；一般有两个三叉点。	环形斗；螺形斗；双箕斗

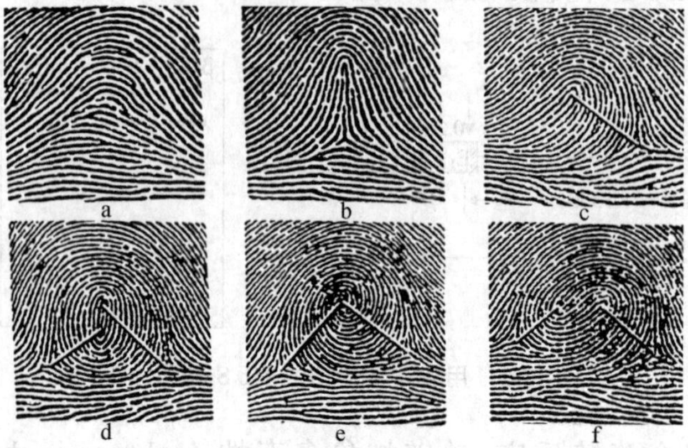

图 13-5 指纹类型及嵴纹计数

a. 弓形纹；b. 帐弓纹；c. 箕形纹；d. 环形斗；e. 螺形斗；d. 双箕斗

2. 嵴纹计数 从箕形纹或斗形纹的中心点到三叉点做一直线，计数这条直线跨过的嵴纹数，称嵴纹计数（ridge count）。弓形纹没有三叉点，计数为零；箕形纹有一个三叉点，直接数出嵴纹数；斗形纹因有两个三叉点，可得到两个数值，只计多的一侧数值（图 13-5）。10 个手指的嵴纹数总和即为总指嵴纹数（total finger ridge count，TFRC）。我国正常男性平均值为 148 条，正常女性平均为 138 条。某些染色体病患者因斗形纹或弓形纹比例大，TFRC 明显高于或低于正常人。

3. 掌纹 指手掌中的皮纹。人的手掌纹包括：①大鱼际区，位于拇指的下方；②小鱼际区，位于小指的下方；③指间区，从拇指到小指的指根部间区域，依次分为四个小区（I_1、I_2、I_3、I_4）；④指基三叉点（a、b、c、d），分别位于第 2、3、4、5 指基部，四条主线（A、B、C、D）分别是由指基三叉点向手心端引出的线；⑤轴三叉点（t），在大小鱼际交联的底端，掌面基部正中，大约在环指直下，对于成年人而言，t 三叉点距离腕线约 1.4cm 处（图 13-6）。

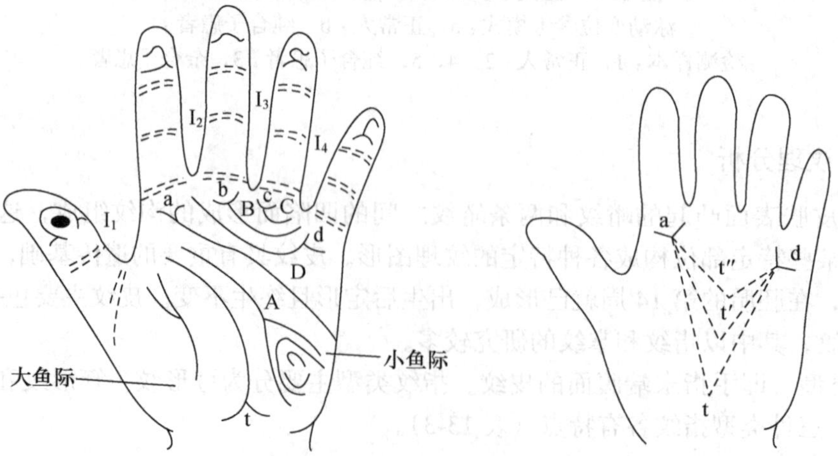

a b

图 13-6 正常人的手掌纹

a. 掌纹；b. 轴三叉及其位置变异

atd 角（图 13-6），指基三叉点 a、d 与 t 三叉点连线所成的夹角，可用量角器测定。我国正常人群的 atd 角均值为 41°。三叉点 t 的位置对某些染色体病的诊断有重要意义。atd 角的大小也可以反映 t 三叉点的位置，atd 角越大，则轴三叉点位置越高，向掌心方向移动。若 atd 角小于 45°，轴三叉点以 t 表示；atd 角在 45° ~ 56° 之间，轴三叉点以 t′ 表示，多见于先天愚型患者；若 atd 角大于 56°，轴三叉点以 t″ 表示，多见于 13 三体综合征患者。

4．褶纹　手指和手掌的关节弯曲活动处可见明显的褶线，它们虽然不属于皮肤纹理，但其变化在某些遗传病诊断中具有一定的参考价值。褶纹包括：①指褶纹，正常人除拇指有一条指褶纹外，其余各指都有两条指褶纹，先天愚型患者和 18 三体综合征患者的第五指可只有一条指褶纹；②掌褶纹，普通人手掌中一般有远侧横褶纹、近侧横褶纹和大鱼际纵褶纹三条大褶纹，有时远侧横褶纹和近侧横褶纹连接成一条单一的褶线横贯全掌，称为猿线。根据两条线相接的程度，可分为通贯手、悉尼手、变异Ⅰ型（桥贯型）和变异Ⅱ型（叉贯型）（图 13-7）。通贯手常见于先天愚型、猫叫综合征、13 三体综合征。

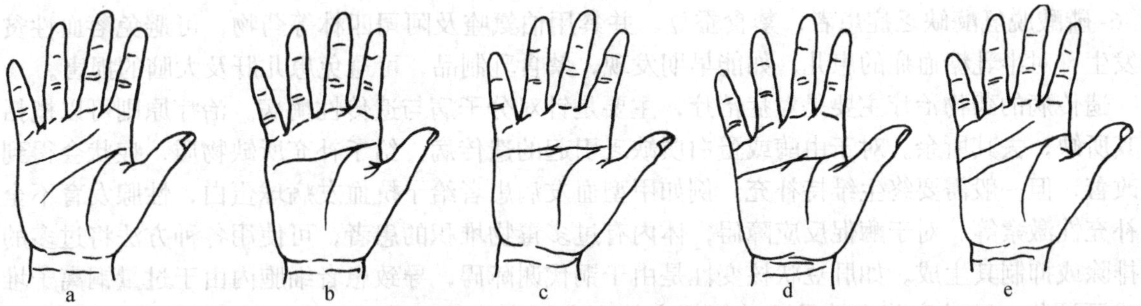

图 13-7　掌褶纹及其变异类型

a．普通型；b．通贯掌；c．变异Ⅰ型；d．变异Ⅱ型；e．悉尼掌

5．足掌纹　足掌纹包括脚趾和脚掌上的皮纹，即趾纹和跖纹，具有临床意义的主要是踇趾球区的皮纹。踇趾球区的皮纹也有弓形、箕形和斗形等，并按照皮纹的走向有颈侧、腓侧、近侧、远侧之分。正常人球区约 0.5% 为胫侧弓形纹，先天愚型患者可高达 72%，具有较大临床诊断意义。

从目前研究资料中发现，染色体病患者的皮肤纹理具有特征性变化，在遗传病诊断中具有一定的诊断价值。另外，正常人也可出现“异常”皮纹，故皮纹分析仅可作为某些遗传病诊断的初筛手段。

第二节　遗传病的治疗

随着分子生物学、医学遗传学的发展，人们对遗传病的认识取得了突飞猛进的成就。越来越多的遗传病的病因、发病机制、病理过程被阐明，为遗传病治疗的长足进展奠定了坚实的基础。目前，遗传病的治疗主要有手术治疗、药物治疗、饮食治疗和基因治疗等手段。

一、手术治疗

手术治疗适用于已出现明显躯体、器官、组织畸形或损伤的遗传病。用手术方法对病损器官进行切除、修补、整形和移植等，达到缓解或改善症状的目的。

1．切除病变器官　利用手术切除病变的组织或器官，可以达到改善功能、防止病情恶化的作用。例如，遗传性球形红细胞增多症患者切除脾后，溶血性贫血可好转；家族性结肠息肉症患者的息肉被切除后，可防止其恶变。

2．修补、矫正畸形　经手术修补矫正后，遗传病导致的病变和畸形可以取得很好的效果。例如先天性心脏病、多指（趾）畸形、腭裂、唇裂等患者经手术矫正修补后，功能都会有很大改善。

3．组织和器官移植　利用正常组织和器官替换病变组织和器官的方法来治疗某些遗传病，可以大大缓解病情。例如，骨髓移植可以治疗β-珠蛋白生成障碍性贫血和镰形红细胞贫血症；异体肾移植可以治疗多囊肾患者；对遗传性角膜萎缩症患者可以实施角膜移植术等。

二、饮食及药物治疗

遗传病饮食治疗的原则是禁其所忌。对于酶缺乏导致代谢过程紊乱，造成底物或中间代谢物堆积的患者，要制订特殊的食谱或配以一定的药物，可限制底物和代谢物的摄入量以达到治疗的目的。例如，对苯丙酮尿症患儿限制苯丙氨酸的摄入，同时补充酪氨酸可缓解症状；对葡萄糖-6-磷酸脱氢酶缺乏症患者，禁食蚕豆，并禁用伯氨喹及阿司匹林等药物，可避免溶血性贫血的发生；对半乳糖血症的患儿，如能早期发现，禁食乳制品，可避免患儿肝及大脑的损害。

遗传病的药物治疗主要是对症治疗，主要是针对分子病与遗传性酶病。治疗原则可以概括为补其所缺，去其所余。对于由酶或蛋白质缺乏引起的遗传病，给予补充所缺物质，症状会得到明显改善，但一般需要终生维持补充。例如甲型血友病患者给予抗血友病球蛋白，性腺发育不全患者补充性激素等。对于酶促反应障碍，体内有过多毒物堆积的患者，可使用各种方法将过多的毒物排除或抑制其生成。如肝豆状核变性是由于铜代谢障碍，导致患者细胞内由于过量铜离子堆积造成肝硬化、脑基底节变性及肾功能损害等为主要症状的一种遗传病，给患者服用D-青霉胺，就可加速清除体内多余的铜离子，使症状明显减轻。部分遗传病的饮食、药物治疗方法如表13-4所列。

表13-4　部分遗传病的常用饮食、药物治疗方法

治疗原则	适应证	方法
禁其所忌	苯丙酮尿症（PKU）	禁食苯丙氨酸
	半乳糖血症	禁食乳制品
	枫糖尿症	禁食亮、异亮和缬氨酸
	乳糖酶缺乏症	禁食乳糖
	蚕豆病（G-6-PD缺乏症）	禁食蚕豆，禁用伯氨喹、阿司匹林
补其所缺	胰岛素依赖性糖尿病	补充胰岛素
	垂体性侏儒症	补充生长激素
	甲型血友病	补充抗血友病球蛋白
	性腺发育不全症	补充性激素
	乳清酸尿症	补充肾上腺皮质激素
	隐性遗传癫痫病	补充维生素B2（孕后期）
去其所余	莱施-奈恩综合征	禁食嘌呤食物
	肝豆状核变性	服用D-青霉胺清除铜离子
	家族性高胆固醇血症	服用考来烯胺降胆固醇
	痛风	服用排尿酸药物促尿酸排泄

三、基因治疗

基因治疗（gene therapy）是运用重组 DNA 技术，将具有正常基因及其表达所需的序列导入到受体细胞中，以替代或补偿缺陷基因的功能，或抑制基因的过度表达，以达到治疗疾病的目的。随着基因治疗基础研究的不断突破，现在基因治疗不仅在多种遗传病的治疗中应用，而且也用于治疗恶性肿瘤、艾滋病、糖尿病、心血管病等。

（一）基因治疗的策略

按基因操作方式，基因治疗有如下几种策略。

1．基因修正　基因修正（gene correction）是通过特定的方法如靶向突变等将缺陷基因的异常序列进行矫正，对缺陷基因精确地原位修复，而正常部分予以保留，不涉及基因组的其他任何改变。但目前在技术上还无法做到，因为要在人基因组的某个特异部位进行重组是一个非常复杂的过程。即使在不太复杂的模型系统中进行定位重组也不容易实现。然而原位修复的方法无疑是进行基因治疗最理想的途径和目的。

2．基因替代　基因替代（gene replacement）指通过同源重组（homologous recombination）即基因打靶（gene targetting）技术将外源正常的基因在特定的部位进行重组，去除整个变异基因，用有功能的正常基因取代之，从而使缺陷基因在原位特异性修复。传统上所谓的基因治疗实际上就是指基因替代疗法，就像外科移植手术一样。

3．基因增强　基因增强（gene augmentation）指将目的基因导入病变细胞或其他细胞，目的基因的表达产物可以补偿缺陷细胞的功能或使原有的功能得到加强。近十年来已经发展了许多有效的方法可将目的基因导入真核细胞并获得表达，因而是目前较为成熟的方法。这一方案最适宜隐性单基因疾病的治疗。

4．基因干预（gene interference）　导入外源基因去干扰、抑制有害的基因表达。例如，向肿瘤细胞内导入肿瘤抑制基因（如 *Rb* 或 *p*53），以抑制癌基因的异常表达；将特定的反义核酸（反义 RNA、反义 DNA）和核酶导入细胞，在转录和翻译水平阻断某些基因的异常表达，从而实现治疗的目的。反义核酸技术已被广泛用于肿瘤和病毒性疾病（如艾滋病）等的基因治疗研究中。

（二）基因治疗的途径

根据靶细胞的类型可将基因治疗分为生殖细胞基因治疗和体细胞基因治疗。从理论上讲，将受精前或胚胎发育早期细胞作为目标进行基因治疗是可行的、理想的，但由于技术困难和伦理学障碍使生殖细胞治疗目前仍为禁区。体外受精的发展也许可以推动人类生殖细胞基因治疗的研究。体细胞基因治疗只涉及体细胞的遗传转变，异常基因仍然会传递给后代。但此途径易于实施，在现代伦理道德上是可行的，现已被广泛接受作为严重疾病的治疗方法之一，而且已取得了可喜的成果。

（三）基因治疗的临床应用

基因治疗虽然为遗传病的治疗开辟了广阔的前景，但在临床实践中还存在导入基因的表达程度不高、安全风险及社会伦理道德等问题。因此目前在临床应用中还存在一定的局限性。目前可以用基因治疗的疾病主要有腺苷脱氨酶缺乏症、甲型血友病、乙型血友病、α_1 抗胰蛋白酶缺乏症、β 珠蛋白生成障碍性贫血、苯丙氨酸羟化酶缺乏症、囊性纤维化症、嘌呤核苷磷酸化酶缺乏症、鸟苷酸氨甲酰转移酶缺乏症、精氨酸琥珀酸合成酶缺乏症、葡萄糖脑苷脂酶缺乏症、次黄嘌呤 - 鸟嘌呤磷酸核糖转移酶缺乏症等（表 13-5）。

表 13-5 目前临床试用的遗传病基因治疗

疾病	传递的基因或产物	靶细胞或组织	载体
α_1- 抗胰蛋白酶缺乏症	α_1- 抗胰蛋白酶	呼吸道	脂质体
慢性肉芽肿	P47PHoX	骨髓细胞	反转录病毒
囊性纤维化	囊性纤维化跨膜调节蛋白	呼吸道	腺病毒、脂质体腺伴随病毒
家族性高胆固醇血症	低密度脂蛋白受体	肝细胞	反转录病毒
范可尼综合征	互补组 C 基因	造血祖细胞	反转录病毒
戈谢病	葡糖脑苷脂酶	周围血细胞或造血干细胞	反转录病毒
亨特综合征	艾杜糖醛酸 -2- 硫酸	淋巴细胞	反转录病毒
重症联合免疫缺陷	腺苷脱氨酶	淋巴细胞	反转录病毒

知识链接

基因治疗药物

2003 年 10 月，国家食品药品监督管理局对“重组人 p53 腺病毒注射液（今又生；Gendicine）”颁发新药证书，并于 2004 年 1 月及 4 月分别获得准字号生产批文和药品 GMP 证书，它是世界首个获准上市的基因治疗药物。

“今又生”实际上是一种重组腺病毒注射液，是将人的 *p53* 基因与 5 型腺病毒重组而成。病毒是外源基因 *p53* 的载体，携带 *p53* 进入靶细胞内发挥作用。人的 P53 蛋白可对高危癌前病变的 DNA 损伤进行修复，对 DNA 损伤无法修复的细胞，P53 蛋白可以诱导细胞凋亡。因为该病毒的毒性极弱，且病毒基因不能整合到宿主细胞基因组中，因此安全性高。载体经过基因工程改造之后，只对细胞实施一次感染，因而不能复制，故无遗传毒性。临床研究证明该药物具有广谱抗肿瘤作用，术中、术后使用该药物可消灭残留癌、预防复发；该药与放 / 化疗联合应用具有协同作用，对放 / 化疗无效的难治性患者，联合“今又生”治疗后，疗效明显提高；对不能耐受放 / 化疗的患者，单独使用也有疗效。

两年之后，第二个基因治疗药物 H101 在中国获批，它也是一种重组人 5 型腺病毒注射液，主要用于治疗头颈部肿瘤，并对非小细胞肺癌、肠癌、软骨肉瘤等癌症具有明显疗效。2012 年，欧洲药品局（EMA）批准了西方国家第一个基因治疗药物 Alipogene Tiparvovec（商品名 Glybera），用于治疗脂蛋白脂酶缺乏病（lipoprotein lipase deficiency，LPLD）。

目前已有越来越多的基因治疗药物投入临床试验阶段，基因治疗药物已经成为遗传病治疗的一个新的领域。

参考文献：

[1] Wang J T，Peng D Y，Chen M，et al. Gene delivery for lung cancer using non viral gene vectors. Pharmazie，2007，62（10）：723-726.

[2] http：//www. shfda. gov. cn/gb/node2/node3/node253/node291/userobject1ai4149. html

本章小结

1．遗传病诊断按时间分为产前诊断、症状前诊断和现症患者诊断。按诊断的方法分为临床诊断、系谱分析、细胞遗传学检查、生化检查、基因诊断以及皮肤纹理分析等。

2．临床诊断是指医生根据病史、家族史、婚育史以及症状、体征对患者疾病的病因、发病机制做出鉴别，以此作为制订治疗方案的方法和途径。系谱分析可以初步推测遗传病的遗传方式。细胞遗传学检查包括染色体检查和性染色质检查，可作为确诊染色体病的依据。生化检查以生化手段定性、定量地分析机体中酶、蛋白质和代谢物的检测方法，临床上常用于诊断一些遗传性代谢缺陷。基因诊断是利用分子生物学技术直接检测 DNA、RNA 以诊断基因突变或表达异常的方法。皮纹分析仅能作为某些遗传病初诊的辅助手段。

3．遗传病的治疗主要有手术治疗、药物治疗和饮食治疗。手术治疗是指采用外科手术切除、修补或替换病损器官，可有效减轻临床症状。饮食治疗的原则是禁其所忌，即限制某一代谢底物的摄入以达到治疗的目的。药物治疗的原则可概括为补其所缺和去其所余。基因治疗是运用 DNA 重组技术将基因导入受体细胞内，并使正常基因得以表达，或使基因的表达量恢复正常，或修复原来异常的基因，以达到治疗疾病的目的。虽然各种治疗技术不断发展，但是大多数遗传病没有治愈办法，因此遗传病的预防显得尤为重要。

自 测 题

一、名词解释

1．系谱分析　2．基因诊断　3．产前诊断　4．基因治疗

二、简答题

1．产前诊断的适应证有哪些？产前诊断的方法有哪几种？

3．基因诊断有哪些方法？

4．基因治疗需要满足哪些条件？

（黄雪霜）

第十四章　遗传病的预防与优生

学习目标

掌握：

1．遗传咨询、产前诊断、优生等概念。

2．遗传病预防的环节和主要措施。

熟悉：

1．遗传咨询的程序。

2．产前诊断的指征及方法。

3．遗传病再发风险的估计。

了解：

优生学的概念及先天缺陷的预防。

遗传性疾病常具有早发性和终身性的特点，而且它们大多数难于治疗或目前尚无有效、易于实施的治疗措施，因此，预防遗传病的发生和优生优育对提高全民族的人口素质就显得格外重要。1990 年，我国在北京、上海和长沙建立了三个国家级遗传医学中心，随后其他省市也分别拥有了各自的遗传医学中心，担负起我国遗传病预防和优生优育的工作任务。

第一节　遗传病的预防

避免有遗传缺陷的患儿出生，是控制遗传病蔓延的切实有效措施。遗传病预防主要包括遗传筛查、遗传咨询和产前诊断三个环节。

一、遗传筛查

遗传筛查（genetic screening）是以群体为对象，检测个人是否携带某种疾病的致病基因、易感基因型、风险基因型，在症状出现或孕育下一代之前就给予及时诊断的过程。遗传筛查主要包括新生儿筛查和携带者筛查，其目的是防止可能的疾病症状在个人身上发生或者遗传至后代。

（一）新生儿筛查

新生儿筛查（newborn screening）是在新生儿群体中，用快速、简便、敏感的检测方法，对一些危及儿童生命或生长发育、导致儿童智力障碍或残疾等的一些遗传性疾病进行筛查，从而使患儿在出现不可逆损伤前得到有效的治疗，防止或者减缓临床症状的出现，是出生后预防和治疗某些遗传病的有效方法。一些国家已将新生儿筛查列入优生的常规检查。我国在《中华人民共和国母婴保健法》中明确规定，"医疗保健机构应当开展新生儿先天性甲状腺功能低下、苯丙酮尿症等疾病的筛查，并提出治疗意见"。

目前，各地已广泛采用串联质谱（MS/MS）分析技术，能同时进行微量血中数十种代谢物定性定量分析，检测出包括氨基酸、有机酸、脂肪酸氧化代谢紊乱在内的40多种遗传代谢病。具体做法是在新生儿出生48小时后采足跟血制作滤纸干血片，经串联质谱仪检测和指标分析后，一般5个工作日即可出结果。例如PKU在我国的发病率为1/16500，临床表现为严重的智力低下，但如果通过新生儿筛查早期发现，采用低苯丙氨酸的饮食治疗，预后效果很好。

（二）携带者筛查

携带者是指表型正常但带有致病遗传物质的个体，一般包括：①隐性遗传病杂合子；②显性遗传病的未显者；③表型尚正常的迟发外显者；④染色体平衡易位的个体。其检查方法有临床检查、系谱分析、生化检查、细胞遗传学检查、分子遗传学检查等。例如，对于先天性代谢缺陷病，其杂合子虽然没有典型的临床症状，但相应酶和代谢产物的含量常常介于正常人和患者之间，因此，可以通过测定酶或代谢产物含量来检测携带者。

携带者检出对遗传病的预防具有积极意义，表现在：①虽然人群中许多隐性遗传病的发病率不高，但杂合子的比例却相当高。对发病率很低的遗传病，一般不做杂合子的群体筛查，仅对患者亲属及其对象进行筛查；对发病率高的遗传病，普查携带者效果显著。杂合子检出有效避免两个携带者婚配，或者对已婚配的两个携带者进行生育指导、产前诊断，就可以有效预防遗传病患者的出生。②延迟显性遗传病的携带者可能会在生育年龄后才发病，但他有1/2的机会将致病基因传递给后代。③染色体平衡易位携带者生育死胎及染色体病患儿的机会很大（见第六章），因此，对染色体平衡易位的亲属进行检查十分重要。

二、遗传咨询

遗传咨询（genetic counseling）也称遗传商谈，是咨询医师解答遗传病患者及其亲属所提出的有关某一遗传病的病因、诊断、遗传方式、治疗、再发风险和预防等问题，并提出指导性建议供患者及其亲属参考。遗传咨询的目的是确定遗传病患者和携带者，并对其后代患病的危险率进行预测，以便商谈应采取的预防措施，减少遗传病患儿的出生，降低遗传病的发病率，提高人群遗传素质。

（一）遗传咨询的种类及内容

根据遗传咨询中所提的问题可分为一般咨询、婚前咨询和生育咨询。

1．一般咨询　主要提出的问题有：①本人或亲属所患疾病是否为遗传病，能否治疗；②已知患者有某种遗传病或遗传病家族史，该病是否累及同胞和子女；③某些畸形、习惯性流产等是否与遗传有关，多年不孕的原因及应做哪些检查；④生育过遗传病患儿，欲生第二胎，再发病风险估计；⑤亲子鉴定。

2．婚前咨询　主要提出的问题有：①男女双方中一方患某种疾病，是否为遗传病，若结婚，后代患病的机会大小；②男女双方或一方的亲属中有遗传病患者，对婚姻的影响及子代健康评估；③男女双方有一定的亲属关系，如果结婚，对子代的影响有多大。

3．生育咨询　主要提出的问题有：①双方之一或亲属中患有某种遗传病，生育患儿的风险有多大，如何避免；②咨询者生育过遗传病患儿，再次生育是否会出现同样的患儿；③夫妻中一方有化学毒物或放射线等致畸因素接触史，是否会影响胎儿。

（二）遗传咨询的程序

遗传咨询程序包括采集信息、疾病诊断及遗传方式的确定、再发风险估计、商谈对策、遗传登记与随访。

1．采集信息　遗传咨询人员要全面了解咨询对象的情况，详细询问咨询对象的家族遗传病史、医疗史、生育史（流产史、死胎史、早产史）、婚姻史（婚龄、配偶健康状况）、环境因素和特殊化学物接触及特殊反应情况、年龄、居住地区、民族。收集先证者的家系发病情况，绘制出家系谱。

2．遗传病诊断及遗传方式的确定　遗传咨询人员根据确切的家系分析及医学资料、各种检查化验结果，诊断咨询对象是哪种遗传病或与哪种遗传病有关。单基因遗传病还需根据家系分析其遗传方式。

3．再发风险估计　再发风险率又称复发风险率，是指一个家系中已有某种遗传病患者，再出生同种遗传病患儿的风险或概率。染色体病和多基因遗传病以其群体发病率为经验风险，而单基因遗传病根据遗传方式进行家系分析，进一步进行发病风险估计，并预测其子代患病风险。再发风险一般用百分率（%）或比例（1/2、1/4 等）来表示。一般可分为三类：①再发风险为 10% 以上属高风险，常见于单基因遗传病患者和父母之一为染色体异常携带者的个体；② 5% ~ 10% 为中度风险，常见于多基因病；③ 5% 以下为低风险，主要是由环境因素引起的先天性缺陷、新基因突变和某些染色体病。高风险者不宜生育或需做产前诊断，低风险者对其生育可不必劝阻，中度风险者，可根据某种遗传病的病情程度予以适当指导。

4．商谈对策　遗传咨询应根据子代可能的再发风险率，为咨询者提供的对策有不宜结婚、避孕、绝育、人工流产、人工授精、产前诊断和改善症状等。建议采取适当的产前诊断方法，充分考虑诊断方法对孕妇和胎儿的风险等，为咨询者提供切实可行的意见和可供选择的各种对策，由咨询者自己选择。产前诊断方法有超声诊断、生化免疫、细胞遗传诊断、分子遗传诊断等，临床应用的标本采集方法主要有绒毛膜穿刺、羊膜腔穿刺、脐静脉穿刺等。

5．遗传登记与随访　为了控制该地区某遗传病的发生，在遗传咨询基础上必须进行遗传登记。其内容包括病史、发育史、婚育史、亲属病情、近亲婚配情况、系谱、资料统计分析整理等内容。遗传登记是为遗传病家系服务的，其内容为该家系的隐私，属于保密范围。

三、产前诊断

产前诊断（prenatal diagnosis），又称宫内诊断，是对胚胎或胎儿在出生前是否患有某种遗传病或先天畸形做出诊断。

（一）产前诊断的适应证

1．夫妇双方之一有染色体异常者，如平衡易位携带者或结构、数目异常等。

2．曾生育过染色体异常患儿的孕妇。

3．夫妇一方为某种基因病患者，或曾生育过基因病患儿的孕妇。

4．有两次以上不明原因流产史的夫妇。

5．生育过先天性神经管畸形儿或其他多发性畸形儿的孕妇。

6．孕早期服用过致畸药物或夫妇一方有明显致畸因子接触史。

7．35 岁以上的高龄孕妇。

8．夫妇一方家系中有 Down 综合征或其他染色体病患者。

（二）产前诊断的方法

目前，产前诊断主要从影像学、生物化学、细胞遗传学和分子遗传学四个方面进行，常用的方法如下。

1．超声扫描　超声扫描是一种安全无创的检测方法，能够详细检查胎儿的外部形态和内部结构，使许多遗传性疾病得到早期诊断。目前使用最广泛的是 B 超，可用计算机将二维图像转化为三维图像，有效提高分辨率。超声扫描可以诊断的疾病有：神经管缺陷、脑积水、无脑畸形；唇、腭裂，颈部淋巴管肿瘤；心血管畸形；其他器官异常，如先天性单侧肾缺如、先天性幽门狭窄、先天性巨结肠等。

2．羊膜穿刺 羊膜穿刺（amniocentesis）是在B超的监视下，用消毒的注射器抽取胎儿羊水。可以对抽取的羊水和其中的胎儿脱落细胞进行生化检查、细胞遗传学分析和基因诊断。例如检测羊水中甲胎蛋白（AFP）的含量可判断不同的遗传病，如果AFP含量显著增加，提示胎儿可能有开放性神经管畸形，如无脑儿、脊柱裂等；如果AFP含量降低到一定水平，则有可能是Down综合征患儿。羊膜穿刺一般在妊娠16～20周进行，流产的风险相对较小。

3．绒毛取样法 绒毛取样（chorionic villus sampling，CVS）一般在妊娠7～9周进行，是妊娠早期的诊断方法。该法也是在B超监视下，用特制的取样器，从阴道经宫颈进入子宫，沿子宫壁到达取样部位，用内管吸取绒毛。绒毛取样的优点是检查时间早，需要做出选择性流产时，给孕妇带来的损伤和痛苦较小。缺点是经子宫颈取样标本容易被污染，胎儿和母体感染和操作不便，引起流产的风险是羊膜穿刺的两倍。

绒毛取样获得的标本可用来诊断染色体病、遗传代谢病、性别鉴定及目前可用DNA进行诊断的疾病。

4．脐带穿刺术 脐带穿刺术（cordocentesis）是在B超的监视下，用细针经腹壁、子宫进入胎儿脐带抽取胎儿血液。取样时间最好在妊娠18周，常用于因错过绒毛取样或羊膜穿刺最佳时机或羊水检查失败的补救措施，还可以检测胎儿的血液系统疾病、先天性免疫缺陷和某些单基因病。

5．胎儿镜检查 又称羊膜腔镜或宫腔镜检查，它可在进入羊膜腔后，直接观察胎儿的外形、性别和发育状况，是否有畸形，还可以同时抽取羊水或胎血进行检查，或进行宫内治疗。因此，理论上这是一种最理想的方法。但由于操作困难，容易引起多种并发症，目前还不能被广泛采用。胎儿镜检查的最佳时间是妊娠18～20周，可以诊断大疱性表皮松解症及某些皮肤病。

6．分离孕妇外周血中的胎儿细胞 及早获取胎儿细胞对于产前诊断十分重要，但绒毛取样和羊膜穿刺对胎儿和母体都是创伤性，在临床应用上受到了一定的限制。从20世纪90年代末，人们开始探索一种无创伤性的出生前诊断方法。研究发现，妊娠期少量胎儿细胞可以通过胎盘进入母体血液中，可以采用流式细胞仪分离技术、磁激活细胞分选技术、免疫磁珠法和显微操作分选法，从孕妇外周血、孕妇血浆或血清中分离提取胎儿细胞。取样时间一般为妊娠7～9周，但用这些方法富集的胎儿细胞很少，需要用高灵敏的技术方法如PCR进行下一步分析检测。

7．植入前诊断 随着人工授精、试管婴儿和胚胎移植技术的开展，以及单个细胞基因诊断技术的应用，目前正探索在胚胎植入前诊断（pre-implantation diagnosis）。在受精后6天胚胎着床前，通过显微操作技术取出一个细胞，应用PCR、FISH等技术进行特定基因和染色体畸变的检测，将人类的遗传缺陷掌控在最早阶段，这是遗传病产前诊断的重大突破。

第二节 优 生 学

一、优生学概述

优生学（eugenics）是用遗传学的原理和方法研究如何防止出生缺陷、改善人类遗传素质的一门学科。它是一门多学科互相交叉、互相渗透的综合性学科，涉及医学遗传学、临床医学、环境科学等领域，同时也涉及人口学、伦理学、社会学、法学等学科。因此需要多学科的协作研究，才能促进优生学的良好发展。

（一）优生学研究的主要内容

按照优生学的研究任务可分为：

1．正优生学（演进优生学、积极优生学）是研究如何采取有效措施增加优良表型的等位基因频率，以便繁衍优秀的后代。现在能应用的科技手段主要有人工授精、试管婴儿、胚胎移植、基因重组与基因治疗。

2．负优生学（预防优生学、消极优生学）是研究如何采取有效措施降低人群中的不利基因频率，预防、减少有严重遗传疾病的患儿出生。主要采取的方法有优生咨询、产前诊断、以优生为目的的人工流产、绝育术、婚前保健、孕期及围生期保健等。负优生学具有现实价值，是我们现阶段开展优生工作的主要途径。

另外，按现代优生学的研究范围可分为：基础优生学、临床优生学、环境优生学、社会优生学。

（二）优生学研究的意义

据资料报道，我国每年出生人口中有 40 ~ 80 万有出生缺陷。从遗传病的发病率来看，我国人口中估计 20% ~ 25% 的人患有各种遗传病，发育不全、智力低下、身材畸形和痴呆的低能人约有 1000 多万，其中严重智力障碍者多达 200 万。在经济文化落后的山区，由于近亲结婚和劣质婚姻，出生缺陷发生率更高。因此，在我国积极开展优生运动，提高全民的优生认识，采取各种措施降低出生缺陷、提高人口质量不仅是我国社会主义现代化建设的需要，也是全世界人类社会发展的需要。

二、优生措施

预防出生缺陷，改善人类的遗传素质，是优生学研究的主要内容，其主要方法包括婚育指导和辅助生殖等。

（一）婚前指导

1．近亲不宜结婚　近亲结婚是指血缘关系相近的个体间的婚配。我国婚姻法已明确规定，“直系血亲和三代以内的旁系血亲禁止结婚”。这是因为具有共同祖先的个体间遗传基因是非常相似的，亲缘关系越近，存在相同遗传基因的可能性越大，遗传病发生率就越高。如 AR 病发病率与近亲结婚密切相关。另外，许多多基因病如精神分裂、糖尿病和脊柱裂等患者的家族成员间如近亲婚配，则其子女患病的风险亦较非近亲为高。

2．提倡适龄生育　过早、过晚生育不利于优生。如果早育，正在急速发育中的母亲不能及时供给胎儿生长发育所需要的大量营养物质，以致会影响胎儿的体质和智力发育。早育的男性所产生的精子数量少，质量低，易发生精子染色体异常等情况。推迟生育年龄并不是越晚越好，35 岁以上高龄妇女，由于卵巢功能开始衰退，卵子的染色体老化、畸变的可能性增大，导致胎儿畸形、智力低下的发生率增高；男性生育年龄过大，精子的基因突变率和染色体畸变率也相应增高。

从妇产科学和社会学的角度看，女性最佳生育年龄为 24 ~ 29 岁，男性为 26 ~ 30 岁，此时身体发育成熟、激素分泌旺盛，有利于正常胚胎的形成和发育。

3．避免未婚生育　未婚先育对孕妇的生理和心理极为有害。首先，未婚先育的孕妇由于心理压力大，精神紧张、恐惧、忧心忡忡，不仅对孕妇本人的健康不利，更主要的是胎儿无法得到充足的营养而影响胎儿的发育。未婚先育妇女体内释放过多的去甲肾上腺素、乙酰胆碱等化学物质，通过脐带进入胎儿体内，对胎儿产生不良影响。有些未婚先孕女性经过多次人工流产，常引起许多并发症或后遗症，如盆腔感染、子宫出血或损伤，有时可造成月经不调、闭经、继发不孕甚至终生不孕等。

（二）生育指导

1．孕前准备 孕前准备工作主要包括心理、身体和物质的准备。心理准备主要是调整心理、精神状态，准备迎接新生命的诞生；身体方面的准备是指及时医治可能会影响孕期母儿健康的疾病，建立健康的生活方式，远离可能危害胎儿健康的危险因素如吸烟、饮酒等；物质方面的准备是指做好孕期及哺育孩子所需物质及资金的储备。

2．孕期保健 注重妊娠期间的饮食，保证胎儿生长所需的营养。减少和预防药物对胎儿的不良影响，确保后代的健康，妊娠期间特别是妊娠前三个月的孕妇务必谨慎用药。整个孕期应绝对禁止饮酒和吸烟，因为酒精可通过胎盘进入胎儿体内，损伤胎儿脑细胞，使脑细胞发育停止，造成功能障碍，发生“胎儿酒精中毒综合征”；孕妇主动和被动吸烟，可引起胎儿发育迟缓、出生低体重儿，先天畸形等危险。孕妇尽量远离放射线，如放射检查、放射治疗和从事接触射线的工作。研究证实，放射线可导致胎儿发育缺陷、畸形、白血病、恶性肿瘤以至死胎。避免病毒和寄生虫等宫内感染，宫内感染可导致流产、宫内发育迟缓、先天畸形、早产、死产、智力发育障碍等。

3．产前诊断 在婚前咨询和孕期保健的基础上，如发现异常迹象应该马上进行产前诊断（见本章第一节）。

（三）辅助生殖

辅助生殖技术（assisted reproductive technology，ART）是指采用医疗辅助手段使不育或不宜正常生育的夫妇妊娠的技术，包括人工授精（artificial insemination，AI）和体外授精 - 胚胎移植（*in vitro* fertilization and embryo transfer，IVF-ET）及其衍生技术两大类。

1．人工授精（AI） 是以非性交方式将精子置入女性生殖道内，使精子与卵子自然结合，实现受孕的方法。人类最早一例成功的 AI 治疗是 John Hunter 于 1790 年为严重尿道下裂患者的妻子进行的配偶间人工授精。由于精液来源不同，AI 又分夫精人工授精（AIH）和供精（非配偶）人工授精（AID）。AIH 治疗的适应证为性交障碍、精子在女性生殖道内运行障碍和少精、弱精症；AID 治疗的适应证为无精症、男方有遗传性疾病和夫妻间特殊性血型或免疫不相容。1983 年我国原湖南医学院人类生殖工程研究室进行国内首例人工授精成功，目前已有多家医院开展此项工作。

2．体外授精 - 胚胎移植（IVF-ET） 该技术是将从母体取出的卵子置于培养皿内，加入经优选诱导获能处理的精子，使精卵在体外授精，并发育成前期胚胎后移植回母体子宫内，经妊娠后分娩婴儿。由于胚胎最初 2 天在试管内发育，所以又叫试管婴儿技术。1978 年英国诞生了世界第一个试管婴儿，1988 年原北京医科大学诞生了我国第一个试管婴儿。此技术的适应证为：①输卵管堵塞；②子宫内膜异位伴盆腔内粘连或输卵管异常，使精子在盆腔内被巨噬细胞吞噬；④男性轻度少精、弱精症；④免疫性不育、抗精子抗体阳性；⑤原因不明的不育。

3．卵泡浆内单精子显微注射（ICSI） 这一技术是在针对男性精子数量不足、功能异常导致受精障碍所采取的体外授精的微滴法、透明带部分切除法及透明带下授精等方法基础上发展起来的。适应证为严重少精、弱畸精症、输精管阻塞、先天性双侧输精管缺如以及输精管结扎后子女伤亡、吻合输精管失败或无法吻合者。ICSI 是治疗男性不育的有效方法，但目前研究揭示，严重少精、弱精症是由染色体镶嵌型异常引起，先天性双侧输精管缺如则常与囊性纤维膜传导基因突变有关，两者都是遗传病，对这两种患者治疗前应告知遗传风险，妊娠后需进行详细的产前诊断，有异常需终止妊娠，或在胚胎移植前进行遗传学诊断，筛选优质胚胎移植。

4．赠卵 IVF-ET 该技术最早由 Trounson 等于 1983 年报道首例妊娠成功。适应证为：①卵巢功能衰竭或无卵巢；②女方有遗传性疾病或染色体异常。除了治疗适应证患者外，还能为研究胚胎、子宫内膜、类固醇激素的相互作用提供人类模型，临床应用前景广阔。

知识链接

出生缺陷

出生缺陷（birth defect）已成为全球公共卫生问题，全世界每年有6%的活产婴儿（约790万）患有严重的遗传性出生缺陷。统计数据显示，至今全世界共有超过7000种遗传性（部分遗传性）出生缺陷的报道，其中前5种遗传缺陷为：先天性心脏病、神经管畸形、血红蛋白病、Down综合征、葡萄糖-6-磷酸脱氢酶缺乏症。

据统计，非洲、中东不发达国家新生儿出生缺陷约为6%～8%，例如苏丹为8.2%、贝宁为7.79%、沙特阿拉伯为8.13%等；而西欧、北美等发达地区这一数字低于5%，出生缺陷率最低的五个国家是俄罗斯（4.29%）、瑞士（4.25%）、澳大利亚（4.17%）、奥地利（4.16%）和法国（3.97%），无一例外是发达国家。我国出生缺陷比率为5.12%，虽低于世界平均值，但由于人口基数大，每年新增加的出生缺陷患儿数目庞大。据调查，我国残疾人口中，先天性致残者约814万，约占残疾人总数的9.6%，其中，肢体残疾、听力残疾和智力残疾所占比例较大，分别为28.62%、24.97%和21.57%；在998万智力残疾人口中，先天性智力障碍占21.36%。

出生缺陷是造成我国儿童死亡的第二大原因，全国出生缺陷监测数据表明，我国围生期出生缺陷总发生率呈上升趋势，由2000年的10.979‰上升到2011年的15.323‰，出生缺陷儿中约30%在5岁前死亡，40%为终生残疾。2000—2011年期间，先天性心脏病、多指（趾）、唇裂伴或不伴腭裂、神经管缺陷、先天性脑积水等10类疾病是我国围产儿前10位高发畸形，2000年这10类畸形占所有出生缺陷病例的72.1%，2011年这一比例下降到65.9%，这一数据表明我国优生优育工作已初见成效。

参考文献：

[1] 中国出生缺陷防治报告（2012）. http://www.gov.cn/gzdt/2012-09/content_2223371.htm.

[2] http：//www. marchofdimes. org/mission/march-of-dimes-global-report-on-birth-defects. aspx.

本章小结

1. 绝大多数遗传病不可治愈，因此预防患儿出生是减少遗传病危害的最好措施。遗传病的预防工作包括遗传筛查、遗传咨询和产前诊断。遗传筛查主要指新生儿筛查和携带者筛查。新生儿筛查可在患儿出现不可逆损伤之前确诊并得到治疗。携带者包括隐性致病基因携带者、不外显或延迟显性的显性致病基因携带者和染色体异常携带者，携带者的检出可明确其后代再发的高风险，有效避免该个体生育患者。遗传咨询是指咨询医师解答患者及其亲属所提出的有关某遗传病的病因、诊断、遗传方式、治疗和再发风险估计和预防等问题。产前诊断又称宫内诊断，是预防患者出生的最后环节，目前产前诊断按照是否具有创伤性分为侵入性检查和非侵入性检查，例如绒毛吸取、羊水穿刺、脐血穿刺、胎儿镜检查为侵入性检查，而超声检查、分离母血中胎儿细胞进行细胞学检查、植入前诊断等为非侵入性检查。

本章小结

2．遗传病的优生包括正优生学与负优生学，正优生学是研究如何增加优良表型的等位基因频率，以便繁衍更加优秀的后代，例如人工授精、重组DNA技术。负优生学研究如何采取有效措施降低人群中不利基因的频率，例如遗传咨询、婚姻指导、新生儿筛查等。我国主要的优生措施包括婚前指导、生育指导和辅助生殖。

自测题

一、名词解释

1．遗传咨询　2．复发风险率　3．优生学　4．正优生学　5．负优生学

二、简答题

1．说出携带者的筛查包括哪几个方面。
2．写出新生儿筛查的几种遗传病常用和检查的方法。
3．写出遗传咨询的种类、内容和程序。
4．说出优生的主要措施和婚育指导的主要内容。

（黄雪霜）

附录　医学遗传学实验

实验一　人体外周血淋巴细胞培养及染色体标本制备

【实验目的】

1．掌握人类外周血淋巴细胞培养与染色体标本制备的原理。

2．熟悉人体外周血淋巴细胞染色体标本制备的步骤。

【实验原理】

人体外周血淋巴细胞培养及其染色体标本制备是研究显示人染色体的最常用方法。该方法广泛应用于基础医学研究、临床染色体检查和染色体病的诊断等。

人体外周血中的小淋巴细胞，是处于 G_0 期的已分化细胞，一般不再分裂增殖，所以，在离体血培养细胞中几乎找不到正在分裂的淋巴细胞。菜豆中提出的植物血细胞凝集素（植物血凝素，PHA）可以刺激小淋巴细胞进行有丝分裂，在 PHA 作用下，处在 G_0 期的小淋巴细胞可转化为具有分裂能力的淋巴母细胞，重新进入细胞周期进行细胞分裂。由于细胞分裂中期染色体最典型、最清晰，所以，显示中期染色体是染色体标本制备的目标。秋水仙碱可抑制纺锤丝的形成，在终止细胞培养前数小时加入适当浓度的秋水仙碱，阻抑分裂中期活动而使细胞分裂停滞于中期，就可获得许多中期分裂象细胞。

在染色体标本的制备过程中，需要低渗处理使细胞体积胀大、染色体分散良好；同时还需用固定液保持染色体形态。0.075mol/L 的 KCl 为最常用的低渗液，它可以使细胞膜、核膜胀破，染色体分散，胞质背景降低。醋酸具有膨胀、固定的作用，它与甲醇混合固定，可以获得形态较好的染色体。

【实验用品】

1．仪器设备　隔水式恒温培养箱，冰箱，鼓风干燥箱，高压蒸汽消毒锅，超净工作台，分析天平，粗天平，离心机，无菌正压滤器，无菌注射器（1ml，2ml，5ml），针头，链霉素培养瓶及瓶塞，肝素小瓶及瓶塞，光学显微镜，5ml 刻度离心管，搪瓷盆（盘），试管架，片盆，片盒，止血带，棉签，大吸球，小吸头，pH 试纸，废液缸，解剖剪子，镊子，记号笔，预冷的载玻片，酒精灯，火柴，染色缸，擦镜纸，实验室其他设备（如烧杯、量筒、吸管等）。

2．试剂　RPMI-1640 培养液，小牛血清，520U/ml 肝素，40μg/ml 秋水仙碱，双抗（青霉素、链霉素），植物血凝素（PHA），固定液（甲醇：冰醋酸为 3：1，现用现配），0.075mol/L KCl 低渗液，pH 6.8 磷酸缓冲液，5%$NaHCO_3$，2.5% 胰酶溶液（Hanks 液配制），0.4% 酚红，Giemsa 染色液，1 mol/L HCl，1 mol/L NaOH，二甲苯和香柏油。

3．材料　人静脉血。

【实验步骤】

1．淋巴细胞培养液配制：

RPMI-1640 液	80%
小牛血清	20%
PHA	适量（根据厂家说明书的使用量）

肝素 100 U

双抗 100 U/ml

细胞生长因子 适量

最后将配好培养液的酸碱度调至 pH = 7.2 ~ 7.4，在无菌的条件下进行配制分装（每瓶 5ml），4 ℃冰冻保存。

2．采血与接种

（1）用无菌注射器抽取肝素（520U/m1）0.2ml 湿润针筒后，在肘部常规消毒，取静脉血 1 ~ 2 ml，转动针筒以混匀肝素。

（2）立即插入灭菌小瓶内，送至超净工作台。在酒精灯火焰旁将血接种到 2 ~ 3 个盛有 5 ml 培养液的培养瓶内（已在室温解冻，瓶盖消毒），每瓶 0.2 ~ 0.3 ml（7 号针头滴 13 滴），轻轻摇动至均匀。

3．细胞培养

（1）将培养瓶放入 37 ℃培养箱内培养 72 h。

（2）在终止培养前 2 ~ 4 h，将 40μg/ml 秋水仙碱 1 ~ 2 滴（7 号针头）加入培养瓶内，摇匀，放回 37℃培养箱内继续培养 2 ~ 4 h。

4．制片

（1）收集细胞：从培养箱中取出培养瓶，用吸管充分吹打瓶壁，将培养物吹打均匀，吸取培养物移入 10ml 刻度离心管中，离心 10 min（1500 r/min），吸去上清液，保留底物。

（2）低渗处理：每管加入 5ml、37 ℃预温的 0.075mol/L KCl 低渗液，用吸管轻轻吹打均匀，置于 37 ℃温箱静置 20 ~ 25min，达到红细胞破坏、淋巴细胞膨胀及染色体分散的目的。

（3）预固定：加入 2 ~ 3 滴新配制的固定液（甲醇：冰醋酸为 3：1），将细胞轻轻吹打均匀，放入离心机中，离心 10 min（1500 r/min），吸去上清液，留下沉淀物。

（4）第一次固定：加固定液 5ml，吹打均匀，室温固定 30min，放入离心机中，离心 10min（1500 r/min），吸去上清液，留下沉淀物。

（5）第二次固定：加固定液 5ml，吹打均匀，离心 10min（1500r/min），去上清液，留沉淀物。

（6）滴片：每管加入 0.2 ~ 0.3ml 固定液，用吸管吹打均匀，制成细胞悬液。用滴管吸取细胞悬液 2 ~ 3 滴，约以 20cm 的距离滴在冰水预冷的洁净载玻片上，立即用口吹散，在酒精灯上烘干（一过性微烤几次），将制片放入片盘，空气干燥后，收集于片盒中。

（7）常规染色和观察：将制片放于光镜下观察，先在低倍镜下找到分散良好的染色体，换高倍镜、油镜，认真观察。

5．常规染色和 G 显带染色

（1）常规染色：待制片晾干后，放入装有 1：10 Giemsa 染液的染色缸中染色 10 ~ 20 min，自来水冲洗、晾干。

（2）G 显带染色

1）取 2.5% 胰酶溶液 5ml，加入染色缸中，加入 45ml 生理盐水，用 1mol/L HCl 或 1mol/L NaOH 及酚红调节胰酶溶液成紫红色（pH 6.8 ~ 7.2），置 37 ℃预温。

2）将玻片标本放入胰酶溶液中处理 25 ~ 45s，不断轻轻摇动玻片，使胰酶作用均匀。随着处理标本数量增加，胰酶逐渐消耗，胰酶作用时间逐渐延长。

3）取出染色体玻片标本，置于 37 ℃预温的生理盐水中，然后用蒸馏水冲洗玻片（或轻甩，除去多余的胰酶）。

4）将玻片标本放入 37 ℃预温的 Giemsa 染液中，染色 5 ~ 10 min。

5）自来水冲洗，在空气下干燥，显微镜观察。

【注意事项】

1. 器皿洗涤一定要干净，不能有酸碱残留。

2．接种外周血不能太少或太多，避免细胞数量过少或因营养不够生长不好。

3．细胞培养温度应保持在 37 ℃ + 0.5℃的范围。

4．秋水仙碱一定要避光保存，配制后使用期不能超过半年，秋水仙碱的处理时间不要少于 4h，也不要超过 6h。

5．低渗的时间、温度会影响染色体的分散和分裂象的数目。

6．离心机最好用水平式，转速过快或过慢直接影响标本片的质量。

7．固定液一定要现用现配，固定要彻底，第一次固定不少于 30min，加固定液不能过快，要沿管壁慢慢加入，否则染色体容易扭转；固定作用不足，染色体出现毛刷状。

8．载玻片的清洁度、冷冻温度会影响染色体的铺展。

9．制备 G 显带染色体标本时，要严格控制胰酶消化时间，时间不足显不出带纹，时间过长，会使染色体不规则或形成空泡状。

【实验作业】

每人交两张染色体标本制片。

实验二　人类染色体的形态观察

【实验目的】

1．掌握人类染色体的形态数目和分组特征。

2．熟悉染色体计数和性别鉴定方法。

【实验用品】

显微镜、香柏油、二甲苯、人类染色体非显带标本制片、人类染色体 G 显带标本制片、显微镜投影、计数器。

【实验步骤】

1．染色体的形态特征观察

（1）染色体的相对长度：指每条染色体的长度占 22 条常染色体的和加上 X 染色体长度总和的百分比。

（2）臂比率：指每条染色体长臂长度与短臂长度之比。

（3）着丝粒指数：指每条染色体短臂长度占该染色体全长的百分比。

（4）随体的有无。

根据人类染色体分组特征，掌握各组染色体的识别特征及每组内各对染色体的识别特征。重点观察染色体大小、着丝粒位置、有无次缢痕、有无随体。

首先在低倍镜下找到分散好的染色体分裂象，移到视野的中央（图Ⅱ -1）；转换高倍镜后将染色体分裂象移到视野的中央；转换油镜后将染色体分裂象移到视野的中央（图Ⅱ -2）。观察和计数。

2．染色体计数

方法一：当找到分散好的核型，用标本推进器，先选择视野中核型的左上缘开始计数，从左上缘数到右上缘，用标本推进器向前移动一个单位距离再由右缘数到左缘，不断往复直到数完核型的全部染色体数为止。

方法二：当找到分散好的核型，根据自然分散的核型，将核型划成几个区，分别数完几个区

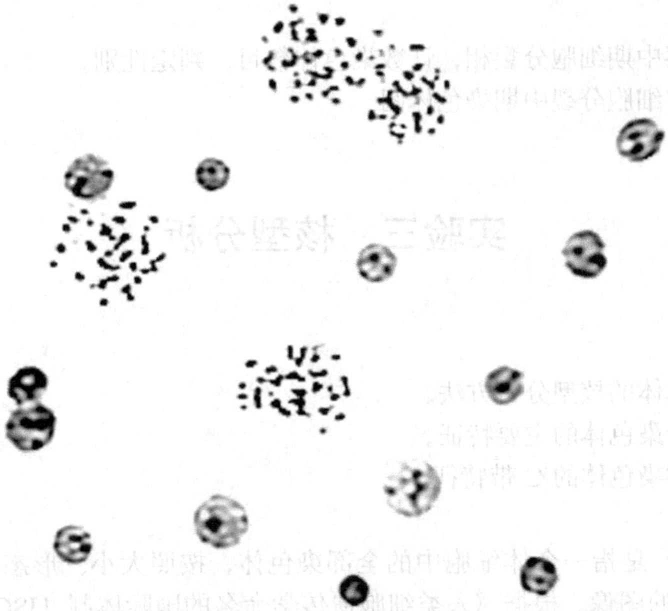

图Ⅱ-1　正常人外周血淋巴细胞染色体中期分裂象（低倍镜 10×）

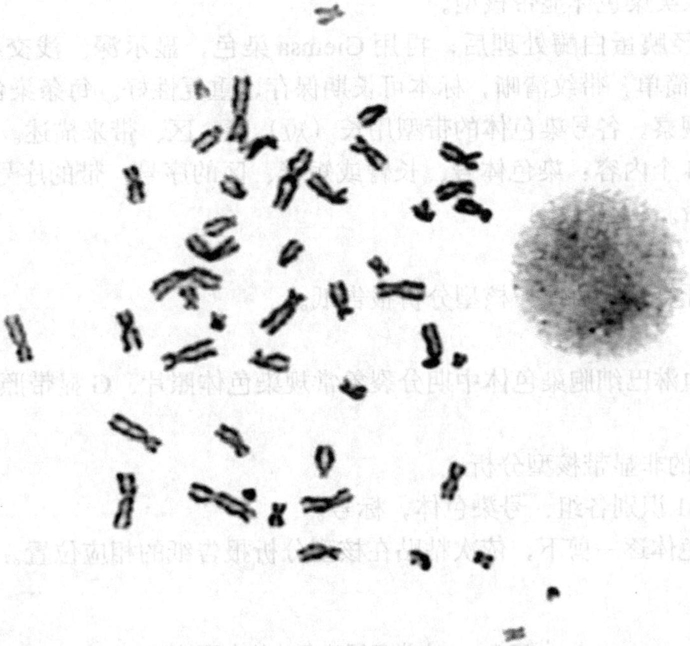

图Ⅱ-2　正常人外周血淋巴细胞染色体中期分裂象（油镜 100×）

的染色体数，将各区染色体数加起来得到染色体数。

3．性别鉴定方法　G 组是核型中最小的近端着丝粒染色体，Y 染色体属于 G 组染色体。当 G 组染色体数是 4 个时，为女性；当 G 组染色体数是 5 个时，为男性。

4．G 显带染色体标本观察　用常规染色的染色体标本，不能准确地区分各号染色体。为了更准确地识别每一条染色体，需采用显带技术，使各号染色体经特殊染色后在其长、短臂上，显示出特定的明暗相间的带纹。

观察 G 显带染色体，参照实验三的“人类染色体 G 带带型特征及识别要点”表，初步识别各号染色体。

【实验作业】

1．在油镜下观察中期细胞分裂相，计数染色体数目，判定性别。

2．绘制正常人体细胞分裂中期染色体图。

实验三　核型分析

【实验目的】

1．掌握人类染色体的核型分析方法。

2．熟悉人类各号染色体的主要特征。

3．了解正常人类染色体的 G 带特征。

【实验原理】

核型（karyotype）是指一个体细胞中的全部染色体，按照大小、形态特征和着丝粒的位置进行分组排列所构成的图像。根据《人类细胞遗传学命名的国际体制（ISCN）》，将待测细胞的核型进行染色体数目、形态结构特征的分析，确定其是否与正常核型完全一致，称为核型分析（karyotype analysis）。目前，人类正常核型包括以丹佛体制为依据的人类染色体非显带核型和以巴黎会议为依据的人类染色体显带核型。

将染色体标本经胰蛋白酶处理后，再用 Giemsa 染色，显示深、浅交替的染色横纹，称 G 带。G 带的制作方法简单，带纹清晰，标本可长期保存，重复性好。每条染色体都有恒定的带型，在普通光镜下即可观察。各号染色体的带型用长（短）臂、区、带来描述。若要表明某染色体上的位置，必须写明 4 个内容：染色体号、长臂或短臂、区的序号、带的序号，如 lp22，即指 1 号染色体短臂 2 区 2 带。

【实验用品】

剪刀、胶水、牙签、眼科镊、核型分析报告纸。

【实验材料】

正常人类外周血淋巴细胞染色体中期分裂象常规染色体照片、G 显带照片各一张。

【实验步骤】

1．人类染色体的非显带核型分析

（1）根据表Ⅲ -1 识别各组、号染色体，标号。

（2）将各条染色体逐一剪下，依次粘贴在核型分析报告纸的相应位置。

（3）写出核型。

表Ⅲ-1　人类各号染色体的主要特征

组号	染色体号	大小	着丝粒位置	次级缢痕	随体	可鉴别程度
A	1 ~ 3	最大	中（1、3 号） 亚中（2 号）	1 号常见	无	可鉴别
B	4 ~ 5	次大	亚中		无	难鉴别
C	6 ~ 12、X	中等	亚中	9 号常见	无	难鉴别（X 位于 6、7 号之间）
D	13 ~ 15	中等	近端		有	难鉴别
E	16 ~ 18	小	中（16 号）； 亚中（17、18 号）	16 号常见	无	16 号可鉴别，17、18 号难鉴别
F	19 ~ 20	次小	中		无	难鉴别
G	21 ~ 22、Y	最小	近端		21、22 号有，Y 无	21、22 号难鉴别，Y 可鉴别（Y 两长臂平行）

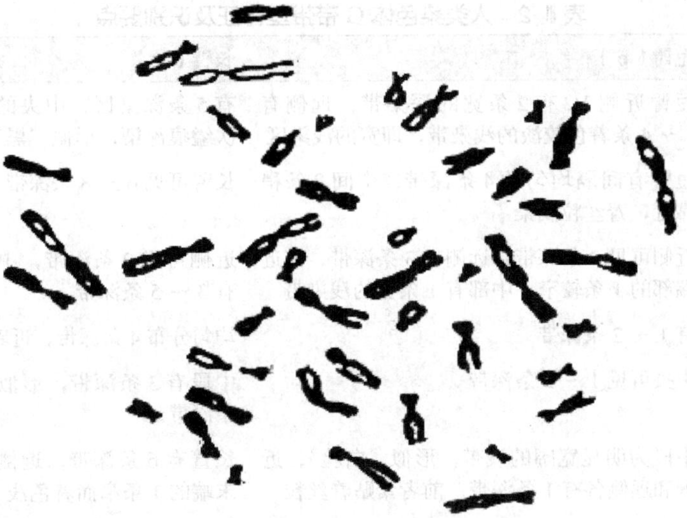

图Ⅲ-1　细胞分裂中期染色体的显微摄影照片放大图像

2．正常人类 G 带染色体核型分析

(1) 根据表Ⅲ-2 识别各组、号染色体，标号。

(2) 将各条染色体逐一剪下，依次粘贴在核型分析报告纸的相应位置。

(3) 写出核型分析结果。

【注意事项】

1．按形态剪裁时两端末尾留一段空白，防止剪掉染色体的末端。

2．按组画线，染色体着丝粒粘贴到直线上，长臂贴到直线的下方，短臂贴到直线上方。

3．同源染色体粘贴在一起，两条染色体下方正中注序号。

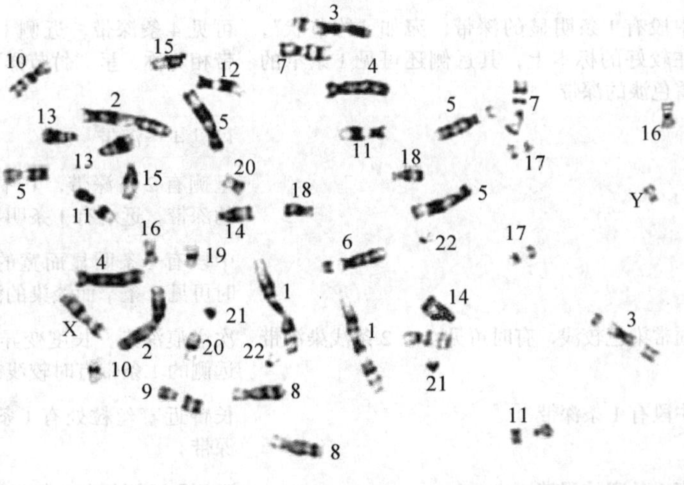

图Ⅲ-2　正常人类染色体 G 带带型染色体的显微摄影照片放大图像

【实验报告】

1．剪贴一个 G 显带正常人类染色体核型照片。

表Ⅲ-2　人类染色体 G 带带型特征及识别要点

组	染色体号	着丝粒	短臂（p）	长臂（q）
A	1	中央	短臂近侧 1/2 有 2 条宽的深染带，远侧有 3 ～ 4 条着色较淡的浅染带，即宽的浅染区	有 5 条深染区，中央的 1 条最宽和最深，长臂次缢痕深染，形似“黑三角”
	2	亚中	短臂有间隔均匀的 4 条深带，中间 2 条稍靠近，着丝粒浅染	长臂可见 6 ～ 8 条深带
	3	中央	近侧可见 2 条深带；远侧有 3 条深带，其近端部的 1 条较窄，中部有 1 条宽的浅染带	近侧可见 2 条深带，中部是宽的浅染带，远侧有 3 ～ 5 条深带
B	4	亚中	有 1 ～ 2 条深带	均匀分布 4 条深带，近着丝粒的那条相对更明显
	5	亚中	中央可见 1 ～ 2 条深带	中段有 3 条深带，形似“黑腰”，远端有 1 ～ 2 条深带
C	6	亚中	中段为明显宽阔的浅带，形似“白脸”，近侧和远侧各有 1 条深带，前者紧贴着丝粒	长臂有 6 条深带，近侧 1 条紧贴着丝粒，远侧末端的 1 条窄而着色浅
	7	亚中	有 3 条深带，末端 1 条较宽而且色深，形如“瓶盖”	有 3 条明显的深带，远侧 1 条较浅且可分为 2 条
	8	亚中	有 2 条深带，被 1 条浅带隔开，这是 8 号染色体的特征	有 3 ～ 5 条带，远侧段有 1 条明显而且恒定的深带
	9	亚中	有 3 条深带，远侧的 2 条有时融合为 1 条	可见明显的 2 条深带，次缢痕一般不着色，在有些标本上呈现出特有的狭长颈部
	10	亚中	有 1 ～ 2 条深带	有间隔均匀的 3 条深带，近侧的 1 条着色最深，这是其特点
	11	亚中	近中段可见 1 条宽的深带，在处理较好的标本上，其可分为 2 条较窄的深带	近侧有 1 条深带，紧贴着丝粒，中段有 1 条较宽的深带，在这条带与近侧深带间有 1 条宽的浅带
	12	亚中	中段可见 1 条深带	近侧有 1 条紧贴着丝粒的深带，中段有 1 条宽的深带，2 条深带之间的浅带比 11 号的浅带稍窄
	X	亚中	中段有 1 条明显的深带，宛如“竹节状”，在较好的标本上，其远侧还可见 1 条窄的着色淡的深带	可见 4 条深带，近侧 1 条最明显，与短臂的深带相对称，呈“竹节样”
D	13	近端		可见 4 条深带
	14	近端		近侧有 2 条深带，其中段有 1 条着色较淡且窄的深带，远端有 1 条明显的深带
	15	近端		中段有 1 条明显而宽的深带，远侧端浅染，有时可见 2 条窄而淡染的深带
E	16	中央	通常染色较浅，有时可见 1 ～ 2 条浅染深带	次缢痕深染，长度变异大，此外还有 2 条深带，远侧的 1 条带有时较浅或不明显
	17	亚中	中段有 1 条深带	长臂近着丝粒处有 1 条窄的深带，远侧有 2 条深带
	18	亚中	有 1 条窄的深带	近侧和远侧各有 1 条明显的深带，近侧的宽而浓
F	19	中央	着色最浅	着丝粒及周围深染，其余均为浅染
	20	中央	有 1 条明显的深带	在远侧端可见 1 ～ 2 条淡染深带
G	21	近端		长臂近着丝粒处有 1 条明显而宽的深带
	22	近端		在长臂上可见 2 条深带，近侧 1 条着色深，且紧贴着丝粒，呈点状，近中段的 1 条着色淡
	Y	近端	短臂末端有 1 条窄的深带	长臂远侧深染，有时可见 2 条深带

染色体核型分析报告单

患者姓名			
样本来源			
结果	染色体总数	常染色体	性染色体
核型			

________________________ ________________________

1 2 3 4 5

A B

____

6 7 8 9 10 11 12

C

____

13 14 15 16 17 18

D E

____

19 20 21 22 X Y

F G 性染色体

班级：______ 姓名：________

______年______月______日

实验四 X 染色质的标本制备和观察

【实验目的】

1．掌握 X 染色质的形成原理及其形态特征、所在部位、数目。

2．熟悉 X 染色质标本的制作方法。

3．了解 X 染色质检查的临床意义。

【实验原理】

在正常女性间期细胞核膜内缘常可见到 1 个被碱性染液深染的、直径约 1 μm 的小体。其形状不一，有圆形、扁圆形、三角形和平凸形等。它是由女性 1 条失活的 X 染色体形成的，是不具转录活性并呈异固缩状态的 X 染色质，也称为 X 小体或 Barr 小体。X 染色质的数目是 X 染色体数目减 1。正常女性间期细胞中，X 染色质阳性检出率为 20% ～ 70%，男性细胞中则平均低于 1%（0% ～ 10%）。但在 Klinefelter 综合征（47，XXY）患者细胞核中可见到 X 染色质。因此，通过 X 染色质数目的检查，可以鉴定性别和性别畸形。

【实验用品】

1．仪器 光学显微镜、恒温水浴锅、离心机、染色缸、量筒、烧杯、牙签、载玻片、小吸管、小吸头、片盘、镊子、擦镜纸。

2．试剂

（1）乙醇。

（2）硫堇工作液：

A 硫堇饱和液：将 2g 硫堇紫溶于 50ml 50% 乙醇中，滤纸过滤。

B 乙酸钠缓冲液：乙酸钠 9.714g，巴比妥钠 14.714 g，蒸馏水 500 ml。

C 0.1mol/L HCl 溶液

按 A：B：C = 40：28：32 比例将 3 种溶液混合，调节 pH 至 7.5 左右。

（3）5mol/L HCl 溶液

（4）0.85% 生理盐水

【实验材料】

人口腔黏膜上皮细胞。

【实验步骤】

（一）滴片法

1．取材

（1）先让受试者（男性作对照）用水漱洗口腔数次，尽量除去口腔内的细菌和其他杂物。

（2）用牙签刮取口腔颊部黏膜，弃去第一次刮取物。

（3）在同一部位连续刮取数次，将刮取物涮入装有 0.85% 生理盐水的离心管内。

2．标本制作

（1）将装有细胞悬液的离心管以 1500 r/min 离心 10 min，弃上清液。

（2）加入新配制的固定液（甲醇：冰醋酸 = 3：1）5 ml，混匀，室温固定 10 min。

（3）以 1500 r/min 离心 10min，弃上清液，留底液。

（4）加入数滴固定液（视底物量而定），充分混匀制成细胞悬液。

（5）将 1 ～ 2 滴细胞悬液滴至清洁的载玻片上，空气干燥。

3．硫堇染色

（1）将标本片放入蒸馏水中漂洗数分钟。

(2) 用 5mol/L HCl 水解 10 min。

(3) 蒸馏水中漂洗数分钟，充分洗掉 HCl。

(4) 将制片置入硫堇染液中染色 20min。

(5) 用蒸馏水漂洗，晾干。

(6) 先后用 50%、70%、95% 的乙醇溶液冲洗，晾干。

4．显微镜观察

(1) 在低倍镜下找到较集中而又分散均匀的细胞。

(2) 在油镜下观察位于细胞核膜内缘的浓染的染色质。

(3) 镜检 100 个“可计数细胞”，统计 X 染色质阳性细胞的百分率（图Ⅳ-1）。可计数细胞的标准：①核较大，轮廓清楚完整，无缺损、皱褶，染色清晰；②核质染色均匀，呈细网状或均匀颗粒状，无退变的深染大颗粒及细菌污染。

（二）涂片法

1．取材　取口腔黏膜细胞。漱口 3 ~ 4 次后，用牙签从面颊部内侧黏膜刮取口腔黏膜细胞，将细胞涂于干净载玻片上，用签字笔写下学号，置于空气中自然干燥。

2．固定　将载玻片放入固定液（甲醇：冰醋酸 = 3：1）中固定，10 min 后取出，吹干。

3．分化　干燥后将载玻片放入盛有 1N HCl 的染色缸中分化 10 min。

4．冲洗　用自来水冲洗玻片，再用蒸馏水冲洗一次。

5．染色　将载玻片放入盛有硫堇的染色缸中静置 30 min。

6．冲洗　自来水冲洗载玻片，冲去多余的染液，用吹风机吹干。

7．镜检　用油镜观察 X 染色质的形态，统计 X 染色质阳性率。

【注意事项】

1．制片时必须使细胞铺成薄层，防止细胞重叠或折叠造成失误。故涂片时，牙签应慢慢地在载玻片上单向滚动涂片，不可在载玻片上来回涂。

2．选用饱满的上皮细胞以提高成功率。为此，在刮取口腔黏膜时，可先刮除表面层，然后再刮取比较里层的口腔黏膜上皮细胞留用。

3．酸水解较为重要，水解不足或过度均会影响实验结果，应掌握好时间和温度。

4．工作液应新鲜。

5．在低倍镜下选择较典型的可计数细胞核用于观察。

6．X 染色质的鉴别标准　X 染色质是一个致密的浓染小体，形状为三角形或馒头形，紧贴在核膜内缘，直径约为 1μm，轮廓清晰，边缘平滑，染色均匀。

7．计数时，凡位于细胞核中间的浓染小体均不予计数。可计数的细胞，核必须完整清晰，无缺损，无皱褶，细胞间不重叠。

8．X 染色质阳性率　由于染色方法、操作技术及 X 染色质在细胞核中的位置不同，实际检查中，不可能每一个细胞核中都能看到 X 染色质，一般情况下正常女性 X 染色质阳性率约为 30% 以上，正常男性 X 染色质阳性率低于 1%。镜检时，按上述标准，观察 50 ~ 100 个细胞，然后统计出 X 染色质的阳性率。

9．羊水细胞、阴道细胞、绒毛细胞及毛囊细胞均可作为 X 染色质的检查材料。

【实验报告】

绘出一个所观察的含有 X 染色质的口腔黏膜上皮细胞。

实验五 核酸提取

【实验目的】

1．掌握核酸提取的基本原理和基本方法。

2．掌握检测核酸浓度及纯度的原理和方法。

【实验原理】

DNA是遗传信息的载体，是最重要的生物信息分子，是分子生物学研究的主要对象，因此DNA的提取也应是分子生物学实验技术中最重要、最基本的操作。如不能有效地完成DNA提取方面的工作，那就根本谈不上进行分子生物学方面的实验。在DNA提取过程中应做到：①根据不同研究需要，保证结构的相应完整性；②尽量排除其他大分子成分的污染（蛋白质、多糖及RNA等）；③保证提取样品中不含对酶有抑制作用的有机溶剂及高浓度的金属离子。核酸的提取关键是去除蛋白质，通常情况下，先用某些蛋白水解酶消化大部分蛋白质后，再用有机溶剂抽提，在单价阳离子存在下，核酸在乙醇中形成沉淀。

作DNA或RNA定量时，应在260nm和280nm两个波长下读数。在260nm的读数用于计算样品中的核酸浓度，OD值为1相当于大约50μg/ml双链DNA、40μg/ml单链DNA或RNA及大约20μg/ml单链寡核苷酸。根据在260nm以及在280nm的读数比值估计核酸的纯度。DNA及RNA纯品的OD_{260}/OD_{280}值分别是1.8和2.0，如果样品中有蛋白质或酚污染，其OD_{260}/OD_{280}将明显低于此值，如果DNA样品中有RNA污染，则OD_{260}/OD_{280}大于2.0，此时无法对样品中的核酸进行精确定量。

【实验用品】

1．台式离心机，电热恒温水浴箱，冰箱，紫外分光光度计，一次性塑料手套。

2．微量加样器（1000μl、200μl、20μl），Tip头（1000μl、200μl、20μl），Tip头盒（1000μl、200μl、20μl），Eppendorf管（2ml、1.5ml、0.5ml），Eppendorf管架。

3．DNA提取的相关试剂

（1）蛋白酶K（10mg/ml），−20 ℃保存。

（2）TE（pH 8.0）：10mmol/L Tris-HCl（pH 8.0），1mmol/L EDTA（pH 8.0），104 kPa高压灭菌后室温保存。

（3）10% SDS：10g SDS溶于90ml水中，加热68℃助溶，调节pH至7.2，加蒸馏水定容至100ml，室温保存。

（4）3mol/L NaAc：800ml水中溶解408.1g三水醋酸钠，用冰醋酸调节pH至5.2，加水定容至1L，高压灭菌，室温保存。

（5）饱和氯化钠、70%乙醇、氯仿、饱和酚。

（6）总RNA抽提试剂盒（TRIZOL）。

【实验步骤】

（一）饱和氯化钠抽提法提取外周血DNA

1．取0.5ml抗凝全血，加入0.8ml TE（pH 8.0）混匀。

2．室温离心，10 000 r/min，1min。

3．弃上清，加入0.4ml TE（pH 8.0），混匀，悬浮细胞。

4．加入10mg/ml蛋白酶K 5μl（终浓度100μg/ml），10% SDS 25μl（终浓度0.5%），混匀。

5．37 ℃水浴消化过夜，或50 ℃消化4 h。

6．加入1/3体积的饱和氯化钠，充分混匀，4℃静置10 min。

7. 10 000 r/min 离心 10min，取上清于另一新管中。

8. 加入等体积氯仿，混匀，10 000 r/min 离心 10 min。

9. 取上清于另一新管中，加入 1/20 体积的 3mol/L NaAc（pH 5.2）混匀。

10. 加入 2 倍体积无水乙醇轻轻混合，10 000r/min 离心 1 min。

11. 弃上清，加入 70% 乙醇 0.5 ml，充分洗涤。

12. 10 000 r/min 离心 1 min，弃上清，自然干燥 DNA 约 5 min。

13. 加入 200 ～ 250μl TE，-20℃保存。

14. 检测浓度及纯度。

（二）酚氯仿抽提法提取外周血 DNA

1. 外周血反复冻溶破坏红细胞，取 0.5ml 外周血，加入 0.5ml PBS 混匀后，10 000 r/min 离心 10 min。

2. 弃上清，加入 180μl TE（pH 8.0），20μl 10% SDS，10mg/ml 蛋白酶 K 5μl（终浓度 100μg/ml）混匀。

3. 37 ℃水浴消化过夜，或 50 ℃消化 4 h。

4. 加入等体积的饱和酚并充分混匀，10 000r/min 离心 10 min。

5. 吸取上清液于另一新管中，重复上一步骤一次。

6. 吸取上清液于另一新管中，加入等体积的酚、氯仿并充分混匀，10 000r/min 离心 10min。

7. 吸取上清液于另一新管中，加入 1/20 体积的 3mol/L NaAc（pH 5.2）混匀后，加入 2 倍体积无水乙醇并轻轻混合，可见絮状乳白色 DNA 团块，10 000r/min 离心 10 min。

8. 弃上清，加入 70% 乙醇 0.5 ml，充分洗涤。

9. 10 000 r/min 离心 1min，弃上清，自然晾干后加入 TE 液，-20 ℃保存。

10. 检测浓度及纯度。

（三）组织总 RNA 的提取

1. 将组织用锡箔纸包裹后于液氮中冻 10 min，击碎后回收入 2ml 无菌 Eppendorf 管中。按每 50 ～ 100mg 组织样品加 1ml TRIZOL 试剂进行组织匀浆，样品体积不应超过 TRIZOL 试剂体积的 10%。

2. 将组织匀浆液在 15 ～ 30℃放置 5 min，促使核蛋白复合物完全解离，按 1 ml TRIZOL 加入 0.2ml 氯仿，剧烈震荡 15s，15 ～ 30℃放置 2 ～ 3min，在 2 ～ 8℃，离心转速不超过 12 000g，离心 15min，将上清液转入新的离心管中（上清液约占 TRIZOL 试剂体积的 60%）。

3. 在上清液中按 1ml TRIZOL 试剂（最初匀浆体积）加入 0.5ml 异丙醇混匀，15 ～ 30℃放置 10min，在 2 ～ 8℃，离心转速不超过 12 000g，离心 10min。

4. 弃上清，70% 乙醇洗涤 RNA 沉淀（1ml TRIZOL 试剂至少加入 1ml 70% 乙醇），振荡混匀，在 2 ～ 8℃，离心转速不超过 7500g，离心 5 min。

5. 室温或真空干燥 RNA 沉淀，重新溶于 DEPC（diethyl pyrocarbonate，焦碳酸二乙酯），溶液中（55 ～ 60℃温浴 10min）。

6. 紫外分光光度计检测 RNA 浓度和纯度。

7. 1% 甲醛变性琼脂糖凝胶电泳分离总 RNA，每孔上样 25μg，65V，2.5h，以检测 RNA 的质量。

【实验结果分析】

计算已提取的 DNA 的浓度和纯度。

实验六　人类皮肤纹理的观察和分析

【实验目的】

1．初步学会对皮肤纹理的分析方法。

2．掌握指纹的印取方法。

3．了解皮肤纹理的形成机制及在遗传学中的应用。

【实验原理】

人体的手、脚表面具有特定的纹理，简称皮纹。人类的皮肤由表皮和真皮构成。真皮乳头向表皮突起，形成许多排列整齐、平行的乳头线，此线又称嵴纹。嵴纹上有许多汗腺的开口。突起的嵴纹相互又形成凹陷的沟。这些凹凸的纹理就构成了人体的指（趾）纹和掌纹。目前，皮纹学的知识和技术被广泛应用于人类学、遗传学、法医学以及临床某些疾病的辅助诊断。

人体的皮纹具有个体的特异性和高度的稳定性。皮纹在胚胎发育第13周开始出现，第19周左右形成，出生后终生不变。

【实验用品】

皮纹遗传调查记录表（用8K道林纸制）、皮纹遗传分析表、玻璃板、黑色（或红色）印油、瓷盘、海绵垫、放大镜、直尺、量角器、铅笔。

【实验步骤】

1．印指纹

（1）将印油适量倒入瓷盘的海绵垫上，涂抹均匀。

（2）洗净双手，晾干。

（3）将事先印制好的皮纹遗传调查记录表（Ⅵ-1）平铺在玻璃板上。

（4）将要取印的手指均匀地涂上印油。

（5）将纸移至玻璃板的边缘，取印的手指伸直，其余手指弯曲，由外向内滚动取印，逐一将指纹印取在表的相应位置上。

2．印掌纹

（1）将全掌按在海绵垫上，使掌面获得均匀的印油。

（2）先将掌腕线放在纸上，手指自然分开，由后向前依掌、指顺序逐步放下，以适当的压力将全掌均匀地印在纸的中央。起手掌时先将手指翘起，而后是掌和腕。

3．皮纹分析

（1）指纹分析：先对指印进行分类计数，然后计算每指的嵴纹数，最后统计出总指嵴纹数（total finger ridge count，TFRC）。我国汉族正常男性的TFRC平均值为144.7，正常女性TFRC平均值为138.5。

（2）掌纹分析：找出指基三叉点a、b、c、d和轴三叉点t，连线t和a、t和d，用量角器测量∠atd的度数。

（3）掌褶纹分析：根据掌褶纹分类图，观察褶纹走向，确定掌褶纹的类型。

【注意事项】

1．无论是印掌纹还是印指纹，印油涂抹要均匀，不能来回涂抹且不宜涂得过多。

2．取印时不可施压过大，不可移动手指、手掌或纸张，以免皮纹模糊不清或重叠。

3．印掌纹时，要有掌腕线。

4．印指纹时，要有三面指纹，滚动时用力要轻而均匀，一个好的指纹应该是方形。

【实验报告】

填写皮纹遗传调查记录表。

表Ⅵ-1　皮纹遗传调查记录表

(左、右）手

指纹	指名	拇指	示指	中指	环指	小指
	纹形					
	纹类					
	嵴纹数					
	TFRC =					
掌纹						
	∠atd =					

实验七　优生咨询

【见习目的】

1．熟悉优生咨询的一般程序与方法。

2．学会正确填写优生咨询送检申请单、婚前检查登记表、新生儿体检登记表等有关表格。

3．对典型病例，能运用遗传学知识给予婚姻、计划生育指导。

4．理解优生咨询门诊应具备的条件。

【见习内容】

1．参观优生咨询门诊的硬件设施，了解优生咨询门诊的人员构成情况。

2．优生咨询的一般程序：病史和家系询问→体格检查→初诊断→必要的专科检查和特殊的实验室检查→确诊→按照遗传学原理对发病风险做出估计→与咨询者商讨对策。

3．填写咨询记录表格。

【注意事项】

在优生咨询时，见习生除了要具备基本的遗传学基础知识和临床知识外，还应注意以下几点：

1．对咨询者必须亲切、热情、严肃、负责，并注意为咨询者保密，要注意咨询者的心理状态，要向咨询者说明诚实地陈述家庭中其他成员的患病情况，对婚姻、生育指导有重要意义。只有这样才能取得咨询者的充分信赖与合作，才能得到详细可靠的资料，使诊断和发病风险率推算更为可靠。

2．对咨询者提出的问题，不要轻易地做出判断，应先详细询问病史和家系，建议做必要的专科检查，对所有资料进行综合分析，排除各种可能之后再做判断，最后回答咨询者所提问题。同时对他们讲解有关的科学知识，使他们能自觉按照医生的要求去安排自己的婚姻、生育等问题。

3．与咨询者谈话时，要言谈有度，不要随便应用白痴、兔唇等词语，或其他具有恶性刺激的语言来形容患者的特征。要充分了解患者的心情和心理状态，不要损伤他（她）们的自尊心。

4．按照遗传类型和遗传方式推算的发病风险，仅仅表示后代患病的概率，下一个孩子究竟是否患病，医生不能也不该作出保证，有的可建议孕期进行产前诊断。对于婚姻和生育，不但应该科学地说明道理，而且应该坦率地交换意见。

【见习报告】

将见习结果填写在有关表格（表Ⅶ-1 ～表Ⅶ-7）中。

表Ⅶ-1　细胞遗传学实验室诊断

染色体检查	染色体数	＜44	45	46	47	48	·	多倍体	结构畸变	细胞总数
	常染色体数									
	性染色体数									
	细胞数									
	诊断结果： 实验日期：　　　报告日期：　　　鉴定者：									
其他检查： 实验日期：　　　报告日期：　　　鉴定者：										

表Ⅶ-2　发病风险估计

发病风险估计（单基因病、多基因病、染色体病、线粒体病）
药物治疗和病情进展情况：

表Ⅶ-3 遗传病和出生缺陷病种汇总

疾病分类	疾病名称	遗传方式	遗传率	非遗传因素	病例数	合计
单基因病						
多基因病						
胚胎病						
胎儿病						
围生期障碍						

表Ⅶ-4 婚前检查登记表

姓名		性别		年龄		职业		嗜好	
住址				单位					
身高		体重		头盖		颜面			
眼				鼻		唇			
口咽		牙齿		喉		耳			
躯干				四肢					
关节				皮肤					
外生殖器				特征					
呼吸				消化					
心血管				血液					
肌肉				神经					
骨骼				内分泌					
泌尿				内生殖器					
性染色质	取材			染色体	取材				
	结果				结果				
血型	ABO			皮肤	手				
	Rh				足				
本人家系	家族史			对方家系	家族史				
	系谱				系谱				
诊断意见				咨询意见					

医生　　　年　　月　　日

表Ⅶ-5　遗传咨询送检申请单

编　号__________　　　　　__________年__________月__________日

住院号__________　　　　　__________医院__________科

<table>
<tr><td>姓名</td><td></td><td>性别</td><td></td><td>年龄</td><td></td><td>职业</td><td></td><td>民族</td><td></td></tr>
<tr><td>籍贯</td><td colspan="4"></td><td>通讯地址</td><td colspan="4"></td></tr>
<tr><td colspan="10">病史记录（患病史、化学物质、农药、生物因素中毒史、放射性物质接触史）</td></tr>
<tr><td colspan="10">患者体征</td></tr>
<tr><td></td><td>父</td><td>母</td><td colspan="7" rowspan="2">患者父母病史记录</td></tr>
<tr><td>患者父母姓名</td><td></td><td></td></tr>
<tr><td>年龄</td><td></td><td></td><td colspan="7" rowspan="2">避孕和节育史：避孕方式__________起止时间__________妊娠时间__________
孕期服药情况____________________
绝育方式__________流产史__________</td></tr>
<tr><td>职业</td><td></td><td></td></tr>
<tr><td>籍贯</td><td></td><td></td><td colspan="7">患者父母体征</td></tr>
<tr><td colspan="10">患者临床化验单、病理检查报告单的编号及结果</td></tr>
<tr><td colspan="10">临床印象

__________医院__________科　　医师__________　　__________年__________月__________日</td></tr>
</table>

表Ⅶ-6　遗传病检查报告单

姓名		性别		年龄		编号		结果	

系谱

医学遗传学检查（注明检查材料、方法、结果、检查者及日期）

其他

检查者　　　　年　　月　　日

表Ⅶ-7　遗传咨询新生儿体检登记表

填表日期________　　　填表者________　　　编号________

<table>
<tr><td colspan="5">婴儿姓名（或出生编号）</td><td colspan="2">性别</td><td colspan="2">日龄</td></tr>
<tr><td rowspan="2">婴儿父母情况</td><td>姓名</td><td>年龄</td><td>职业</td><td>籍贯</td><td colspan="4">化学毒物、农药、放射性物质、生物因素中毒史、接触史、患病史</td></tr>
<tr><td></td><td></td><td></td><td></td><td colspan="4"></td></tr>
<tr><td rowspan="3">过去生育史</td><td colspan="4">胎次</td><td colspan="2"></td><td colspan="2">生产年月</td></tr>
<tr><td colspan="4">足月、早产、流产、死胎</td><td colspan="2"></td><td colspan="2">孕期情况</td></tr>
<tr><td colspan="4">婴儿性别</td><td colspan="2"></td><td colspan="2">健康情况</td></tr>
<tr><td>节育史</td><td colspan="8">避孕方式及起止时间</td></tr>
<tr><td>本次妊娠情况</td><td colspan="8">妊娠月数________；　子宫大小与妊娠月份比较：相等、较小、过大；
羊水多少：过多、过少；　先露异常：有、无；
胎位易变：有、无；　妊娠何时患何病__________；
妊娠何时服何药__________；　分娩日期________；
出生胎位________　分娩方式__________；
出生时情况：自然呼吸、窒息、死亡；
身长________；　体重__________，
其他__________。</td></tr>
<tr><td>出生后体征</td><td colspan="8">头部：正常、小头、三角形头、大前额、前额倾斜、矢状缝开大、无头皮、颅骨扁平、前后径缩短、满月脸、老人脸、囟门未闭、发际低；其他________
眼：正常、眉间区加宽、弓形宽眉、眉毛生长相接、上睑下垂、眼裂小、眼裂内斜、眼裂外斜、眼距宽、小眼球、无眼球、虹膜有白斑、虹膜与脉络膜缺损、眼球震颤、斜视、屈光不正；其他______
耳：正常、低位、耳小、大耳竖立、耳轮畸形、耳屏畸形、耳道闭锁；其他______
鼻：正常、鼻梁低平、鹫形鼻；其他
口与下颌：正常、口唇宽大、缩下颌、唇裂、腭裂、舌裂、鲤鱼嘴、上颚高尖、张口吐舌、口呼吸；其他_
颈部：正常、短颈、宽颈、蹼颈、水牛颈；其他________
胸部：正常、漏斗胸、胸骨短、乳头距宽；其他________
腹部：正常、脐疝、腹直肌分离、锁肛、内脏外翻、膀胱外翻；其他________
上肢：正常、肘外翻、通贯手、手掌短、手指细长、并指、无指、多指、反指甲、第5指短、第5指曲、握拳异常；其他______
下肢：正常、膝外翻、脚底摇椅状、足背水肿、踇趾球部为弓形纹、多趾、无趾、尖趾、并趾；其他______
泌尿生殖系统：正常、隐睾、两性畸形特点________；其他________
哭声：正常、猫叫、低音调、嘶哑声；其他________
心脏：正常、杂音情况________、房间隔缺损、室间隔缺损、动脉导管未闭、肺动脉瓣狭窄、主动脉瓣狭窄；其他________
神经系统：正常、脊柱裂、智力和运动发育障碍、肌张力亢进或低下、前脑缺、嗅脑缺、无脑；其他______
X线或尸解：正常、髂骨翼增大、髂骨指数<60^0、脊柱前凸后凸、桡尺骨联合、十二指肠闭锁、巨结肠、微结肠、肠旋转异常、副脾、无脾、多囊肾、水肾、双角子宫、直肠阴道瘘；其他________</td></tr>
<tr><td colspan="5">照片登记</td><td colspan="2">检查者</td><td colspan="2">日期</td></tr>
<tr><td colspan="5">遗传学检查</td><td colspan="2">检查者</td><td colspan="2">日期</td></tr>
<tr><td colspan="5">特殊检查</td><td colspan="2">检查者</td><td colspan="2">日期</td></tr>
<tr><td colspan="5">2个月后复查记录</td><td colspan="2">检查者</td><td colspan="2">日期</td></tr>
</table>

（古先祥）

中英文专业词汇索引

E

F

G

X

Y

Z

主要参考文献

1．张咸宁，左伋，祁鸣．医学遗传学．北京：北京大学医学出版社，2009.

2．傅松滨．医学遗传学．3 版．北京：北京大学医学出版社，2013.

3．姜炳正，彭凤兰．医学遗传学．上海：上海科学技术出版社，2008.

4．张涛，马爱民．医学遗传学．2 版．北京：北京大学医学出版社，2008.

5．药立波．医学分子生物学．北京：人民卫生出版社，2008.

6．左伋．医学遗传学．6 版．北京：人民卫生出版社，2013.

7．罗纯，章伟．医学遗传学．武汉：华中科技大学出版社，2007.

8．王培林，傅松滨．医学遗传学．2 版．北京：科学出版社，2007.

9．李琳等．实用医学遗传学．北京：军事医学科学出版社，2007.

10．陈竺．医学遗传学．北京：人民卫生出版社，2006.

11．严杨钵．医学遗传学．北京：北京大学医学出版社，2006.

12．陈竺．医学遗传学．北京：人民卫生出版社，2004.

13．左伋．细胞生物学和医学遗传学．3 版．北京：人民卫生出版社，2004.

14．李璞．医学遗传学．北京：北京大学医学出版社，2003.

15．陈竺．医学遗传学．北京：人民卫生出版社，2003.

16．刘雯，左伋．医学遗传学．3 版．上海：复旦大学出版社，2003.

17．赵寿元，乔守怡．现代遗传学．北京：高等教育出版社，2001.

18．陆振虞．医学遗传学．2 版．上海：上海科学技术文献出版社，2001.

19．傅松滨．医学遗传学．北京：人民卫生出版社，2001.

20．李璞．医学遗传学．北京：中国协和医科大学出版社，2001.

21．陈竺．医学遗传学．北京：人民卫生出版社，2001.

22．蔡绍京，徐珊．医学遗传学．北京：科学出版社，2001.

23．罗深秋．医学遗传学．上海：第二军医大学出版社，2000.

24．赵汝良．医学遗传学．2 版．北京：人民卫生出版社，2000.

25．王培林．遗传病学．北京：人民卫生出版社，2000.

26．余其兴，赵刚．人类遗传学．北京：高等教育出版社，2000.

27．陈诗书，汤雪明．医学细胞与分子生物学．上海：上海医科大学出版社，1999.

28．柳家英．医学遗传学．北京：北京大学医学出版社，1998.

主要参考生物医学网站

1．http：//www.ncbi.nlm.nih.gov/（美国国家生物信息学中心）

2．http：// www．epigenome．org/（人类公共疾病表观遗传学中心）

3．http：//www.chinagene.cn/（中华遗传网）

4．http：//www.bmn.com/（生物医学网）

5．http：//www.cbi.puk.edu.cn/chinese/（北京大学生物信息中心）

6．http：//www.biosino.org.cn/（中国生物信息网）

7．http：//www.chinagenenet.com/（中华基因网）

8．http：//www.bioon.com/（生物谷）
9．http：//www.bioon.com/bioengineering/moletech.htm/（分子生物学试验方法网）
10．http：//www.bioprotocol.com/（生物技术网）
11．http：//www.protocol-online.org/（试验方法网）
12．http：//www.ebiotrade.com/（生物通）
13．http：//gateway2.ovid.com/（OVID 数据库）
14．http：//www.ssreader.com/（超星数字图书馆）
15．http：//www.cnki.net.index.htm/（中国期刊网）
16．http：//www.cytology.com/（细胞学信息网）
17．http：//www.wanfangdata.com.cn/（万方数据库）
18．http：//www.biomedical.annual reviews.org/（生物医学年报）
19．http：//biousa.hypermart.net/（分子生物学实验方法大全）